葛素芳 屈淑娟 罗四晚 主编

妇产科
常见疾病诊疗

Diagnosis and Treatment
of Common Diseases
in Obstetrics and Gynecology

化学工业出版社

·北京·

内容简介

本书指导妇产科医师解决临床上遇到的实际问题，介绍疾病诊治的具体可行方案，充分体现现代医学模式的转变，遵循临床思维的程序，给予临床医师运用全面的、动态的、辨证的思维方式应对不同疾病诊治的建议，强化临床思维能力的培养。

本书以实用性为原则，理论与实践结合紧密，科学性和可操作性高，有较高的参考价值，可供妇产科及相关医务工作者参考阅读。

图书在版编目（CIP）数据

妇产科常见疾病诊疗 / 葛素芳，屈淑娟，罗四晚主编. -- 北京：化学工业出版社，2024. 7. -- ISBN 978-7-122-46269-5

Ⅰ. R71

中国国家版本馆 CIP 数据核字第 202435WM23 号

责任编辑：张　蕾　　　　　　　加工编辑：翟　珂　陈小滔
责任校对：张茜越　　　　　　　装帧设计：史利平

出版发行：化学工业出版社
　　　　　（北京市东城区青年湖南街 13 号　邮政编码 100011）
印　　装：北京科印技术咨询服务有限公司数码印刷分部
710mm×1000mm　1/16　印张 18　字数 344 千字
2025 年 1 月北京第 1 版第 1 次印刷

购书咨询：010-64518888　　　售后服务：010-64518899
网　　址：http://www.cip.com.cn
凡购买本书，如有缺损质量问题，本社销售中心负责调换。

定　　价：128.00 元　　　　　　版权所有　违者必究

前　言

随着科技的飞速发展和医学研究的不断深入，妇产科疾病的诊疗技术日新月异，对临床医生的知识储备、技能操作及诊疗策略提出了更高的要求。鉴于此，我们编写了这本《妇产科常见疾病诊疗》，旨在为广大妇产科医生提供一本集科学性、实用性、前沿性于一体的参考书。

面对妇产科领域疾病谱的广泛性和复杂性以及患者日益增长的健康需求，我们深感有责任也有使命，将国内外最新的研究成果、临床实践经验和诊疗规范进行系统整理与总结，形成一套易于理解、便于操作的诊疗指南。本书旨在帮助妇产科医生快速准确地诊断常见疾病，制订合理的治疗方案，提高诊疗效率与质量。

本书覆盖了妇产科领域常见的疾病类型，力求全面，满足临床工作的各种需求。本书注重实用性，详细阐述了疾病的病因、临床表现、诊断要点、鉴别诊断及治疗方法等内容，帮助读者将理论与实践相结合，快速掌握诊疗要点。

本书的编写团队由来自全国多家医院的妇产科专家、教授及青年才俊组成，他们不仅在临床一线积累了丰富的经验，还在科研和教学领域取得了丰硕成果。在编写过程中，团队成员秉持严谨治学的态度，经过多次讨论、修订与审核，确保了本书内容的准确性和权威性。

本书虽力求全面，但仍难免存在不足之处。我们衷心希望广大读者在使用过程中能够提出宝贵意见，共同推动妇产科诊疗水平的不断进步。

编者
2024 年 6 月

目 录

第一章　外阴、阴道疾病

第一节　外阴炎

一、非特异性外阴炎

非特异性外阴炎主要指外阴皮肤与黏膜的炎症。

（一）病因

首先，外阴暴露于外，与尿道、肛门、阴道相邻，与外界接触较多，是性交、分娩及各种宫腔操作的必经之处，经常受到经血、阴道分泌物、恶露、尿液、粪便等的刺激，若不注意皮肤清洁可引起外阴炎；其次，糖尿病患者的糖尿刺激、粪瘘患者的粪便刺激以及尿瘘患者尿液的长期浸渍等，也可引起外阴炎。此外，穿紧身化纤内裤、经期使用卫生巾导致局部通透性差、局部潮湿等，均可引起非特异性外阴炎。有些患者因外阴瘙痒而抓挠，伤及大、小阴唇时，细菌易经抓挠的伤口入侵而致感染发炎。

（二）发病机制

非特异性外阴炎多为混合感染，常见的病原菌有葡萄球菌、乙型溶血性链球菌、大肠埃希菌及变形杆菌等。

（三）临床表现

炎症多发生于小阴唇或大阴唇，严重时可波及整个外阴。外阴皮肤黏膜瘙痒、疼痛、烧灼感，于活动、性交、排尿及排便时加重。检查见外阴充血、肿胀、糜烂，常有抓痕。如毛囊感染可形成毛囊炎、疖肿、汗腺炎、外阴皮肤脓疱病等，严重者可形成溃疡或湿疹，甚至形成外阴部蜂窝织炎、外阴脓肿、腹股沟淋巴结肿大等，致使行走不便。慢性炎症可使皮肤增厚、粗糙、皲裂，甚至苔藓样变，部分患者可有发热、白细胞计数升高等全身症状。

（四）诊断

根据病史及临床表现，诊断不难，应同时检查阴道分泌物，了解是否由阴道毛滴虫、念珠菌、淋病奈瑟球菌、衣原体、支原体、细菌感染等引起；中老年患者应检查血糖及尿糖情况，了解有无糖尿病；年轻患者及幼儿检查肛周是否有蛲虫卵，以排除蛲虫引起的外阴部不适。在做妇科检查时，应注意阴道分泌物的颜色、气味及 pH，一般取阴道上、中 1/3 侧壁分泌物做 pH 测定及病原体检查，将分泌物分别放在盛有生理盐水和 10％氢氧化钾的两张玻片上或将分泌物涂片染色做病原体检查。

（五）治疗

治疗原则为重视原发病；保持局部清洁、干燥；局部应用抗生素。

1. 病因治疗

积极寻找病因，针对不同感染选用相应的敏感药物；若发现糖尿病应及时治疗；若有膀胱阴道瘘、直肠阴道瘘应及时行修补术，修补前应先治疗外阴炎症，以利于手术的顺利进行；由阴道炎、宫颈炎引起者则应对其治疗。

2. 局部治疗

急性期应卧床休息，避免性生活，停用引起外阴部刺激的药物及化妆品。可用 0.1％聚维酮碘或 1：5000 高锰酸钾坐浴，2 次/天，每次 15～30min。坐浴后擦干，涂抗生素软膏或紫草油，如 1％新霉素软膏或金霉素软膏、红霉素软膏或敏感试验药软膏及丁酸氢化可的松软膏（适当短期使用，不宜常规及长期使用）。也可选用中药水煎熏外阴部，1～2 次/天，如苦参、蛇床子、白鲜皮、土茯苓、黄柏各 15g，川花椒 6g。

3. 物理治疗

（1）急性期　①紫外线疗法：局部紫外线照射，第一次用超红斑量（10～20 个生物剂量），如炎症控制不满意，每日再增加 4～8 个生物剂量，急性期控制后可 1 次/2 天，直至痊愈。②超短波治疗：可用单极法，距离 4～6cm，无热量，每次 5～6min，1 次/天，炎症控制后可改用微热量，每次 5～8min，1 次/天。③微波治疗：用圆形电极，距离 10cm，电流 30～60W，每次 5～6min，1 次/天或 1 次/2 天。

（2）亚急性期　①超短波治疗：用单极、微热量每次 10～15min，1 次/

2天，10～15次为1个疗程。②微波治疗：圆形电极，距离10cm，电流90～100W，每次15min，1次/2天。③红外线疗法：距离40cm，每次20～30min，1次/天，8～12次为1个疗程。④坐浴：用1∶5000高锰酸钾，水温40℃左右，每次10～15min，5～10次为1个疗程。

（六）预防

外阴部特殊的解剖结构是各种病原体繁殖的良好温床，因此保持外阴部的清洁十分重要，女性应注意个人卫生，每天都要清洗外阴，要从前向后用流水清洗，先洗外阴再洗肛门，以免造成肛门处的水反流至阴部，造成人为污染。经常更换内裤，内裤以纯棉材质为好，并要松紧合适，保持局部的透气性和干燥。不要过分地擦洗外阴，以免引起人为损伤导致感染。月经期应使用灭菌效果可靠的卫生巾，并经常更换，尤其是在炎热的夏天。糖尿病患者应将血糖控制在理想的水平，避免尿糖的长期刺激。肥胖者及长时间坐位工作者更应注意预防本病。性生活的频度及力度要适度，同时性伴侣有尿道炎及女性月经期时尽量避免性生活，避免阴道损伤导致感染。

二、前庭大腺炎

前庭大腺炎是病原体侵入前庭大腺引起的炎症。

（一）病因

前庭大腺位于两侧大阴唇后1/3深部，其直径为0.5～1cm，管长1～2cm，腺管开口于处女膜与小阴唇之间，在性交的刺激下分泌出黏液，起润滑作用。前庭大腺因其解剖部位的特点，在性交、流产、分娩或外阴不洁时易发生炎症。急性炎症发作时，病原体首先侵犯腺管，导致前庭大腺导管炎，腺管开口往往因肿胀或渗出物凝聚而阻塞，脓液不能外流、积存而形成脓肿，称为前庭大腺脓肿。此病育龄妇女多见，幼女及绝经后妇女少见。

（二）发病机制

主要病原体为葡萄球菌、大肠埃希菌、链球菌、肠球菌。随着性传播疾病发病率的增加，淋病奈瑟球菌及沙眼衣原体已成为常见病原体。此外还有厌氧菌，其中又以拟杆菌最多见，拟杆菌属正常阴道寄生菌，如阴道内菌群失调，即有可能变为致病菌。本病常为混合感染。

（三）临床表现

前庭大腺炎多发生于一侧。初起时外阴局部肿胀、疼痛、灼热感，行走不便，有时会致大小便困难。检查见大、小阴唇下部皮肤发红、肿胀、发热、压痛明显，患侧前庭大腺开口处有时可见白色小点。如治疗不及时，局部肿块逐渐增大，直径可达 3～6cm，初始质地较硬，疼痛加剧，数日后变软，触及波动感，形成脓肿。当脓肿内压力增大时，表面皮肤变薄，脓肿可自行破溃。若破孔大，可自行引流，患者自觉轻松，炎症较快消退而痊愈；若破孔小，引流不畅，炎症持续不消退，并可反复急性发作。部分前庭大腺炎患者伴有腹股沟淋巴结肿大、发热及白细胞计数升高等全身症状。

（四）诊断

根据病史及临床所见诊断不难，外阴一侧肿大、疼痛，触之有包块，大小不一，可与外阴皮肤粘连或不粘连；当脓肿形成时，触之有波动感；如已有破口，挤压局部可见有分泌物或脓液流出；若为淋病奈瑟球菌感染，脓液稀薄，呈淡黄色，患者可出现全身症状。

（五）治疗

急性炎症发作时，需卧床休息，局部保持清洁。可取前庭大腺开口处分泌物行细菌培养及药物敏感试验，确定病原体及其对抗生素的敏感性，选用适合的抗生素。之前的经验性治疗常选用广谱抗生素或联合用药。当有全身症状，如发热、白细胞计数升高多选用静脉滴注抗生素。常用的药物有头孢菌素类抗生素，第一代头孢菌素对革兰氏阳性球菌抗菌作用较强，第二代头孢菌素抗菌谱广，对革兰氏阴性菌的作用强于第一代头孢菌素但弱于第三代头孢菌素，第三代头孢菌素对革兰氏阴性菌的作用优于第二代，且某些药物对厌氧菌尤其是拟杆菌有效。同时应用清热解毒中药局部热敷或坐浴，如蒲公英、紫花地丁、金银花、连翘等。

如急性炎症尚未化脓，则用抗生素促其症状逐渐好转、吸收；脓肿形成后需行切开引流术，放置引流条，每日换药。如反复发作的前庭大腺脓肿或前庭大腺囊肿影响性交、行走，可行前庭大腺囊肿造口术或前庭大腺囊肿剥除术。现多行前者术式，其操作简单、损伤小、术后可保留腺体功能。近年也有采用激光做囊肿造口术的，效果良好，术中无出血，无须缝合，术后不用抗生素，局部无瘢痕形成并可保留腺体功能。也有介绍对一些小囊肿或反复复发的囊肿行局部穿刺抽液，再向囊腔中注入无水乙醇，停留约 15min 后抽出，部分见效。

（六）预后

因广谱抗生素的应用，本病预后良好。前庭大腺脓肿单纯切开引流只能暂时缓解症状，切口闭合后，仍有可能形成囊肿或反复感染。前庭大腺囊肿系因前庭大腺管开口部阻塞，分泌物积聚于腺腔而形成囊肿，阻塞的原因有：①前庭大腺脓肿消退后，腺管阻塞，脓液吸收后，被黏液分泌物所取代。②腺腔内的黏液浓稠或先天性腺管狭窄，分泌物排出不畅。③非特异性炎症阻塞、分娩时会阴与阴道裂伤后瘢痕阻塞腺管口或会阴侧切术损伤腺管。前庭大腺囊肿可继发感染形成脓肿反复发作。

（七）预防

前庭大腺具有分泌功能，腺管开口必须保持通畅才能使分泌的黏液及时排出，如果腺管或开口堵塞，就会使黏液淤积，形成囊肿，加上局部不卫生，病原体侵犯腺管，形成前庭大腺炎和前庭大腺脓肿。因此，应穿棉质内裤，避免穿紧身化纤内裤，减少卫生护垫的使用，经常清洗外阴，保持局部清洁和干燥。

三、尿道旁腺炎

尿道旁腺开口位于尿道口后壁两侧，当尿道发生感染时，致病菌可潜伏于尿道旁腺而致尿道旁腺炎。致病菌主要为淋球菌、葡萄球菌、大肠埃希菌和链球菌等。

（一）诊断标准

1. 临床表现
（1）病史　有尿道炎病史。
（2）症状　尿频、尿急、尿痛及排尿后尿道灼热感和疼痛。
（3）妇科检查　尿道口后壁两侧腺管开口处充血、水肿，用手指按压有脓性分泌物溢出。

2. 辅助检查
（1）在腺管开口处取脓性分泌物做涂片及细菌培养，如涂片及培养有淋球菌或其他致病菌生长即可明确诊断。
（2）中段尿镜检尿液中有较多的白细胞，表示存在泌尿系感染。

（二）治疗原则

（1）抗生素治疗，如为淋病奈瑟球菌感染按淋病奈瑟球菌性尿道炎治疗，可用第三代头孢菌素类药物。如对头孢菌素类药物过敏可应用大观霉素 2g，肌内注射。性伴同时治疗。其他细菌感染可按细菌培养及药敏试验结果给药。
（2）治疗结束后需继续随访，在感染部位再取分泌物做涂片及细菌培养，以观察疗效。

四、外阴溃疡

外阴溃疡可因外阴炎症（特异性外阴炎、单纯疱疹病毒感染、外阴结核、梅毒、软下疳等）、眼-口-生殖器综合征（白塞综合征）、外阴癌等引起。

（一）诊断标准

1. 临床表现

（1）非特异性外阴炎搔抓后，局部疼痛，可伴低热、乏力等，溃疡周围有明显炎症。

（2）疱疹病毒感染，起病急，疱疹破后形成溃疡，可伴或不伴发热、腹股沟淋巴结肿大及全身不适。溃疡基底灰黄色，多伴疼痛，明显充血水肿，可自愈，但常复发。

（3）白塞综合征发展中的一个阶段可为急性外阴溃疡，与眼、口腔病变先后出现，可分为坏疽、下疳粟粒型。

（4）外阴结核及外阴癌可表现为慢性溃疡。

2. 辅助检查

（1）分泌物做细菌培养、血清学检测。

（2）久治不愈者应做活组织检查，除外结核与癌。

（二）治疗原则

（1）保持外阴干燥、清洁，避免摩擦搔抓。

（2）0.02％高锰酸钾坐浴。

（3）非特异性外阴炎引起的溃疡局部用抗生素软膏。白塞综合征需注意改善全身情况，急性期可用类固醇皮质激素缓解症状。局部用复方新霉素软膏，1％～2％硝酸银软膏。其他原因引起的溃疡按病因采取相应的治疗方法。

第二节　阴道炎

一、滴虫性阴道炎

滴虫性阴道炎指由阴道毛滴虫感染引起的阴道炎症。

(一) 诊断

1. 临床表现

外阴瘙痒、阴道灼热、疼痛感或伴有尿频、尿痛。

2. 妇科检查

阴道、宫颈表面充血，阴道分泌物呈稀薄脓性、黄绿色、泡沫状，有臭味。

3. 辅助检查

用阴道分泌物生理盐水悬滴法查找阴道毛滴虫。

(二) 鉴别诊断

本病需与淋菌性阴道炎相鉴别。

(三) 治疗

(1) 硝基咪唑类药物口服

① 初次治疗

a. 甲硝唑 2g，单次口服；或替硝唑 2g，单次口服。

b. 甲硝唑 400mg，每日 2 次，连服 7 日；或替硝唑 500mg，每日 2 次，连服 7 日。

② 初次治疗失败者：甲硝唑 400mg，每日 2～3 次，连服 7 日。若治疗仍失败，给予甲硝唑 2g，每日 1 次，连服 3～5 日。

③ 治疗随访：对治疗后无症状者无须随访，对有症状者须进行随访。部分患者治疗后发生再次感染或月经后复发，须给予治疗并随访至症状消失。症状持续存在者治疗后 7 日复诊。

④ 服用甲硝唑后 24h 内、服用替硝唑后 72h 内，不宜饮酒。

(2) 甲硝唑栓剂或阴道泡腾片或者其他硝基咪唑类药物局部用药。

(3) 性伴侣同时进行治疗，治疗期间停止性生活。

(4) 妊娠期滴虫性阴道炎

① 对有症状的患者应给予治疗：甲硝唑 2g，单次口服；或甲硝唑 400mg，口服，每日 2 次，连服 7 日。

② 对无症状的孕妇可不做治疗。

(5) 难治性病例：常见原因是患者交叉和再次感染。对初次治疗失败者，增加药物剂量和疗程仍然有效。对顽固病例应行原虫生物培养和药敏实验，寻找最佳剂量。

二、外阴阴道假丝酵母菌病

外阴阴道假丝酵母菌病（VVC）是由假丝酵母菌引起的外阴阴道炎症，也称外阴阴道念珠菌病。80％～90％的病原体为白假丝酵母菌，系机会致病菌，在全身及阴道局部免疫能力下降，尤其局部细胞免疫力下降时，大量繁殖。

（一）诊断

1. 临床表现
外阴瘙痒，外阴、阴道灼痛或伴有尿频、尿痛；阴道分泌物增多。

2. 妇科检查
外阴、阴道充血、水肿，阴道分泌物为白色稠厚、凝乳状或豆渣状。

3. 辅助检查
阴道分泌物镜检见白假丝酵母菌的芽孢或菌丝。顽固病例须原虫生物培养并行药敏试验。

4. VVC 的分类（表 1-1）

表 1-1　VVC 的分类

项目	单纯性 VVC	复杂性 VVC
发生频率	散发或非经常发作	复发或经常发作
临床表现	轻到中度	重度
真菌种类	白假丝酵母菌	非白假丝酵母菌
宿主情况	免疫功能正常	免疫力低下或应用免疫抑制剂或者糖尿病、妊娠
治疗效果	好	欠佳

5. VVC 症状严重程度的评分标准（表 1-2）

表 1-2　VVC 症状严重程度的评分标准

症状及体征	0 分	1 分	2 分	3 分
瘙痒	无	偶有发作	症状明显	持续发作,坐立不安
疼痛	无	轻	中	重
充血、水肿	无	<1/3 阴道壁充血	1/3～2/3 阴道壁充血	>2/3 阴道壁充血
外阴抓痕、皲裂、糜烂	无			有
分泌物	无	较正常稍多	量多,无溢出	量多,有溢出

注：评分≥7 分为重度 VVC。

（二）鉴别诊断

本病需与滴虫性阴道炎、细菌性阴道病相鉴别。

（三）治疗

1. 消除诱因

治疗糖尿病，停用广谱抗生素、类固醇激素。

2. 单纯性 VVC 治疗

推荐单次剂量口服给药。

（1）局部用药

① 米康唑栓剂：每晚 1 粒（200mg），阴道用药，连用 7 日；或每晚 1 粒（400mg），阴道用药，连用 3 日；或 1 粒（1200mg），阴道单次用药。

② 克霉唑栓剂：每晚 1 粒（150mg），阴道用药，连用 7 日；或每日早晚各 1 粒（150mg），阴道用药，连用 3 日；或 1 粒（500mg），阴道单次用药。

③ 制霉菌素栓剂：每晚 1 粒（10 万 U），阴道用药，连用 10～14 日。

（2）全身用药：氟康唑 150mg 顿服；或伊曲康唑 200mg，每日 1 次，连用 3～5 日。

3. 复杂性 VVC 的治疗

复杂性 VVC 的治疗药物选择基本与单纯型 VVC 相同，无论局部用药或全身用药，均应适当延长治疗时间。

（1）复发性外阴阴道假丝酵母菌病（RVVC）　一年内 VVC 发作 4 次以上者，每次发作均有症状，并经真菌学证实。对 RVVC 病例应去除诱因，检查是否合并其他感染性疾病。治疗分为初始治疗和维持治疗，初始治疗达到真菌学阴性后开始维持治疗。初始治疗若选择局部用药，则延长治疗时间至 7～14 日；口服药物氟康唑首次剂量为 150mg，于第 4 日、第 7 日各加服 1 次。常用维持治疗：克霉唑栓剂 500mg，阴道用药，每周 1 次，连用 6 个月；氟康唑 150mg，每周 1 次，连用 6 个月；或选择其他局部抗真菌药物间断使用。在维持治疗前应做真菌培养确诊，治疗期间定期复查，监测疗效及药物不良反应。如果有药物不良反应，应及时停药。

（2）重度 VVC　延长局部治疗时间至 7～14 日；或首次口服氟康唑 150mg，72h 后再服 1 次。

（3）不良宿主 VVC　对未控制的糖尿病患者或免疫抑制剂使用者，在控制原发病的基础上，抗真菌治疗同重度 VVC。

（4）妊娠合并 VVC　以局部治疗为主，治疗目标是消除症状，禁用口服药物。可选用克霉唑栓剂、硝酸咪康唑栓剂，以 7 日疗法为宜；制霉菌素栓剂宜连用 7～14 天。

（5）非白假丝酵母菌 VVC　可选择非氟康唑的唑类药物作为一线药物，并延长治疗时间。如出现复发，可使用硼酸胶囊置于阴道内，1 次 600mg，每日 1

次，连用 2 周。

4. 哺乳期妇女的治疗

推荐经阴道用药。

5. 随访

若症状持续存在或诊治后 2 个月内复发者，需再次复诊。

三、细菌性阴道病

细菌性阴道病（BV）是阴道正常菌群失调所致的一种混合感染。

（一）诊断

（1）临床表现　无明显临床症状，有症状者仅自觉阴道分泌物增多，有异味。

（2）妇科检查　阴道分泌物呈灰白色，稀薄、均质，阴道黏膜无充血等炎症表现。

（3）辅助检查

① 阴道分泌物 pH>4.5。

② 胺试验阳性。

③ 阴道分泌物显微镜下找线索细胞。

（4）Amsel 临床诊断标准（4 项中有 3 项阳性）

① 匀质、稀薄、白色的阴道分泌物。

② 阴道 pH>4.5（pH 通常为 4.7~5.7，多为 5.0~5.5）。

③ 胺试验阳性。

④ 线索细胞阳性。使用革兰氏染色作为金标准，按 Amsel 标准诊断 BV 的敏感性超过 90%，特异性为 77%。

（5）阴道分泌物革兰氏染色 Nugent 评分诊断标准　见表 1-3。

表 1-3　Nugent 评分诊断标准

评分	乳杆菌	加德纳菌及拟杆菌	革兰氏染色不定的弯曲小杆菌
0	4+	0	0
1	3+	1+	1+或 2+
2	2+	2+	3+或 4+
3	1+	3+	
4	0	4+	

注：按每 10 个油镜视野下（×1000 倍）观察到每种细菌形态的平均数量进行计数并分配分值。0，未见细菌；1+，<1 个细菌；2+，1~4 个细菌；3+，5~30 个细菌；4+，>30 个细菌。总分 10 分，0~3 分为正常，4~6 分为 BV 中间态，≥7 分为细菌性阴道病。

（6）由于 BV 是阴道微生态失调，因此阴道分泌物的细菌培养在诊断 BV 中并非必要。宫颈细胞学检查在诊断 BV 中并不可靠，如果报告提示 BV 可能，应进行标准的 BV 诊断程序。

（二）鉴别诊断（表 1-4）

表 1-4　本病与其他阴道炎的鉴别诊断

项目	细菌性阴道病	外阴阴道假丝酵母菌病	滴虫性阴道炎
症状	分泌物增多,无或轻度瘙痒	重度瘙痒,烧灼感,分泌物增多	分泌物增多,轻度瘙痒
分泌物特点	白色,匀质,腥臭味	白色,豆腐渣样	稀薄,脓性,泡沫状
阴道黏膜	正常	水肿,红斑	散在出血点
阴道 pH	$>4.5(4.7\sim5.7)$	<4.5	$>5(5\sim6.5)$
胺试验	阳性	阴性	阴性
显微镜检查	线索细胞,极少白细胞	芽孢及假菌丝,少量白细胞	阴道毛滴虫,多量白细胞

（三）治疗

治疗目的是缓解症状和预防术后感染。

（1）口服药物　首次甲硝唑 400mg，每日 2～3 次，服用 7 日；或克林霉唑 300mg，每日 2 次，连服 7 日。

（2）局部用药　2% 克林霉唑软膏涂阴道，每次 5g，每晚 1 次，连用 7 日；或甲硝唑泡腾片 200mg，每晚 1 次，连用 7～14 日。

（3）其他药物　替硝唑 1g，口服，每日 1 次，连用 5 日。

（4）性伴侣可以不必治疗。

（5）妊娠期细菌性阴道病的治疗　不建议对妊娠期妇女进行常规筛查，尚无证据支持对无症状的孕妇筛查与治疗能够降低早产的风险。对有症状的孕妇可采取以下治疗：甲硝唑 200mg，每日 3 次，连服 7 日；或克林霉素 300mg，每日 2 次，连服 7 日。

（6）随访　治疗后若症状消失，无须随访。若症状持续存在或症状反复出现者，须接受随访治疗。对妊娠合并细菌性阴道病者，治疗后需要随访。

（7）复发患者的治疗　如有复发症状，可继续使用甲硝唑或克林霉素口服及经阴道给药，用药 7 日。

四、老年性阴道炎

老年性阴道炎是绝经后妇女常见病，主要由于雌激素缺乏致局部抵抗力降低，病菌入侵繁殖而引起炎症。此外，手术切除双侧卵巢、卵巢功能早衰、盆腔放疗后、长期闭经、长期哺乳等均可引起本病发生。

（一）病因

妇女绝经后、手术切除卵巢或盆腔放疗后，卵巢功能衰退，体内雌激素缺乏，阴道黏膜萎缩、变薄，上皮细胞糖原含量降低，阴道 pH 上升，局部抵抗力减弱，容易引起细菌感染而发生阴道炎。

（二）诊断

1. 临床表现

（1）症状　外阴瘙痒、灼热感，严重者尿频、尿痛，甚至尿失禁。阴道分泌物增多、稀薄，呈黄水样，有时带血丝，呈脓血白带，有臭味。

（2）体征　检查见阴道黏膜呈老年性改变，上皮菲薄，皱襞消失，上皮变平滑、菲薄。黏膜充血，有时可见小出血点或表浅溃疡，甚至可形成粘连或狭窄。

（3）镜下　检查无特异性改变，可见阴道上皮脱落，上皮下结缔组织充血，白细胞浸润。

2. 鉴别诊断

此病应与滴虫性阴道炎、VVC 相鉴别，出现血性白带或阴道溃疡时，应与阴道癌或子宫恶性肿瘤相鉴别。

（三）治疗

治疗原则为增加阴道壁抵抗力及抑制细菌生长。

1. 局部用药

用 1：5000 高锰酸钾液或洁尔阴洗液冲洗阴道，每晚一次，冲洗后阴道塞入氯喹那多普罗雌烯阴道片，共 7～10 天；或用结合雌激素软膏涂搽阴道。严重者可加入抗生素药塞入，如奥硝唑阴道栓或甲硝唑等。

2. 全身用药

替勃龙片（利维爱），每日 1.25～2.5mg 口服，连用 2～3 个月。长期大剂量用药可引起撤退性子宫出血。

第三节　外阴肿瘤

一、外阴良性肿瘤

外阴良性肿瘤较少见。根据肿瘤的组织来源将其划分为上皮源性肿瘤、上皮附件源性肿瘤、中胚叶源性肿瘤、神经源性肿瘤、瘤样病变五类。

（一）上皮源性肿瘤

1. 外阴乳头状瘤

（1）病因　局部炎症慢性刺激外阴皮肤或黏膜，逐渐形成表面向外生长的乳头状突起，可能与 HPV 感染有关。

（2）病理　分为三类，即乳头状瘤、疣状乳头状瘤和纤维上皮乳头状瘤，以上皮增生为主的病变，镜下见复层鳞状上皮中的棘细胞层增生肥厚，上皮向表面突出形成乳头状结构，上皮细胞排列整齐，无组织和细胞的异型性。

（3）临床表现　好发于 40～70 岁中老年妇女，病变生长缓慢，病变多发生于大阴唇、阴阜、阴蒂或肛周，单发或多发，可无症状，亦可出现外阴瘙痒等不适。

（4）诊断　外阴乳头状瘤的诊断一般不困难，确诊需依据病理检查。

（5）鉴别诊断

① 尖锐湿疣：典型的乳头状瘤与尖锐湿疣临床上有时难以区分。尖锐湿疣组织病理可见典型的挖空细胞，病变呈毛刺状，质地软，可有接触性出血，病情发展快，有性接触传播史，HPV 检测阳性。

② 寻常疣、扁平疣及传染性软疣：外阴皮肤出现相应的疣状病灶。

③ 外阴癌：早期外阴癌在疣状样病灶基础上破溃、出血，需活检定性。

（6）治疗：以局部手术治疗为主，切除范围应在病灶外 0.5～1cm，术中应做冷冻切片检查，如证实有恶变，应做局部广泛切除。

2. 痣

痣即发生于皮肤的有色素的突起病变。

（1）病因　不明原因。痣具有一定遗传性，高强度的紫外线照射皮肤和摩擦等不良刺激是外阴皮肤痣恶变的重要诱因。

（2）病理　按痣生长部位分为三型。

① 皮内痣：痣细胞脱离上皮基底层进入真皮层。

② 交界痣：痣细胞位于表皮基底层和真皮乳头交界处。

③ 混合痣：两种成分均有。

（3）临床表现　可见于各种年龄女性，一般无症状，多在专科检查时发现。痣一般直径几毫米，可见淡褐色或黑色结节平坦或隆起皮肤，有时表面见毛发。皮内痣界限清楚，病变略隆起，交界痣和混合痣一般表面平坦，但边界不清或颜色不均匀，长期刺激或摩擦后，局部出现瘙痒或出血，存在恶变潜能。

（4）诊断　确诊依据病理检查。

（5）鉴别诊断　需与外阴黑色素瘤相鉴别。

（6）治疗　外阴痣具有恶变的潜能。痣恶变常是隐匿的，当出现溃疡、出血等症状时，即使痣没有色素沉着也要及早进行病理学检查以明确诊断。对"高危痣"即亲属有黑色素瘤病史者，着色性干皮病者，青少年有暴晒史，痣边界不清，色素不均匀，直径≥7mm 或增长迅速，痣周围出现卫星灶，痣表面毛发脱落等必须及时处理。治疗以手术切除为主，范围应在病灶外 1～2cm 处，深部应达正常组织。注意孕期内激素的改变有增加痣恶变的可能，建议孕前行预防性痣切除。

（二）上皮附件源性肿瘤

1. 汗腺瘤

较少见，为汗腺上皮增生形成的肿瘤，好发于成年女性，多表现为大阴唇的实性结节病变，直径＜1cm，一般无症状，有时可继发感染。病理特征为分泌型柱状细胞及腺瘤样结构，需与恶性汗腺瘤、子宫内膜异位症等相鉴别。汗腺瘤多为良性，诊断依据病理检查，治疗以手术切除为主。

2. 皮脂腺腺瘤

较少见，又称皮脂腺异位症。易发生在黏膜部位或小阴唇，为孤立的 1～3cm 圆形或卵圆形病灶，单发或多发，隆起皮肤，病理特征为皮脂腺腺瘤细胞增生成结节，治疗为手术切除病灶。

（三）中胚叶源性肿瘤

1. 脂肪瘤

为多见于阴阜或大阴唇的实性肿瘤，直径大小各异，边界清楚，活动好，病理特点为成熟的脂肪细胞与纤维组织相间，肿瘤较小时不需手术，若增长迅速伴有症状可手术切除。

2. 纤维瘤

较少见，多发生于大阴唇外侧，实性质硬肿物，病理特征为成纤维细胞增生，如肿瘤体积大，可手术切除。

3. 平滑肌瘤

很少见，来源于外阴部及外阴血管平滑肌，多发生于大阴唇，边界清楚，质硬肿物，活动度好，病理特点为平滑肌细胞束状排列增生，治疗以手术切除为主，诊断依据病理。

（四）神经源性肿瘤

神经源性肿瘤多为神经鞘膜瘤，起源于神经鞘膜上的施万细胞，常发生于颈部皮神经、交感神经、迷走神经等处。肿瘤位于颈部外侧上段，胸锁乳突肌深处。椭圆形或圆形，表面光滑。生长缓慢，病变范围较小时，常无明显症状。肿瘤较大时，可突向咽部，使咽侧壁内移、饱满，严重时可影响呼吸。偶可恶变，表现为短期内肿瘤迅速增大，或伴迷走、舌下神经麻痹等征。

（五）瘤样病变

1. 尖锐湿疣

尖锐湿疣为人乳头瘤病毒（HPV）感染形成的外阴局部疣状增生性病变，好发外阴、阴道、宫颈、肛周等部位。外观为丘疹状、乳头状、鸡冠花状、毛刺状赘生物，根部有蒂或融合成片，易出血。诊断依据病理检查，需与寻常疣、扁平湿疣等相鉴别。治疗主要为激光等物理治疗或三氯醋酸烧灼或干扰素等药物治疗，有较高复发率。

2. 前庭大腺囊肿（巴氏腺囊肿）

多因会阴部巴氏腺管阻塞，腺体分泌物潴留形成，多见发生于阴唇下 1/3 的囊性肿块，边界清楚，可继发感染形成脓肿，需与中肾管囊肿鉴别，治疗多选择造口术。

3. 中肾管囊肿

中肾管囊肿是中肾管残留来源的囊肿，如输卵管系膜、子宫旁、阴道旁囊肿等。囊肿大小不一，需与巴氏腺囊肿鉴别，囊肿较大有症状时需手术治疗。

二、外阴鳞状上皮内病变

外阴鳞状上皮内病变（VIN）指局限于外阴表皮内，未发生间质浸润的癌前病变。多见于 40 岁以上妇女。

（一）分类和病理

病因暂不完全明确。目前研究认为大约 80％病变与 HPV 感染相关，其他危险因素可能包括外阴性传播疾病、肛门-生殖道瘤病变、免疫抑制和吸烟。

WHO 女性生殖器官肿瘤分类将外阴鳞状上皮内病变分为低级别鳞状上皮内病变、高级别鳞状上皮内病变和分化型外阴上皮内瘤变。

1. 低级别鳞状上皮内病变（LSIL）

以往称为普通型 VIN、轻度不典型增生、扁平湿疣、不典型挖空细胞等。与低危和高危型 HPV 感染均相关。多发生于年轻女性，超过 30％的病例合并下生殖道其他部位上皮内病变（以宫颈部位最常见），病变常退化，进展为浸润癌的风险极低。

2. 高级别鳞状上皮内病变 (HSIL)

曾用名 VINⅡ、VINⅢ、中度不典型增生、重度不典型增生、原位癌、鲍文病、鲍文样不典型增生等。绝大部分为高危型 HPV16 感染所致。多发生于绝经前女性，如果不治疗，复发或进展为浸润癌的风险提高。

3. 分化型外阴上皮内瘤变

曾用名分化型 VIN、单纯性原位癌。和 HPV 感染无关，可能为 p53 突变所致。表现为外阴鳞状上皮内异常的成熟性分化和底层细胞不典型。主要发生于老年女性，常伴有硬化性苔藓、扁平苔藓，有时伴有角化型鳞癌。该病损常伴随鳞癌出现。一般认为，一旦发生进展，常在 6 个月内发展为浸润癌。

(二) 临床表现

症状无特异性，多表现为外阴瘙痒、皮肤破损及溃疡。部分患者无症状。病变可发生于外阴任何部位，最常见外阴病变为丘疹、斑点或乳头样赘疣，单个或多个，呈灰白、粉红色，少数为略高于皮肤的黑色素沉着，严重者可呈弥漫状覆盖整个外阴。

(三) 诊断

肉眼观察评估组织病理作用有限，确诊需依据病理检查，但将组织病理学作为筛查手段对于发现所有病变是有限的。对任何可怀疑恶变、常规治疗无效、组织破坏伴颜色变化快、有典型异型血管的、病灶变大、生长迅速的病灶应做活检。应注意避免遗漏浸润癌。局部涂抹 3%～5% 醋酸或 1% 甲苯胺蓝，有助于提高病灶活检检出率。

(四) 术前检查

术前常规检查项目包括：血型、血常规、尿常规、大便常规、肝肾功能、血脂生化、乙型肝炎、丙型肝炎、梅毒、HIV、HPV 等，特殊检查项目可考虑盆腔 MRI 或根据具体情况而定。

(五) 治疗

1. LSIL

若无明显症状，可暂不处理，定期随访。有症状者，可选择局部用药，如咪喹莫特软膏、5-Fu 软膏、1% 西多福韦。激光治疗适用于年轻患者病灶广泛时的辅助治疗。

2. HSIL

有潜在浸润性风险，多建议手术治疗。若病灶局限，可采用病灶局部表浅切除术，切缘超过病灶外至少 0.5cm。较大融合型病灶或病变较广泛或为多灶性、怀疑早期浸润癌可能者，可考虑行局部广泛切除。若明确排除浸润性癌，不需切除淋巴结。

3. 外化型外阴上皮内瘤变

建议手术治疗，可采用单纯外阴切除，若发现伴有浸润癌，则按外阴癌手术处理原则。

三、外阴恶性肿瘤

（一）外阴鳞状细胞癌

外阴鳞状细胞癌简称外阴鳞癌或外阴癌，占外阴恶性肿瘤的 85%～95%。常见于绝经后妇女，近年来发病有年轻化趋势，小于 40 岁的患者占 40%。

1. 诊断标准

（1）病史　有外阴瘙痒、外阴白色病变、性病、外阴溃疡经久不愈等病史。

（2）临床表现

① 外阴瘙痒、灼热感。

② 初起时感外阴局部小结节、溃疡形成、排液增多，呈血性、脓性排液。

③ 病灶进一步发展则呈菜花样或较明显的溃疡、基底部坚硬，并有疼痛或压痛。

④ 妇科检查

a. 外阴任何部位如大、小阴唇，阴蒂、会阴体等处见乳头状赘生物或为溃疡型、浸润型病灶。但大多数发生于大阴唇。

b. 若伴继发感染，局部可有味臭、血脓样分泌物。

c. 晚期患者有腹股沟淋巴结肿大，单侧或双侧，单个或多个，固定或活动，有时有破溃等。

d. 癌灶也可波及肛门、直肠、尿道、膀胱等。

（3）辅助检查

① 细胞学防癌涂片检查：在癌灶处刮取材料做涂片，巴氏染色后检查找到癌细胞。

② 阴道镜检查：观察外阴皮肤及病灶处有助于做定位活检。了解宫颈和阴道是否同时也有病变，如宫颈上皮内瘤变（CIN）或外阴上皮内瘤变（VIN）。

③ 氮激光固有荧光：诊断仪检查外阴局部，病灶呈紫红色。有助于做定位活检。

④ 影像学检查：B超或 CT 或 MRI 等检查以了解盆、腹腔腹膜后淋巴结、病灶与周围器官、组织的关系等，以便为制订治疗方案提供依据。

⑤ 外阴病灶做多点活检、活组织送病理检查，即可明确诊断。活检组织应包括病灶、病灶周围的皮肤和部分皮下组织，如果病灶直径达 2cm 并且切取活检发现间质浸润深度达 1mm 时，则必须完整切除病灶（局部广泛切除），做连续切片以正确评估浸润深度。

⑥ 对晚期患者，可通过膀胱镜、直肠镜了解膀胱黏膜或直肠黏膜是否受累。

⑦ 对临床可疑转移淋巴结或其他可疑转移病灶必要时可行细针穿刺活检。

⑧ 肿瘤常规行宫颈及外阴病灶高 HPV-DNA 检测及梅毒抗体检测。

（4）临床分期　外阴癌的临床分期见表 1-5。

表 1-5　外阴癌临床分期

FIGO 分期（期）	肿瘤范围
I	肿瘤局限于外阴
I A	病变≤2cm，且间质浸润≤1.0mm[a]
I B	病变>2cm，或间质浸润>1.0mm[a]
II	任何大小的肿瘤蔓延到邻近的会阴结构（下 1/3 尿道、下 1/3 阴道和下 1/3 肛门），且淋巴结阴性
III	任何大小的肿瘤蔓延到邻近的会阴结构的上部，或存在任何数目的不固定、无溃疡形成的淋巴结转移
III A	任何大小的肿瘤蔓延到上 2/3 尿道、上 2/3 阴道、膀胱黏膜、直肠黏膜或区域淋巴结转移≤5 mm
III B	区域淋巴结[b] 转移>5 mm
III C	区域淋巴结[b] 转移且扩散到淋巴结包膜外
IV	任何大小的肿瘤固定于骨质，或固定的、溃疡形成的淋巴结转移，或远处转移
IV A	病灶固定于骨盆，或固定的或溃疡形成的区域淋巴结转移
IV B	远处转移

a. 浸润深度的测量是从邻近最表浅真皮乳头的皮肤—间质结合处至浸润的最深点；b. 区域淋巴结指腹股沟和股淋巴结

2. 治疗原则

外阴癌以手术治疗为主，辅以放射治疗及化学药物治疗。

（1）手术治疗

① I 期：I A 期行外阴局部广泛切除术，手术切缘距离肿瘤边缘 1cm，深度至少 1cm，需达皮下组织。如果局部切除标本显示有神经或血管侵犯，应该考虑更广泛的切除。通常不需要切除腹股沟淋巴结。I B 期病灶位于一侧，行外阴广泛局部切除术及病灶同侧腹股沟淋巴结切除术；病灶位于中线则行广泛局部切除术及双侧腹股沟淋巴结切除术。

② II 期：手术范围同 I B 期，若有腹股沟淋巴结转移，术后应放疗（腹股

沟与盆腔淋巴结区域），也可加用化疗。

③ Ⅲ期：同Ⅱ期，伴尿道前部切除与肛门皮肤切除。

④ Ⅳ期：外阴广泛切除、直肠下端和肛管切除、人工肛门形成术及双侧腹股沟、盆腔淋巴结切除术。病灶浸润尿道上端与膀胱黏膜，则行相应切除术。

（2）放射治疗　晚期病例无法手术或年老体弱或合并严重内科疾病不能耐受手术者可行放射治疗。一般不作为外阴癌的首选治疗，因为外阴组织对放射线耐受性差。但外阴巨大肿瘤或侵及尿道、肛门者，术前放化疗可以减小肿瘤体积、降低肿瘤细胞活性、增加手术切除率及保留尿道和肛门括约肌功能。少数由于心、肝、肾功能不全而不宜接受手术治疗的患者或因肿瘤情况无法手术治疗的患者，可选择全量放疗。

（3）化学药物治疗　晚期或复发病例根据病情可加用或单用化学药物治疗。化疗在外阴癌治疗中的地位尚存在一定争议，其应用主要有以下几个方面：①作为术前的新辅助治疗，缩小肿瘤以利于后续的治疗；②与放疗联合应用治疗无法手术的患者；③作为术后的补充治疗，可单独使用或与放疗联用；④用于复发患者的治疗。由于外阴癌发病率低，病例数少，化疗对外阴癌的作用尚缺乏高级别循证医学的证据。

① 动脉化疗常见方案：a. PAB方案，顺铂、多柔比星、平阳霉素。b. MF方案，氮芥、氟尿嘧啶。

② 静脉化疗：PAC方案，顺铂、阿霉素、环磷酰胺。

（4）随访

① 定期随访。建议随访间隔如下：第1年，每1～3个月1次；第2、3年，每3～6个月1次；3年后，每年1次。

② 普及防癌知识，定期防癌普查。

③ 外阴慢性疾病如外阴白色病变、外阴炎等应及时彻底治疗，定期随访。可疑恶变者，及时取活体组织行病理学检查。

（二）前庭大腺癌

发生在前庭大腺的恶性肿瘤可以是移行细胞癌或鳞状细胞癌，也可以是发生于导管或腺体本身的腺癌，囊腺癌、腺鳞癌亦有报道。

1. 诊断标准

（1）临床表现

① 早期无症状。通常在已经有较长病史的前庭大腺囊肿切除后才做出诊断。

② 局部肿块呈暗红色，质硬，表面光整。

③ 肿瘤发展时，可延伸到大阴唇和阴道下部，固定，表面破溃。

④ 妇科检查在小阴唇内侧深部扪及硬结，肿物长大时可延伸到大阴唇和阴

道下部，可推动或固定，表面溃烂，有脓血性分泌物。有时块物可侵犯会阴与肛提肌。

（2）辅助检查

① 阴道分泌物细胞涂片，巴氏染色，癌细胞阳性或阴性。

② 肿物取材做活组织检查显微镜下多见分化好的黏液腺癌，在癌肿周围组织中见前庭大腺组织。

2. 治疗原则

（1）根治性外阴切除术和双侧腹股沟淋巴切除术是前庭大腺癌的标准治疗方法。早期病灶可采用一侧外阴的根治性切除术和同侧腹股沟淋巴切除。

（2）晚期病例可行放射治疗。对于瘤体较大者，术后放疗可以减少局部复发。如果同侧腹股沟淋巴结阳性，双侧腹股沟和盆腔淋巴结区放疗可以减少区域复发。

（3）复发及转移病例可行化学药物治疗。

（三）外阴湿疹样癌

外阴湿疹样癌又称佩吉特（Paget）病，绝大多数是上皮内瘤变，属 VINⅢ，偶尔会表现为浸润性腺癌。该病主要发生于围绝经或绝经后妇女。上皮内癌含典型的、有空泡形成的 Paget 细胞。

1. 诊断标准

（1）临床表现

① 外阴瘙痒、烧灼感、慢性溃疡或外阴部肿块。

② 病程长、发展慢，如合并腺癌，病情较重，易发生淋巴结及远处转移。

③ 妇科检查：病灶表面充血，结节状隆起，皮肤增厚或局部硬结，中心形成溃疡，底部发红，边界清晰，边缘卷曲呈侵蚀样。有时表面有脱屑，皮肤色素减退；一般病灶浸润比较表浅。病灶最多见于大阴唇，也见于小阴唇和阴蒂。

（2）辅助诊断

① 局部活组织病理检查活检时取材应有足够的深度和宽度，如果组织取得太少，易造成漏诊和误诊。

② 病理检查其特征是在上皮内有 Paget 细胞浸润。为大圆细胞，透亮或颗粒状，细胞核呈囊泡状，分裂相少。细胞内含糖胺聚糖，用 PAS、黏蛋白卡红、品红醛等染色均为阳性，可与外阴上皮内癌的大细胞相鉴别。

2. 治疗原则

（1）手术治疗　手术应根据病灶范围以及是否合并腺癌而决定其范围。

① 上皮内 Paget 病需要进行表浅局部切除术，术后出现症状或病灶明显时可再行手术切除。真性上皮内癌不伴腺癌者应做较广的局部切除，切除标本的边

缘应冷冻切片，以明确手术范围是否足够。

② 局部复发者、病灶较局限者可再做局部切除。

③ 如果是潜在腺癌，对浸润部分必须行根治性局部切除术，切缘至少离开病灶边缘1cm。如淋巴结阴性，预后较好。

（2）化学药物治疗　1%氟尿嘧啶溶液或霜剂局部涂敷。

（3）物理治疗　CO_2激光治疗局灶型病例有效。肿瘤侵犯或扩散到尿道或肛门，处理非常困难，可能需要激光治疗。

（四）外阴黑色素瘤

外阴黑色素瘤发病居外阴恶性肿瘤的第2位，占外阴恶性肿瘤的2%～3%，多数由色素痣恶变所致，是一种恶性度极高、转移倾向较早而广泛的肿瘤。其转移途径除直接蔓延或淋巴系统转移外，也可血行播散送至身各部，发展迅速，预后不佳。

1. 诊断标准

（1）临床表现　发病年龄多在50岁以上，多有色素痣史。好发于阴唇尤以小阴唇及阴蒂。病灶常有色素沉着、稍隆起、结节或表面有溃疡，外阴瘙痒、出血、色素部位增大。

（2）辅助诊断　病理检查可确诊。采取较大范围的局部切除。

2. 治疗原则

（1）外阴广泛切除及腹股沟淋巴结切除术　与其他外阴恶性肿瘤相同，手术更为保守。与根治性局部切除手术比较，根治性外阴切除对改善外阴黑色素瘤的预后似乎作用不大。手术切缘应离开病变至少1cm。淋巴结切除术的意义还有争议，有研究表明选择性淋巴结切除对生存有益。

（2）免疫治疗　根治性手术后的辅助治疗应首选免疫治疗。可选用α-干扰素（术后每天用2000万U/mL，静脉注射；4周后改为每天1000万U/mL，皮下注射，3次/周，共48周）等。

（3）姑息化疗　黑色素瘤对化疗不敏感，化疗一般用于晚期患者的姑息治疗。常用药物为达卡巴嗪，也可选用替莫唑胺、沙利度胺等。

第四节　阴道癌

一、流行病学

原发性阴道癌是一种罕见肿瘤，是指病灶来源于阴道而未累及宫颈或外阴，

在女性生殖道肿瘤中发病率仅占 1%～2%，通常见到的阴道新生物 80%～90%
是通过直接转移或淋巴管或血行途径从子宫颈、外阴和（或）非女性生殖道转移
而来。阴道癌易发生于老年人，60～70 岁是发病的高峰年龄，但阴道癌在年轻
人中发病呈上升趋势，可能归咎于 HPV 感染或其他性传播疾病。近年来，由于
宫颈细胞学或越来越严格的诊断标准，原发性阴道癌的发生率有所下降，而来源
于邻近器官，例如宫颈、外阴或子宫内膜的恶性肿瘤有所上升。

（一）阴道上皮内瘤变（VAIN）和鳞状细胞癌（SCC）

鳞癌潜在的危险因素包括 HPV 感染史、宫颈上皮内瘤变（CIN）、外阴上皮
内瘤变（VIN）、免疫抑制和盆腔放疗史。HPV 可能是鳞癌的致病原因，在
VAIN 患者中 80% 有 HPV 感染，阴道浸润性鳞癌中 60% 有 HPV 感染。有学者
报道，在 VAIN 和早期阴道癌的病例对照研究中发现，与对照组相比，VAIN
患者的生殖器疣发病率上升了 2.9 倍，在以往有异常巴氏涂片者中发病率上升了
3.8 倍。认为可能和高危型 HPV 感染有关。病变大都发生在上阴道段，常为多
病灶性。在这些阴道上皮内瘤变和鳞癌患者中，下列风险已被证实：≥5 个性伴
侣、初次性交<17 岁、吸烟、有生殖器疣病史、异常细胞学史和接受过子宫切
除术等。有研究发现，女性酗酒是阴道癌明显的高危因素，这可能与生活方式例
如吸烟、使用避孕药、饮食缺陷等所致的 HPV 感染有关。宫颈癌有发展为阴道
癌的风险，因为这些部位共同暴露于内源性和外源性的致癌物质刺激下，10%～
50% 的 VAIN、阴道原位癌或阴道浸润癌患者都曾因宫颈病变接受过子宫切除或
放疗。统计显示，从宫颈癌或癌前病变治疗后发展为阴道癌的平均时间为 14 年，
但也有个案在宫颈癌治疗 50 年后出现阴道癌。

（二）黑色素瘤

恶性黑色素瘤是阴道第二常见的恶性肿瘤，占所有阴道肿瘤的 2.8%～5%。
尽管常是多病灶的，但最常见的部位是下 1/3 阴道和阴道前壁。阴道黑色素瘤占
所有黑色素瘤的 0.3%，每年的发病率是 0.026/100000，诊断时平均年龄为
66.3 岁。

（三）肉瘤

肉瘤占阴道原发癌肿的 3%，常见于成年人，阴道肉瘤中有 50%～65% 表现
为平滑肌肉瘤，癌肉瘤、子宫内膜间质肉瘤和血管平滑肌肉瘤少见。胚胎性横纹
肌肉瘤/葡萄状肉瘤是罕见的儿童期肿瘤。盆腔放疗史是一个危险因素，特别是
癌肉瘤和阴道血管平滑肌肉瘤。大多数肉瘤在晚期才被诊断，组织病理学级别是
最重要的预后预测因子。

二、播散方式

大多数（57%~83%）的阴道癌前病变发生在上 1/3 阴道或穹窿部的阴道后壁，31% 的患者发生在下 1/3 阴道，中 1/3 阴道的病灶不常见。阴道癌的位置在治疗计划和决定预后方面是重要因素。肿瘤可以沿阴道壁播散到宫颈或外阴，如果初次活检宫颈或外阴为阳性，则应认为阴道是继发肿瘤。在前壁的病灶可以浸润膀胱阴道隔和尿道，后壁的病灶可累及阴道直肠隔及直肠黏膜，晚期病例中也常见向侧面扩散至宫旁组织和阴道周围组织的。阴道淋巴系统比较复杂，当病灶位于阴道下 1/3 时，淋巴引流常向下累及腹股沟淋巴结。超过 I 期的患者淋巴结转移的风险性明显升高。虽然基于分期的淋巴结切除少见，但在早期阴道癌中淋巴结转移并不罕见。

三、临床表现

（一）VAIN 及原位癌

VAIN 常无症状，临床上通常在细胞学检查、监测宫颈癌时发现，也有部分患者因有阴道感染等导致阴道异常分泌物而就诊。在这些病例中，阴道上皮内瘤变好累及阴道上段，可能是宫颈鳞状上皮病变的延续。

（二）浸润性鳞癌

性交后出血、不规律阴道出血是常见症状，也可出现阴道排液和排尿困难，盆腔疼痛多在晚期时出现，常与肿瘤扩散超出阴道有关。

（三）其他组织学类型

透明细胞癌患者最常见的症状是阴道出血（50%~75%）或异常分泌物，晚期病例可出现排尿困难和盆腔疼痛，细胞学异常仅占 33%，可能与取材的部位不全面有关。透明细胞癌病灶多是外生的，位于上 1/3 阴道靠近宫颈的穹窿表面浸润性生长，触诊触及阴道穹窿黏膜下异常感可能有助于诊断，97% 和黏膜腺病有关。胚胎性横纹肌肉瘤是在儿童中最常见的恶性阴道肿瘤，表现为突出、水肿、葡萄样包块，90% 的患者在 5 岁前发病，成年人症状多为疼痛及包块。

四、临床分期及病理分类

（一）临床分期

常用的阴道癌分期系统有两个，一个为 FIGO 分期（表 1-6），另一个为

AJCC 分期，目前原发性阴道癌多采用 FIGO 临床分期。根据 FIGO 分期，肿瘤若累及子宫颈或外阴时应当分别归类于原发性宫颈癌或外阴癌，故在诊断阴道癌时需同时仔细检查宫颈及外阴情况，必要时行细胞学检查或活检。下列检查可用于 FIGO 分期评价：精确的双合诊及三合诊检查、膀胱镜、直肠镜及静脉肾盂造影，但仅凭这些检查想区分出病灶是局限于黏膜还是黏膜下，即便是有经验的检查者也相当困难。盆腔 CT、MRI 及 PET 对判断病灶浸润、淋巴结受累情况甚至精确放疗计划的制订均有帮助，但不作为临床分期依据。有学者建议将 FIGO 分期中的 Ⅱ 期再分为 Ⅱ A 及 Ⅱ B 期，但大多数研究者并不赞成这一变动，表 1-6 中我们仍将 Ⅱ A 及 Ⅱ B 期列出，以供参考。

表 1-6　FIGO 阴道癌临床分期

0 期	原位癌，上皮内癌
Ⅰ 期	限于阴道壁
Ⅱ 期	侵及阴道旁组织，但未达盆壁
Ⅱ A 期	阴道旁浸润，未达宫旁
Ⅱ B 期	宫旁浸润，未达盆壁
Ⅲ 期	扩张达盆壁
Ⅳ 期	超出真骨盆或侵犯膀胱或直肠黏膜、膀胱黏膜泡样水肿不属于Ⅳ期
Ⅳ A 期	扩散至邻近器官或转移蔓延至真骨盆以外
Ⅳ B 期	扩散至远处器官

（二）病理分类

大多数阴道癌为鳞癌，其他上皮类型并不多见，因为正常情况下阴道黏膜没有腺体，黑色素瘤是第二常见的阴道癌。

五、诊断

通常被怀疑为阴道恶性肿瘤的患者，经过彻底的体检，包括仔细的窥阴器检查、触诊、阴道镜、细胞学检查及对异常的内生或外生组织的活检，确诊多不困难，尤对转移、复发患者。但对阴道癌的初始诊断有时会忽视，应引起高度重视。检查时窥阴器应慢慢地旋转和退出，使整个阴道黏膜可见，特别是经常出现病灶的后壁，为方便评估整个阴道壁及病变范围，对于晚期、复发、老年等阴道暴露困难的病例，可以在麻醉下检查和活检以减少患者的不适感。宫颈活检仅用于排除原发性宫颈癌。

因宫颈癌或癌前病变有过子宫切除或放疗的患者出现异常细胞学表现时应行

阴道镜检查，在阴道镜染色指示下进行活检，为方便检查，对于绝经或先前放疗过的患者可在阴道镜检查前适量局部应用雌激素。

六、预后因素

（一）浸润性鳞癌

疾病的分期是最重要的预后因素，有学者报道的 5 年生存率：0 期 96%，Ⅰ期 73%，Ⅱ期 58%，Ⅲ～Ⅳ期是 36%。病灶位置对预后的影响尚有争议，有学者发现上 1/3 阴道癌局部复发常见，而下 1/3 阴道癌出现侧盆壁复发及远处转移相对多见；通过报道阴道癌的盆腔复发率，17% 是在阴道上段癌，36% 在阴道中下段癌，42% 为累及整个阴道的癌；一些研究也显示，阴道上段癌与阴道下段癌或累及整个阴道的癌相比，生存率较好、复发率较低。后壁病灶与其他部位相比预后较差，10 年复发率分别为 32% 和 19%，这可能反映了在这个部位行完全近距离放疗的困难性，但在一项大样本的研究中未能显示出原发灶位置与复发率之间的相关性。病灶大小对预后的重要性也存在争议，在研究者的研究中，病灶最大直径 <5cm 的 10 年局部复发率为 20%，而病灶最大直径 >5cm 的 10 年局部复发率为 40%；直径 >4cm 的肿瘤预后明显差于较小肿瘤者。有研究显示，分期是盆腔肿瘤复发和 5 年无瘤生存的重要预测因子，但不包括Ⅰ期肿瘤患者。还有报道肿瘤的体积对生存率和局部控制有负面影响。有学者认为，年龄也是预后因子，在相应研究中 60 岁以下患者的 5 年生存率为 63.2%，而 60 岁以上者为 25% （$P<0.001$），但也有人认为年龄与预后没有统计学意义，因为这些研究中大多没有矫正老年人死于继发病的情况。组织学类型是重要的预后因子，有学者报道腺癌与鳞癌相比复发率较高 （10 年局部：52% 和 20%，远处：48% 和 10%），且 10 年生存率较低 （20% 和 50%）。有学者在阴道和宫颈透明细胞癌的 21 例患者中发现，野生型 $p53$ 蛋白过度表达者比含有 $p53$ 基因突变者有较好的预后。

（二）其余组织学类型

在透明细胞癌中，常远处转移至肺和锁骨上淋巴结。分期早、肿瘤 <3cm，浸润深度 <3mm 被认为预后较好。阴道黑素瘤比鳞癌易于远处转移。有学者回顾了 115 个阴道黑素瘤患者，发现浸润深度和病灶大小 （>3cm）与生存率负相关。恶性间叶细胞肿瘤较浸润癌难治，浸润深度、包膜完整性、每 10 个高倍镜下 5 个或以上的有丝分裂、肿瘤直径 >3cm，细胞的异型性均与预后有关。

七、治疗

由于阴道癌较少见，有关阴道癌的自然进程、预后和治疗数据均来源于小样本回顾性研究，因此没有权威性的治疗推荐，目前关于放疗和手术的文献多为原发性阴道鳞癌。阴道癌患者的处理比较复杂，最好在妇科肿瘤医师和放疗医师共同评估后做出个体化治疗方案。按妇科肿瘤医师协会的指南要求，大多数患者首选放疗，对于早期和表浅病灶患者放疗可达到良好的肿瘤控制，并且保留了阴道功能。手术要充分考虑患者的年龄、病灶范围、病灶是否局限等因素，以决定患者适合于局部切除、部分切除还是完全阴道切除。有证据表明，阴道原位癌、Ⅰ期癌和部分年轻的Ⅱ期癌患者其原发灶位于阴道上或下 1/3 时，仅通过手术即可能成功治疗。对较年轻的渴望保留卵巢功能和性功能、疣状癌、非上皮性肿瘤及放疗后局部盆腔剂量不足的患者，考虑手术治疗。为了达到足够的手术切缘以求手术彻底，尤为根治性手术常需切除部分膀胱、尿道或直肠，导致尿粪排泄改道，因此相比较而言，放疗作为阴道癌的初始治疗可最大限度地治愈和改善生活质量，某种程度上替代了手术。对于许多年龄较大的患者，根治性手术也不可行。尽管放疗常作为治疗选择，但对于各期最佳的治疗方式至今尚无定论，单纯手术或放疗均可引起并发症增加，因此缩小手术与放疗联合的治疗模式常被考虑。腔内和组织间放疗常被用于小的表浅的Ⅰ期病灶中，外照射联合腔内和（或）组织间近距离照射常被用于较广泛的Ⅰ～Ⅱ期患者。在阴道癌中化疗的使用仅基于散在的Ⅱ期临床试验或是模仿宫颈鳞癌的治疗而来，没有更有利的化疗依据可循。

（一）VAIN 及原位癌的治疗

多数研究者采用手术和药物来处理 VAIN，从部分或完全阴道切除到比较保守的局部切除、电凝、激光消融、局部氟尿嘧啶应用或腔内近距离放疗。对于不能排除浸润癌的患者，与非手术治疗失败的患者一样，手术切除是治疗的选择。各种方法的控制率相似，激光为 48%～100%，阴道切除术 52%～100%，局部氟尿嘧啶外涂 75%～100%，放疗 83%～100%，尽管许多人赞成对以前无盆腔放疗史的患者采用部分阴道切除方法治疗局部 VAIN，但对于先前因其他盆腔肿瘤接受过盆腔放疗的患者而言，行部分阴道切除瘘管的风险仍很大，此时用氟尿嘧啶局部外涂也许更有益，它可刺激鳞状上皮脱落，促使正常上皮再生。氟尿嘧啶的使用方法很多，控制率达 75%～88%，推荐方法为每周 1～3 次，持续应用10 周，会阴皮肤可用氧化锌等软膏来保护以防止外阴疼痛、糜烂。

部分或全部阴道切除也常用于 VAIN 的治疗中，其主要缺点是阴道缩短或狭窄而导致的性功能变差。有学者推荐手术切除病灶后不关闭黏膜，并用雌激素软膏涂抹、扩张器扩张阴道，并酌情皮肤移植，以便术后阴道狭窄降到最低程度。

放疗被证实有效，控制率为 80%～100%，与其他方法相比有较好的治愈率。采用传统的低剂量率腔内放疗技术使整个阴道黏膜的耐受量为 50～60Gy，如果病灶多发，累及区可能接受 70～80Gy 的剂量，高剂量可引起阴道明显的纤维化和狭窄。在腔内放疗后，浸润癌中盆腔复发或远处转移的情况不多见。在全阴道放疗的患者中可出现直肠出血和中到重度的阴道黏膜反应。鉴于高剂量率腔内放疗良好的局部控制和功能保留优势，可以考虑将其作为放疗时的治疗选择，但从目前有限的数据中还无法得出高剂量率腔内放疗使用的明确结论。

雌激素可用于绝经后或有过放疗浸润性癌已治愈的患者，由于放疗可以对卵巢功能造成影响并有可能使阴道穹窿纤维化，某种程度上也限制了放疗的应用。

总之，对于单发病灶的 VAIN 患者，阴道部分切除术优于激光消融，因为有大约 25% 的患者有浸润性鳞癌的危险性，一旦 VAIN 行部分阴道切除后发现为浸润癌者补充放疗则有瘘管形成的风险。激光消融和（或）局部氟尿嘧啶对于绝对排除浸润性鳞癌时可以应用。单独腔内近距离放射治疗也能提供满意的局部控制率并可保留阴道功能。

（二）浸润性鳞癌及其他类型癌的治疗

1. 浸润性鳞癌的治疗

（1）手术治疗　阴道鳞癌采用放疗较多见。但有报道在经过选择的患者中手术治疗也取得了良好的结局，根治性手术后，Ⅰ期阴道鳞癌患者的生存率可达75%～100%。有手术治疗适应证的病例包括：Ⅰ～Ⅱ期患者病灶在穹窿、上 1/3阴道后壁或侧壁的能被根治性阴道切除并能保证足够切缘的、能行盆腔淋巴结切除的；极表浅的病灶也许通过局部切除即可；阴道下 1/3 病灶行外阴阴道切除并能到满意阴性切缘的，能行腹股沟股淋巴结切除的。若术后发现切缘不足或阳性，应被推荐辅助放疗。若还有其他部位的病灶应选用放疗，放疗后残留的孤立病灶可手术去除。有学者注意到手术治疗后良好的生存率，但在系列研究中发现这也许存在偏差，因为相对年轻、健康的患者可能更倾向于手术治疗，而年龄偏大、有内科合并症的患者更倾向于放疗。

如果进行完全性阴道切除术，建议行经腹和会阴联合手术，会阴切口选在耻骨膀胱宫颈筋膜，在尿道下方直肠上方，以避免静脉丛出血。切口可先腹部再会阴，但更推荐先做腹部切口，因为可以自上而下游离膀胱、尿道、直肠至会阴，分离阴道侧壁组织、游离子宫、切除淋巴结，如有不能切除的病灶，患者将免于会阴切口；若手术成功，也可用带蒂的皮肌瓣、尼龙补片联合带蒂大网膜进行阴道重建。

（2）放射治疗 Ⅰ期患者中，病灶厚度通常在 0.5～1cm，可单发或多发，为保留阴道功能，个体化治疗是很重要的。表浅病灶可以单独用后装阴道圆筒腔内近距离放疗来治疗，整个阴道黏膜量常为 60Gy，对于肿瘤累及处另加 20～30Gy 的量。病灶厚度>0.5cm 时，联合应用腔内后装和有单层插入的组织间插植放疗以增加深部的剂量并限制阴道黏膜放疗的过度。通常认为，对于较大的、较多浸润或分化差的肿瘤常有淋巴结转移的高风险，这类患者需加用外照。整个盆腔量为 10～20Gy，用中间挡板后，宫旁和盆腔侧壁再照 45～50Gy 的量。有学者推荐外照附加近距离放疗对于Ⅰ期患者应至少覆盖阴道旁淋巴结、大的病灶、髂内外淋巴结。通过腔内和组织间插植技术，Ⅰ期患者单独放疗能达到 95%～100% 的控制率，5 年生存率达 70%～95%。

Ⅱa 期患者常有晚期阴道旁病变，但没有广泛的宫旁浸润。患者一律先外照，接着腔内照射。通常全盆腔接受 20Gy，挡野后另加宫旁剂量，根据侵犯厚度，再照 45～50Gy 到盆腔侧壁。给予低剂量率的腔内后装及组织间放疗联合应用至少照射 50～60Gy，超越肿瘤边缘 0.5cm，加上整个盆腔剂量，肿瘤处总剂量为 70～80Gy。Ⅱb 期患者因有较广泛的宫旁浸润，整个盆腔将接受 40～50Gy，中央区挡板后宫旁总剂量为 55～60Gy，再用低剂量间插植和腔内近距离放疗来追加 30～35Gy 使肿瘤区总剂量达 75～80Gy，宫旁和阴道旁外延处达 65Gy。单用放疗治疗 5 年生存率Ⅱa 期可达 35%～70%，Ⅱb 期为 35%～60%。

Ⅲ期疾病接受 45～50Gy 盆腔外照，可用中间挡板使宫旁到侧盆壁剂量增加至 60Gy，追加腔内近距离放疗至最小肿瘤剂量达到 75～80Gy，如果近距离照射不方便，可以用三维治疗计划缩野放疗使肿瘤剂量达到 65～70Gy。外照盆腔和腹股沟淋巴结的剂量为 45～50Gy，联合低剂量率腔内放疗至阴道黏膜的最大剂量为 80～85Gy，Ⅲ期患者的总治愈率为 30%～50%。累及直肠和膀胱黏膜或腹股沟淋巴结阳性的Ⅳa 期患者，尽管少数经严格选择的病例行去脏术可能治愈，但大多数还是首选放疗，此时多选用外照姑息治疗。对于已出现全身广泛转移的Ⅳb 期患者而言，放疗仅为姑息性局部控制，多采用全身化疗及支持治疗。

（3）化疗和同步放化疗 Ⅲ～Ⅳ期阴道癌患者尽管给予高剂量外照和近距离放疗，但盆腔控制率仍较低，有 70%～80% 的患者病灶持续或疾病复发。对于局部晚期患者远处转移的发生率为 25%～30%，尽管远处转移比盆腔复发少见，但仅靠针对局部治疗的手术或放疗而言几乎不可能产生作用，肿瘤治疗的目的是治人，而不是治瘤。因此，治疗不能仅关注肿瘤局部，而化疗恰恰弥补了这一不足，它可经血液循环作用于全身，无论什么期别，只要有远处转移可能的高危患者或已有远处转移的晚期患者，单独化疗、姑息性手术或放疗结合化疗都被推崇。常用的化疗药有氟尿嘧啶、丝裂霉素和顺铂等，与放疗合用时完全反应率可达 60%～85%，但长期疗效差异较大。

尽管放疗对浸润性阴道鳞癌的局部控制仍有限并存在放疗并发症的风险，但目前治疗的原则仍倾向于以放疗为主，酌情手术，联合化疗。在浸润性鳞癌的放疗中应特别注意确认治疗区域的完全覆盖，尤其在较大肿瘤中，既要达到局部控制的需要剂量，又要充分照顾周围正常组织的耐受性。经仔细选择的早期患者行根治性阴道切除术可取得良好效果，但放疗仍是主要的治疗模式尤其对有多种合并症的年老患者。虽然在阴道癌的化疗方面目前尚无有力证据，但加用化疗（如顺铂）作为放疗的增敏剂应被推广。

2. 其他类型癌的治疗

（1）阴道透明细胞癌　阴道透明细胞癌大部分发生于阴道上 1/3 穹窿部，尤其是阴道前壁。

① 众多报道支持用根治性子宫切除、盆腔和腹主动脉旁淋巴结切除及充分的阴道壁切除以达到阴性切缘。

② 对小的肿瘤行腔内放疗，能够获得良好的肿瘤控制率，并使阴道和卵巢功能得以保留。

③ 希望保留生育功能的患者，广泛局部切除和腹膜后淋巴结切除后行近距离放疗，是一个较好的选择。

④ 对多数 Ⅱ 期患者需联合 EBRT 和近距离放疗。

⑤ 盆腔脏器切除术只限于放疗后中心型复发者。

（2）阴道黑色素瘤　阴道黑色素瘤是一种很罕见的实体瘤，容易发生远处转移，目前没有满意的治疗方法。可根据病变部位，肿瘤大小、浸润深度和患者承受力决定治疗手段。

① 根治性手术成为有手术指征患者的首选。手术方式可参照阴道鳞状细胞癌的手术治疗。远处转移是治疗失败的主要原因。广泛切除术后患者生存质量应优先考虑，然后给予放疗以期改善局部控制。

② 近来回顾性资料显示，阴道黑色素瘤是有放射反应的，甚至放射治疗是可以治愈的。放射强度和剂量与其他上皮性肿瘤相似，亚临床病变为 50Gy，肉眼可见肿瘤为 75Gy。一些文献报道，局限性手术后辅助放疗（RT）甚至单纯 RT 可达到延长局部控制的目的，尤其对那些肿瘤直径小于等于 3cm 的初治患者。

③ 系统性化疗和（或）免疫疗法在已发表的有限资料中效果令人失望。主要用于晚期和复发病例，治疗方案可参照外阴黑色素瘤的治疗。

（3）肉瘤　阴道原发性肿瘤中 3% 为肉瘤，其中平滑肌肉瘤占 50%～65%，其主要好发部位为阴道后壁。组织学分级是最重要的预后标志。根治性手术切除，如后盆腔脏器切除术是阴道平滑肌肉瘤最好的治愈方式。肉瘤有着相对的化疗耐受性，治疗失败最常见的部位是盆腔。平滑肌肉瘤的 5 年生存率一般比女性生殖系统恶性苗勒混合瘤要好。高级别肿瘤和局部复发的低级别肉瘤可以选用辅助放射治疗。

第二章　子宫、宫颈疾病

第一节　宫颈炎

宫颈炎包括宫颈阴道部炎症及宫颈管黏膜炎症，以急性宫颈管黏膜炎多见。若急性宫颈炎未经及时诊治或病原体持续存在，可导致慢性宫颈炎症。

一、急性宫颈炎

（一）病因及病原体

宫颈炎症包括子宫颈阴道部及宫颈管黏膜炎症，其中以宫颈管黏膜炎常见。

宫颈炎的病原体包括：①性传播疾病病原体，主要见于性传播疾病的高危人群，以淋病奈瑟球菌及沙眼衣原体为主，它们均感染宫颈管柱状上皮，沿黏膜面扩散引起浅层感染，病变以宫颈管明显，而淋病奈瑟球菌还常侵袭尿道移行上皮、尿道旁腺及前庭大腺。②内源性病原体，与细菌性阴道病、生殖道支原体感染有关。值得注意的是，部分宫颈炎患者的病原体并不明确。

（二）临床表现

大部分患者无症状。有症状者主要表现为阴道分泌物增多，呈黏液脓性，阴道分泌物刺激可引起外阴瘙痒及灼热感。部分患者可出现经间期出血、性交后出血等症状。合并尿路感染时，可出现尿急、尿频、尿痛。

（三）体征

妇科检查可见宫颈充血、水肿、黏膜外翻，宫颈管口可见黏液脓性分泌物附着，甚至从宫颈管流出。炎症可导致宫颈管黏膜质脆，容易诱发出血。淋病奈瑟球菌感染常可累及尿道旁腺、前庭大腺，体检时可发现尿道口、阴道口黏膜充血、水肿以及大量脓性分泌物。

（四）诊断

结合特征性体征以及显微镜检查阴道分泌物白细胞增多，可做出急性宫颈炎症的初步诊断。宫颈炎症诊断后，需进一步做衣原体及淋病奈瑟球菌的检测。

1. 特征性体征

（1）宫颈管或宫颈管棉拭子标本上，肉眼见到脓性或黏液脓性分泌物。

（2）用棉拭子擦拭宫颈管时，容易诱发宫颈管内出血。

2. 白细胞检测

可检测宫颈管分泌物或阴道分泌物中的白细胞，后者需排除引起白细胞增高的阴道炎症。

（1）宫颈管脓性分泌物涂片做革兰氏染色，中性粒细胞＞30/高倍视野。

（2）阴道分泌物湿片检查白细胞＞10/高倍视野。

3. 病原体检测

进行病原体检测时需要排除细菌性阴道病、滴虫性阴道炎和生殖道疱疹［尤其是单纯疱疹病毒-2（HSV-2）］。宫颈炎的病原体以沙眼衣原体和淋病奈瑟球菌最常见，故需要针对这两种病原体进行检测。

检测淋病奈瑟球菌常用的方法：①淋病奈瑟球菌培养，为诊断淋病的金标准方法。②分泌物涂片革兰氏染色，查找中性粒细胞内有无革兰氏阴性双球菌，由于宫颈分泌物的敏感性、特异性差，不推荐用于女性淋病的诊断方法。③核酸检测，包括核酸杂交及核酸扩增，核酸扩增方法诊断淋病奈瑟球菌感染的敏感性及特异性高。

检测沙眼衣原体常用的方法：①衣原体培养，方法复杂，临床少用。②酶联免疫吸附试验，检测沙眼衣原体抗原，为临床常用的方法。③核酸检测，包括核酸杂交及核酸扩增，后者检测衣原体感染的敏感性和特异性均较好，但应做好质量控制，避免污染。

值得注意的是，大多数宫颈炎患者分离不出任何病原体，尤其是性传播疾病的低危人群（如年龄＞30岁的妇女）。由于宫颈炎也可以是上生殖道感染的一个征象，因此，对宫颈炎患者应注意有无上生殖道感染。

(五）治疗

治疗方法包括经验性治疗或针对病原体治疗。主要用抗生素进行治疗。

1. 经验性抗生素治疗

适用于有性传播疾病高危因素的患者，如年龄＜25 岁、多性伴侣或新性伴侣，且为无保护性性交。可在未获得病原体检测结果前，采用针对衣原体的抗生素进行治疗，方案为阿奇霉素 1g，单次顿服；或多西环素 100mg，每日 2 次，连服 7 日。如果患者所在人群中淋病患病率高，需同时使用抗淋病奈瑟球菌感染药物。

2. 针对病原体的抗生素治疗

（1）淋病奈瑟球菌感染导致的单纯性急性宫颈炎　主张大剂量、单次给药，常用药物有头孢菌素，如头孢曲松钠 250mg，单次肌内注射；或头孢克肟 400mg，单次口服；或头孢唑肟 500mg，肌内注射；或头孢西丁 2g，肌内注射，加用丙磺舒 1g，口服；或头孢噻肟钠 500mg，肌内注射；也可选择氨基糖苷类抗生素中的大观霉素 4g，单次肌内注射。

（2）沙眼衣原体感染所致宫颈炎　可用药物有多西环素 100mg，每日 2 次，连服 7 日；红霉素类，主要为阿奇霉素 1g，单次顿服，或红霉素 500mg，每日 4 次，连服 7 日；喹诺酮类，主要有氧氟沙星 300mg，每日 2 次，连服 7 日；左氧氟沙星 500mg，每日 1 次，连服 7 日。由于淋病奈瑟球菌感染常伴有衣原体感染，因此，若为淋菌性子宫颈炎，治疗时应同时应用抗衣原体药物。

（3）合并细菌性阴道病的宫颈炎　需要同时治疗细菌性阴道病，否则宫颈炎将持续存在。

3. 性伴侣的治疗

需要对宫颈炎患者的性伴侣进行检查。如患者诊断可疑衣原体淋病奈瑟球菌或阴道毛滴虫感染并得到相应治疗，其性伴侣也应接受相应检查和治疗，治疗方法同患者。为避免重新感染，患者及其性伴在治疗期间应禁止性生活。

4. 随访

宫颈炎患者在治疗后 6 个月内衣原体或淋病奈瑟球菌重复感染较多见，故建议随访和重新评估。如果症状持续存在，患者则需要重新接受治疗，无论性伴是否治疗，建议所有感染衣原体或淋病奈瑟球菌的患者在治疗后 3～6 个月内重新接受筛查。

二、慢性宫颈炎

慢性宫颈炎是妇科疾病中最常见的一种，多由急性宫颈炎未治疗或治疗不彻底转变而来，或由于各种原因所致的宫颈裂伤造成宫口变形，病原体侵入而引起感染。

（一）诊断

1. 症状

白带增多是慢性宫颈炎最常见的症状，白带呈乳白色黏液状，有时呈淡黄色脓性，可有血性白带或性交后出血。可继发外阴瘙痒、腰酸及下腹坠痛。此外，还有尿频、尿急、尿痛等泌尿系感染症状。

2. 体征

（1）宫颈柱状上皮异位（宫颈糜烂）　宫颈外口处的宫颈阴道部分，外观呈颗粒状的红色糜烂。在炎症初期，糜烂面表面平坦，为单纯型糜烂；后由于腺上皮过度增生，并伴有间质增生，糜烂面凹凸不平呈颗粒状；如间质增生明显，表面凹凸不平更明显而呈乳突状糜烂。

（2）宫颈肥大　宫颈组织在长期慢性炎症的刺激下充血、水肿，宫颈呈不同程度的肥大，可比正常大 2～4 倍。宫颈表面可表现为糜烂或光滑。宫颈纤维结缔组织的增生，使宫颈质地变硬。

（3）宫颈息肉　息肉根部多附着于宫颈外口或在颈管内。一个或多个不等，直径一般在 1cm 以下，色红、舌形、质软而脆，易出血，蒂细长。

（4）宫颈腺体囊肿（纳博特囊肿）　宫颈表面突出多个青白色小囊泡，内含无色黏液。若囊肿感染，则外观呈白色或淡黄色小囊泡。这种囊肿一般约米粒大小，也可长大至 1cm 直径大小。

（5）宫颈内膜炎　检查时可见宫颈口有脓性分泌物堵塞，有时可见宫颈口发红充血。

（6）宫颈裂伤或宫颈外翻。

3. 辅助检查

（1）取阴道分泌物找阴道毛滴虫、念珠菌、衣原体、淋病奈瑟球菌，进行细菌培养及药物敏感试验。

（2）宫颈柱状上皮异位与早期子宫颈癌从外观上难以鉴别，需常规做宫颈刮片检查，必要时在阴道镜下取活组织检查以明确诊断。也可通过固有荧光诊断仪进行检测，如有阳性征象则做定位活组织检查。

4. 诊断要点

（1）阴道分泌物增多伴接触性出血及腰骶部疼痛。

（2）宫颈有不同程度糜烂、肥大。

（3）对阴道分泌物进行病原学检查、细菌培养及药物敏感试验，与宫颈癌鉴别需行宫颈刮片、阴道镜检查或宫颈活组织检查。

5. 鉴别诊断

（1）宫颈癌　肉眼不易与宫颈柱状上皮异位鉴别，但宫颈癌一般质地较硬、脆，极易出血，宫颈刮片或宫颈活组织检查可帮助诊断。

（2）陈旧性宫颈裂伤　阴道检查时，可因将裂伤的宫颈内膜牵引外翻而误认为慢性宫颈炎，如将窥阴器轻撑开后，外翻的组织即可复原。

（3）宫颈湿疣　宫颈表面乳头状凸起与宫颈息肉相似，内生型表现为白带多而腥臭，通过宫颈活检能鉴别。

（4）阿米巴性宫颈炎　早期临床检查可见宫颈外口呈表浅糜烂，但本病常继发于肠道阿米巴性疾患后。镜检宫颈组织无特殊性改变，宫颈渗出物内可找到阿米巴滋养体。

（5）放线菌性宫颈炎　宫颈亦呈慢性炎症，继发子宫颈疾病放射治疗后。宫颈涂片巴氏染色可发现放线菌感染病变特征。

（二）治疗

本病治疗以局部治疗为主，可采用物理治疗、药物治疗及手术治疗，以物理治疗最常用。

1. 药物治疗

适用于糜烂面积较小，炎症浸润较浅者。药物治疗的目的是以消炎促使上皮生长为主。

（1）阴道冲洗　常用的冲洗药物有1：5000高锰酸钾溶液，1：1000苯扎溴铵溶液，1%醋酸溶液，0.5%～1%乳酸溶液，可选用其中任何一种每日冲洗阴道1～2次。

（2）硝酸银腐蚀　棉球蘸10%～20%硝酸银液涂于糜烂面，直至出现灰白色痂膜为止，然后用生理盐水棉球或棉签轻轻涂抹去多余的硝酸银液，每周1次，2～4次为1个疗程。

（3）铬酸腐蚀　棉球蘸5%重铬酸钾液，涂于子宫颈糜烂处，至出现灰白色痂膜为止，然后用75%乙醇棉球轻轻吸去多余的铬酸。于下次月经净后涂1次，共2次。

（4）氯己定（洗必泰）栓剂　每日1次，每次1枚。将药紧贴糜烂处，用带线棉球固定，次日晨患者自行取出棉球，10次为1个疗程。

2. 物理疗法

适用于糜烂面积较大，炎症浸润较深的病例，是治疗宫颈柱状上皮异位较好的方法，一般1次即可治愈，2个月左右伤口可痊愈。

（1）宫颈电熨术　适用于经产妇。将电熨斗直接接触宫颈柱状上皮异位处并略加压，电熨后创面涂以1%甲紫或呋喃西林粉，术后2～3日分泌物增多，7～

10 日阴道有少量阴道出血，术后 2 周结痂脱落。术后每月复查 1 次，如有宫口狭窄可用探针扩张。

（2）激光治疗　多采用二氧化碳激光器。术后 3 周痂皮脱落。

（3）冷冻治疗　适用于未产或尚无子女患者。术后 6 周后坏死组织脱落，8 周痊愈，术后很少出血，愈合后很少发生宫狭窄。

3. 手术治疗

（1）适应证　非手术治疗无效；宫颈肥大糜烂面深广且宫颈管受累者。

（2）手术方式

① 锥切法，可选用电刀锥切或手术刀锥切。

② 子宫全切术。

③ 宫颈撕裂修补术。

④ 子宫颈切除术。

⑤ 子宫颈息肉摘除术。

第二节　子宫肌瘤

子宫肌瘤是女性生殖器官中最常见的一种良性肿瘤，由平滑肌及纤维结缔组织组成，常见于 30～50 岁妇女。因肌瘤多无或很少有症状，临床报道发病率低于肌瘤真实发病率。

一、病因

子宫肌瘤的确切病因尚不明了。细胞遗传学研究显示，25％～50％子宫肌瘤存在细胞遗传学的异常，包括 12 号和 17 号染色体长臂片段相互换位、12 号染色体长臂重排、7 号染色体长臂部分缺失或三体异常等。分子生物学研究结果提示：子宫肌瘤是由单克隆平滑肌细胞增殖而成；多发性子宫肌瘤是由不同克隆细胞形成的。生物化学检测证实，肌瘤中雌二醇的雌酮转化明显低于正常组织，肌瘤中的雌激素受体浓度明显高于周边组织，故认为肌瘤组织局部对雌激素的高敏感性是肌瘤发生的重要因素之一。此外，研究证实孕激素有促进肌瘤有丝分裂活动、刺激肌瘤生长的作用。

二、分类

（一）按肌瘤生长部位分类

按肌瘤生长部位可将子宫肌瘤分为宫体肌瘤和宫颈肌瘤，宫体肌瘤较多见。

（二）按肌瘤与子宫肌壁的关系分类

按肌瘤与子宫肌壁的关系可将子宫肌瘤分为以下三类。

1. 肌壁间肌瘤

肌瘤位于子宫肌壁间，周围被肌层包围。

2. 浆膜下肌瘤

肌瘤向子宫浆膜面生长，并突出于子宫表面，肌瘤表面仅有子宫浆膜覆盖。若瘤体继续向浆膜面生长，仅有一蒂与子宫相连，称为带蒂浆膜下肌瘤，其营养由底部血管供应。若血供不足，肌瘤可变性坏死。若蒂扭转断裂，则肌瘤脱落形成游离性肌瘤。若肌瘤位于宫体侧壁向宫旁生长，突出于阔韧带两叶之间，称为阔韧带肌瘤。

3. 黏膜下肌瘤

肌瘤向宫腔方向生长，突出于宫腔，仅为黏膜层覆盖。

三、肌瘤变性

肌瘤变性是指肌瘤失去原有的典型结构。常见的肌瘤变性有玻璃样变、囊性变、红色样变、肉瘤样变、钙化。

四、诊断

根据病史、症状、体征及 B 超和 MRI 检查结果等，诊断多无困难。

（一）临床表现

1. 症状

部分患者可无明显异常表现，仅在盆腔检查或超声检查时偶被发现。如有症状则与肌瘤生长部位、速度、有无变性及有无并发症关系密切，而与肌瘤大小、数目多少关系相对较小。患有多个浆膜下肌瘤者未必有症状，而一个较小的黏膜下肌瘤常可引起不规则阴道流血或月经过多。常见的症状如下。

（1）子宫出血　为子宫肌瘤最主要的症状，出现于半数以上的患者。以周期性出血为多，可表现为月经量增多、经期延长或周期缩短。亦可表现为不具有月经周期性的不规则阴道流血。子宫出血多由黏膜下肌瘤及肌壁间肌瘤引起，而浆膜下肌瘤很少引起子宫出血。

（2）腹部包块及压迫症状　肌瘤逐渐生长，当其使子宫增大超过 3 个月妊娠子宫大小或为位于宫底部的较大浆膜下肌瘤时，常能在腹部扪到包块，清晨膀胱充盈时更为明显。包块呈实性，可活动，无压痛。肌瘤长到一定大小时可引起周围器官压迫症状，子宫前壁肌瘤贴近膀胱者可产生尿频、尿急。巨大宫颈肌瘤压迫膀胱可引起排尿不畅甚至尿潴留。子宫后壁肌瘤特别是峡部或宫颈后唇肌瘤可压迫直肠，引起大便不畅、排便后不适感。巨大阔韧带肌瘤可压迫输尿管，甚至引起肾盂积水。

（3）疼痛　一般情况下，子宫肌瘤不引起疼痛，但不少患者可诉有下腹坠胀感、腰背酸痛。当浆膜下肌瘤发生蒂扭转或子宫肌瘤发生红色样变时可产生急性腹痛。肌瘤合并子宫内膜异位症或子宫腺肌瘤者亦不少见，可有痛经。

（4）白带增多　子宫腔增大，子宫内膜腺体增多，加之盆腔充血，可使白带增加。子宫或宫颈的黏膜下肌瘤发生溃疡、感染、坏死时，则产生血性或脓性白带。

（5）不孕与流产　有些子宫肌瘤患者伴不孕或易发生流产。肌瘤对受孕及妊娠结局的影响可能与其生长部位、大小及数目有关。巨大子宫肌瘤可引起宫腔变形，妨碍孕囊着床及胚胎生长发育。肌瘤压迫输卵管可导致管腔不通畅。黏膜下肌瘤可阻碍孕囊着床或影响精子进入宫腔。肌瘤患者自然流产率高于正常人群，其比约为 4：1。

（6）贫血　长期月经过多或不规则阴道流血可引起失血性贫血，较严重的贫血多见于黏膜下肌瘤患者。

2. 体征

（1）体征与肌瘤的大小、位置、数目及有无变形相关。若为大肌瘤，可在下腹部扪及实质性不规则肿块，多数患者在常规妇检中发现。

（2）妇科检查见子宫呈不同程度增大，欠规则，子宫表面有不规则突起，呈实性，若有变性，则质地较软。若带蒂浆膜下肌瘤蒂较长，子宫旁可扪及实质性包块，活动自如，此种情况易与卵巢肿瘤混淆。黏膜下肌瘤下降至宫颈管口处，宫口松，检查者手指伸入宫颈口内可触及光滑球形的瘤体，若肌瘤已脱出于宫颈口外则可见到肿瘤，表面呈暗红色，有时有溃疡、坏死。较大的宫颈肌瘤可使宫颈移位及变形，宫颈可被展平或上移至耻骨联合后方。

（二）辅助检查

B超检查能较准确地显示肌瘤的数目、大小及部位。必要时用宫腔镜、腹腔镜、子宫输卵管造影等协助诊断。

五、鉴别诊断

子宫肌瘤须与妊娠子宫、卵巢肿瘤、子宫腺肌瘤、子宫恶性肿瘤（子宫肉瘤、子宫内膜癌、宫颈癌）、子宫畸形、卵巢巧克力囊肿、子宫肥大、子宫内翻、盆腔炎性包块等相鉴别。

六、治疗

（一）手术治疗

手术是治疗子宫肌瘤的主要手段。手术类型包括肌瘤剔除或子宫切除，可通过经腹、经阴道、经腹腔镜或经宫腔镜等途径进行手术。目前认为经宫腔镜、腹腔镜或阴道子宫肌瘤剔除术、阴式子宫切除术、腹腔镜下子宫切除术等是子宫肌瘤手术治疗的发展方向。

一般而言，子宫肌瘤手术指征为：①单个子宫肌瘤直径≥5～6cm。②肌瘤较大或数量较多，整个子宫增大如孕 10～12 周或以上。③临床症状明显。④特殊部位子宫肌瘤，如宫颈肌瘤、黏膜下肌瘤、阔韧带肌瘤等。⑤影响受孕，导致不孕或流产。⑥随访观察肌瘤增大明显或直径增长大于 1～2cm/年。⑦怀疑恶变者。

1. 子宫肌瘤剔除术

单纯剔除肌瘤，可保留子宫，具有如下意义：①近期研究发现，子宫除具有孕育胚胎和周期性月经的功能外，还参与着免疫和内分泌调节。②子宫动脉担负着卵巢血液供应的 50%～70%。离断子宫动脉，意味着卵巢的血供将减少一半，卵巢的功能及寿命将受到很大影响。卵巢的内分泌功能对女性至关重要，除维持女性功能外，在预防冠心病和骨质疏松症等方面也起着非常重要的作用。③局部解剖形态未变，有益于维持正常的性生活。

由此可见，与全子宫切除相比，子宫肌瘤剔除术具有创伤小、恢复快、不改变局部解剖生理结构、可保留生育功能等诸多优点，特别是对不愿切除子宫的患者具有良好的心理效应。目前，切除子宫肌瘤可经宫腔镜、腹腔镜、阴道及开腹多种途径进行。因开腹剔除子宫肌瘤属传统术式，在此不做赘述。主要介绍经宫腔镜、腹腔镜及经阴道剔除术三种微创手术方法。

（1）经宫腔镜子宫黏膜下肌瘤切除　传统的治疗方法一般根据黏膜下肌瘤向子宫腔内突出的情况而定：若为带蒂肌瘤可经宫颈钳夹取出；若为广蒂肌瘤则保留子宫的可能性大大减小，临床多采取经腹或经阴道切除子宫。宫腔镜的应用使对黏膜下子宫肌瘤的治疗产生了质的改变，几乎所有的黏膜下肌瘤均可经宫腔镜切除，这大大降低了此类患者的子宫切除率。

宫腔镜下子宫肌瘤切除术的优点：①手术创伤小。因宫腔镜下子宫肌瘤切除术是经阴道切除瘤体，不开腹、无切口、腹壁无瘢痕，免去了不少开腹手术的弊端，如腹腔粘连、腹壁瘢痕等，减轻了患者的痛苦。②不改变解剖结构。③术后恢复快。因创伤小，患者术后当天即可下地行走，大大缩短了住院周期和治疗费用。

宫腔镜下子宫黏膜下肌瘤分型：为了便于区分黏膜下子宫肌瘤向宫腔内凸出的程度，判别宫腔镜切除手术的难易度，现将黏膜下子宫肌瘤分型如下。

0型：带蒂黏膜下子宫肌瘤。瘤体与宫壁有瘤蒂相连，瘤蒂可长可短，过长可致肌瘤娩出，甚至脱出阴道口外。

Ⅰ型：50％以上的瘤体凸向宫腔，在宫腔镜下呈椭圆形或半球形。

Ⅱ型：50％以下的瘤体凸向宫腔，绝大部分位于肌壁间，在宫腔镜下呈山丘样凸出。

宫腔镜子宫肌瘤切除术的适应证：①黏膜下子宫肌瘤单个或多个。瘤体直径应＜5cm，子宫小于妊娠9周（根据术者经验可酌情掌握）。②年轻未婚或强烈要求保留子宫的患者。③已婚未育且渴望生育者，估计子宫肌瘤可能是不孕症的病因之一。④全身性或局部性疾病不宜进行经腹切除子宫者。

讨论：①根据部分肌瘤切除术后患者的肌瘤残留物状况，有些学者不赞成对子宫行肌瘤部分切除术。但据临床观察，宽蒂黏膜下肌瘤及壁间肌瘤只要切除超过其体积的50％或单纯内膜切除后虽残留小的壁间肌瘤及浆膜下肌瘤亦可获得满意疗效，且所剩肌瘤经长期随访多数不再生长。这种现象可能与电切手术中电热作用对残余肌瘤组织的破坏、抑制其生长有关，但还需进一步研究证实。②位于子宫肌壁间肌瘤，切除必要性的指征相对少，故宫腔镜手术切除肌壁间子宫肌瘤一般适应于单个的、孤立的、有症状的肌瘤。③切除部位痊愈约需1个月，大的肌瘤恢复期可延至2个月，而宫腔镜检查对促进痊愈必不可少，术后有24％病例1个月内发生粘连，为此及时检查、及时剥离对促进术后痊愈很有帮助。④临床效果满意率每年有轻微下降，这是由于肌瘤病理学演变所致。据统计，宫腔镜下子宫肌瘤切除术后，因肌瘤复发再次施行手术者，占总数的6.6％。而回顾经腹外科手术切除肌瘤的文献报道，再次手术的比率为6.8％。表明该术式与经腹手术相比，术后复发率无显著差异。

（2）经腹腔镜子宫肌瘤剔除术 一般来讲，腹腔镜更适合切除浆膜下及肌壁间向浆膜面突出的子宫肌瘤。手术适应证与开腹子宫肌瘤剔除术基本相同，即肌瘤大或肌瘤引起症状，但需保留生育功能或不希望失去子宫并除外恶性者。

禁忌证：腹腔镜子宫肌瘤切除术的技术受到术者经验、肌瘤数目、瘤体大小及生长部位等限制。有专家提出若子宫含有4个以上直径＞3cm的肌瘤或瘤体平均直径＞10cm或多发性子宫肌瘤数量超过10个，应慎重考虑行腹腔镜肌瘤切除术。因应用腹腔镜器械对肌壁间小肌瘤的发现率低于人手的触摸。此外，深部壁间肌瘤切除后在腹腔镜下的肌层缝合是一项高难度的技术，需要术者操作的熟练和灵巧。若手术耗时过长、出血多或创缘对合不良导致术后粘连，则不如采取其他更简洁微创的手段。

（3）经阴道子宫肌瘤及宫颈肌瘤剔除术　经阴道子宫浆膜下及肌壁间肌瘤剔除术，不开腹，对腹腔干扰小，创伤小，患者术后疼痛轻、恢复快，住院时间及费用均明显短于同类经腹手术，符合微创技术的要求。而且手术适应证比腹腔镜下子宫肌瘤剔除术更广，可剔除多发肌瘤或瘤体直径达 10cm 的大肌瘤。但需强调，因阴道手术范围狭小，视野暴露困难，操作有一定的难度，对术者的技术要求较高。

适应证：①已婚患者，要求保留子宫。阴道较松弛利于手术操作。②子宫活动，子宫体积小于妊娠 14 周。③B 超及妇科检查提示为浆膜下或肌壁间子宫肌瘤。④宫颈肌瘤经阴道可触及。但瘤体较大占满阴道者慎重。

禁忌证：①子宫活动差，有盆腔粘连征象。②子宫体积大于妊娠 14 周或 B 超提示最大肌瘤直径超过 10cm。

（4）子宫肌瘤剔除术后复发问题　无论是经腹、经阴道、经腹腔镜还是经宫腔镜进行子宫肌瘤剔除，术后均存在高复发率的问题。文献报道复发时间多在术后 2～3 年，复发率为 15％～35％。复发时间发生在术后＞3 年者约占复发肌瘤的 80％。单发肌瘤复发率约为 27％，多发肌瘤高达 59％。须接受第二次手术者占 15％～26％。因此，外科手术虽然在短期内有效，长期效果常不能令人满意。

2. 子宫切除术

事实上，无论采取何种方法切除子宫，对患者机体而言都是巨大的创伤。但限于目前的医学水平和医疗器械，对某些子宫疾病如子宫恶性肿瘤、多发性子宫肌瘤等，除子宫切除外尚无更好的治疗方法。因此，在不得已需切除子宫来治疗疾病的前提下，通过何种方式切除子宫以减少手术对患者的创伤，是目前妇科临床医师需进行探讨的问题。传统的经腹子宫切除术腹壁伤口大，对盆腔脏器的干扰多，手术恢复慢，患者术后疼痛及腹腔粘连的发生率高。所以，寻找创伤更小、恢复更快、更为患者所接受的手术方法，是我们目前面临的问题。阴式子宫切除术、腹腔镜辅助阴式子宫切除术、腹腔镜筋膜内子宫次全切除及腹壁小切口切除子宫等越来越多的手术方法可供人们选择。相信随着循证医学的开展，终会有创伤更小、更具发展潜力的术式出现。

（1）阴式子宫切除术　随着术者技巧的娴熟与医疗器械的改良以及人们对微创观念的认识与提高，阴式子宫切除术已逐渐被广大临床医师采用。目前在国内已有相当医院的妇科医师掌握了此项技术。

适应证：已婚已育、无生育要求的多发性子宫肌瘤患者。

禁忌证：疑有严重的盆腔脏器粘连，如子宫内膜异位症等；全身状况不良，如心、肺、肝、肾等重要脏器功能严重受损；生殖器官炎症等。

（2）腹腔镜下子宫切除术　目前，腹腔镜全子宫切除术已趋于成熟，国际上有很多腹腔镜切除子宫的分类方法，尚未统一标准。按照应用腹腔镜的目的及切除子宫的方式可分为以下几种。

① 腹腔镜辅助阴式子宫切除术（LAVH）：腹腔镜辅助阴式子宫切除是指阴式子宫切除术中经阴道完成困难的步骤在腹腔镜协助下经腹完成。适用于盆腹腔粘连或合并有附件肿物的子宫切除患者。

② 腹腔镜筋膜内子宫切除术（LIH）：腹腔镜筋膜内子宫切除术是指游离子宫体后，宫颈峡部以下的操作在子宫颈筋膜内进行的子宫切除术。因其基本做法是从筋膜内将宫颈管挖出，而不是沿阴道穹窿环切离断子宫，故又称"子宫颈挖出的子宫切除术"。本术式切除了宫体和宫颈内膜，没有破坏盆底组织的完整性，从阴道观察解剖结构与术前没有明显的差异，是一种值得推荐的手术方式。

③ 腹腔镜次全子宫切除术（LSH）：腹腔镜次全子宫切除术是指在腹腔镜下切除子宫体保留宫颈的手术。子宫体可经阴道穹窿部取出也可碎成块后从腹部取出。

④ 腹腔镜全子宫切除术（TLH）：腹腔镜全子宫切除术是指切除子宫的手术步骤在腹腔镜下完成。子宫自盆腔游离后可经阴道取出或经碎块后自腹部取出。阴道残端的修复既可在腹腔镜下进行，也可经阴道完成。

（3）经腹小切口子宫切除术 经腹切除子宫或肌瘤，传统的腹壁切口对正常大小的子宫，一般长约 12cm；如宫体较大切口还要延长，一个如妊娠 6 个月大小的子宫，则切口至少 16～18cm。当然，施行任何手术时，不根据实际情况一概采用大切口也无必要。切口过大造成创伤大，而且增加了手术后患者因大切口瘢痕产生的心理压力。所谓"小切口"是指与传统手术切口相比较的腹壁切口大大缩短，妊娠 10 周大小的子宫切除术切口约需 4cm 长，而妊娠 6 个月的子宫切口仅 6～8cm。

（4）三种术式的比较

① 手术技术：经腹子宫切除术（TAH）经过多年实践和应用已被广大妇科医师熟练掌握，操作步骤比较规范统一。由于术野比较充分，技术难度相对较低，术中易处理较大的子宫和（或）盆腔肿块，可采用各种方法进行术中快速止血，对可疑恶性肿瘤患者可方便地做腹腔内探查以明确肿瘤的期别，有利于确定进一步的手术方案。

阴式子宫切除术（TVH）由于术野较小，技术要求较高，并需一些专用的阴道手术器械以及良好的阴道手术光源。手术的关键是如何在阴道内行子宫分割术以缩小子宫体积，如子宫对半切开术、子宫楔形切除术、子宫肌瘤挖出术等，这些操作宜在双侧子宫血管结扎以后进行。

腹腔镜辅助阴式子宫切除术（LAVH）的手术步骤包括腹腔镜操作和经阴道操作两部分，因此对术者的要求最高，须既要掌握腹腔镜技术又要熟悉阴式手术技巧。同时对手术器械的要求也很苛刻。由于需要进行 LAVH 的患者多是子宫疾病合并有盆腔粘连或附件肿物的复杂病症，因此丰富的手术经验和精良的手术器械都必不可少。

② 术后恢复：TVH 和 LAVH 的术后住院时间明显短于 TAH，前两者的术后住院时间无差异。术后住院时间短有助于节约费用。有回顾性研究中发现，TVH、LAVH 和 TAH 术后休息至重新工作的平均时间分别为 29.6 天、28.1天和 44.6 天。有学者在前瞻性随机研究中证实，TVH 术后的平均完全恢复时间为 4.7 周，短于 LAVH 的 6.5 周和 TAH 的 8.3 周。

③ 术后疼痛：在随机对照研究中发现，TVH 手术当天肌内注射麻醉药与LAVH 者无差异。手术当天及术后第 1 天口服麻醉药与 LAVH 者无差异。但在术后第 2 天 TVH 者口服止痛药明显少于 LAVH 者。LAVH 与 TAH 比较，在术后 3 天中，LAVH 的术后疼痛均轻于 TAH 者。由此可见，TVH 的术后疼痛轻于 LAVH 或至少两者相似。LAVH 者术后早期剧烈疼痛较 TAH 轻，但几天以后两者逐渐接近相似或者仍稍轻于 TAH。

④ 并发症：TAH 主要并发症为术中脏器损伤（消化道、膀胱、输尿管等），术中失血过多，术后感染（如盆腔蜂窝织炎、阴道残端血肿继发感染或脓肿、腹壁切口感染、附件感染、血栓性静脉炎、尿路感染等），术后出血，坏死性筋膜炎，腹壁切口或阴道残端子宫内膜异位症等。在美国，TAH 的病死率为0.1%～0.3%，主要死因为心力衰竭、肺栓塞、败血症、麻醉意外，较少见的死因有术后出血性休克、肠梗阻、蛛网膜下腔出血、血管造影时发生意外等。

TVH 的主要并发症为膀胱损伤、术中失血过多、术后阴道残端蜂窝织炎、阴道穹窿脱垂等。TVH 主要在阴道内操作，对患者机体的损伤和侵袭较小。一般来讲，TVH 的病死率低于 TAH。

LAVH 除了可能发生与 TAH 和 TVH 相同的潜在并发症外，还可发生腹腔镜使用大穿刺器和引入新的子宫切除操作系统所产生的两大类并发症。使用大直径（10～12mm）穿刺器最常见的并发症是腹壁血管损伤和穿刺器部位切口肠疝。有报道大穿刺器通过下腹两侧腹壁时伤及腹壁下动脉，这样的操作出血较多，难以在镜下止血，往往需开腹止血。穿刺孔疝与使用大口径穿插刺器密切相关。LAVH 所特有的另一类并发症是由腹腔镜下子宫切除所必需的操作系统引起的，由于采用新的不熟悉的操作步骤或者应用新的器械和技术，可引起泌尿道或胃肠道的损伤。膀胱穿孔、输尿管损伤亦有报道。

总之，TAH 的并发症率要高于 TVH 或 LAVH。也有报道称 LAVH 并发症率与 TAH 无显著差异。

（5）手术方式的选择　阴式子宫切除术、腹腔镜辅助阴式子宫切除术及经腹子宫切除术是目前妇科常用的三种术式，哪种术式更具微创效果，更有利于患者，还应进行综合评判、全面分析。一般来讲，TVH 适用于全身情况较差，不

能耐受 CO_2 气腹或经腹手术者，亦适用于特别肥胖者。因此 TVH 应作为首选术式。做 TVH 必须具备两个先决条件：①手术指征。总的来讲，有全子宫切除术指征并局限于子宫内的良性病变都是 TVH 的手术指征。子宫体积的增大不应成为放弃 TVH 的理由，≤700g 的子宫（约妊娠 16 周）90％以上可行 TVH。同样，需做附件切除也不是 TVH 的禁忌证。但对早期子宫恶性肿瘤因 TVH 无法做手术分期，一般不作为首选术式。②手术者的技术水平。阴道操作技巧必须从总住院医师开始就进行严格的训练。熟练的子宫分割技术是完成大体积子宫TVH 的关键。临床资料显示，一些具有良好阴式手术经验和传统的医院中，TVH 比例较高。对缺乏阴式手术经验和技术的医师，盲目地选择 TVH 只会增加并发症发生率。

原则上 LAVH 的指征与 TAH 相同。LAVH 具有 TVH 的大多数优点，但费用较贵，并需专用的特殊设备和腹腔镜操作的专门训练。对 TVH 有相对禁忌证者，如盆腔粘连附件切除困难者可选择 LAVH。LAVH 可进行手术分期，所以也适用于早期子宫恶性肿瘤。LAVH 对遇到不易克服的困难或在难以快速止血时，应立即改行 TAH。勉强地进行操作或无谓地浪费时间，可能意味着严重并发症的发生。

TAH 是所有全子宫切除术的基础，妇科医师均须掌握。TAH 有良好手术视野，操作方便，易进行快速止血。当 TVH 或 LAVH 无法完成时，及时改行TAH 是明智的选择。对缺乏 TVH 和 LAVH 经验和技术的医师来讲，选择TAH 也许更为安全和合理。

总之，目前对子宫肌瘤的治疗已逐渐向微创、无创的方向发展，可供选择的方法也趋于多样化。总的原则是，对无症状、无变化的小肌瘤以期待疗法为主，不必过分干涉；对有症状、变化大的肌瘤应因人（患者要求及术者经验）而异，实行个体化治疗。

（二）非手术治疗

1. 期待疗法

主要是指定期随访观察，适用于子宫<10 周妊娠大小，无症状的子宫肌瘤，尤其是近绝经期的妇女，期待绝经后肌瘤可以自然萎缩。每 3～6 个月复查一次，随诊期间注意有无症状出现，子宫是否增大，随访期间须做妇科检查、B 超检查。

需注意的是患子宫肌瘤者绝经年龄常推迟至 50 岁以后，而绝经年龄又无从预测。因此，在此期间如月经量过多，压迫症状明显，子宫肌瘤增大迅速，应随时改用手术治疗。同时还需注意即使是绝经以后的妇女，也并非所有子宫肌瘤均会萎缩，有的甚至还会增大，故仍需定期随访。

2. 药物治疗

子宫肌瘤可通过使用具有抑制卵巢甾体激素分泌或抑制其作用的药物使子宫肌瘤缩小，达到减轻症状的目的，但对生育期妇女停药后如激素水平恢复，则子宫肌瘤可再次增大，症状也会重新出现。对围绝经期妇女，则可诱导其绝经，随着雌激素水平下降，子宫肌瘤可逐步缩小或停止发展。

（1）适应证

① 月经量多，贫血严重但不愿手术的 45 岁以上子宫肌瘤患者，以促进其绝经进程，抑制肌瘤生长，改善临床症状。

② 因高危因素手术有危险或有手术禁忌证者。

③ 因患者本身的某些原因希望暂时或坚决不手术者。

④ 贫血严重，因服用铁剂有不良反应而又不愿输血，希望通过药物治疗使血红蛋白正常后再手术者。

⑤ 肌瘤较大而患者年轻，希望保留生育能力或者拟行肌瘤摘除术者的术前准备。

⑥ 拟行经阴道子宫切除或行宫腔镜、腹腔镜治疗者的术前准备。

（2）药物

① 雄激素：雄激素可对抗雌激素，使子宫内膜萎缩，又可促使子宫平滑肌收缩使出血减少，长期使用可抑制垂体，从而抑制内分泌功能，使提前绝经，多用于围绝经期患者。常用药物是丙酸睾丸酮 25mg，每周肌内注射 2 次，月经出血多者可每日肌内注射 25mg，连用 3 天或口服甲基睾丸素 5～10mg，舌下含服，每日 1～2 次，每月用药 20 天。使用雄激素一般每月总量不超过 300mg，以免引起男性化。

② 三苯氧胺：本药是一种抗雌激素药物，用于子宫肌瘤的治疗可改善月经症状，有时甚至可使子宫肌瘤缩小。用法：三苯氧胺 10mg，每日 2 次，连用 3 个月左右。

③ 维生素疗法：维生素 A 可减弱雌激素对子宫的刺激作用，维生素 B、维生素 C、维生素 E 可调节女性激素的代谢。具体用法：维生素 B_1 10mg，每日 1 次，月经前半期应用；维生素 A 15 万～20 万 U，每日 1 次；维生素 C 0.5g，每日 2 次；维生素 E 100mg，每日 1 次，均于月经后半期使用，连用 6～12 个周期。

④ 孕三烯酮（内美通）：本药具有强抗孕激素、抗雌激素及中度抗促性腺激素及轻度雄激素作用，服用后血中黄体生成素（LH）、卵泡刺激素（FSH）、雌激素（E）、孕酮（P）均降低，对性激素依赖性疾病如子宫肌瘤治疗有效。用法为 2.5mg 每周 3 次或 5mg 每周 2 次，6 个月后子宫均可缩小，经量减少。

⑤ 丹那唑：本药直接作用于丘脑下部和垂体，抑制促性腺激素释放激素（GnRH）和促性腺激素的释放，降低垂体对 GnRH 的敏感性，抑制促性腺激素

释放而不影响其合成，具有高雄激素及抗雌、孕激素作用而使子宫肌瘤缩小。用法为 400mg/d，6 个月为 1 个疗程。本药有肝脏损害、体重增加、恶心、性欲减退等不良反应，但停药后可消失。

⑥ 米非司酮（含珠停，息隐）：孕激素受体拮抗剂，具有抗孕激素和抗糖皮质激素的作用。本药每日服用 10～25mg，连服 3 个月可使子宫肌瘤缩小。治疗期间有闭经、症状消失、贫血纠正。一般治疗后子宫肌瘤可缩小 40%～70%，阴道出血减少。用药时间过长易引起抗糖皮质激素，少数可引起谷丙转氨酶升高，但停药后即可恢复。

⑦ 促性腺激素释放激素激动剂（GnRH-a）：采用大剂量连续或长期非脉冲式给药，可产生抑制 FSH 和 LH 分泌作用，使雌二醇抑制到绝经水平，造成假绝经状态或称药物性卵巢切除，抑制子宫肌瘤生长，并使其缩小。GnRH-a 治疗子宫肌瘤 1 个月后月经过多、阴道流血及贫血症状将减轻。2 个月后随着子宫及肌瘤体积的缩小，疼痛及压迫症状将减轻。12 周内即可最大限度地缩小子宫及肌瘤的体积。然而 GnRH-a 对子宫肌瘤的作用是暂时的，停药 6 个月后大多数肌瘤将恢复原来的大小，症状将再次出现。目前临床多用于：a. 术前辅助治疗 3～6 个月，待控制症状、纠正贫血、肌瘤缩小后手术，降低手术难度，减少术中出血，避免输血；b. 对近绝经期患者有提前过渡到自然绝经作用。

一般应用长效制剂，每月皮下注射一次。常用药物有亮丙瑞林每次 3.75mg 或戈舍瑞林每次 3.6mg。使用 3～6 个月可使瘤体缩小 20%～77%。用药后易使雌激素水平下降，出现潮热、盗汗等症状，长期应用可导致骨质疏松。对治疗时间长者，为减轻雌激素水平下降的症状和防止骨质疏松，可在使用 GnRH-a 时加用激素替代治疗，即所谓反加疗法，使雌激素水平维持在一个合理的窗口浓度（血清 E_2 水平为 30～45ng/L）。常加用结合雌激素片（倍美力）0.3～0.65mg，每日一次，同时加用甲孕酮 5mg，每日 1 次，可治疗子宫肌瘤，同时对骨代谢和围绝经期症状的影响最小。目前又有 GnRH-a 治疗子宫肌瘤同时加替勃龙片（利维爱）的反加疗法，已被列为创新性的选择方案，因为利维爱集雌、孕、雄激素三者的活性为一体，使用利维爱反加疗法有助于患者接受长期的 GnRH-a 治疗。反向添加治疗时应注意同时补充钙剂。

⑧ 宫内孕激素缓释系统（曼月乐）：子宫小于妊娠 12 周且宫腔正常的子宫肌瘤患者置入曼月乐，释放左炔诺孕酮 20μg/d，可减少经量。

⑨ 中药治疗：对缓解子宫肌瘤患者的症状有一定效果，但正如西药一样，要通过药物使肌瘤完全消除仍不可能。中药治疗须请中医师辨证论治。

⑩ 研究中的药物治疗：有 GnRH 拮抗剂和受体阻断剂治疗、生长因子治疗、干扰素治疗和基因治疗，但均处于探索和研究阶段。

⑪ 一般子宫收缩剂和止血药：对子宫肌瘤本身无作用，但出血多者有暂时

止血作用，如 6-氨基己酸、氨甲苯酸、氨甲环酸、酚磺乙胺（止血敏）、巴曲亭（立止血）等，作为治疗的辅助用药。

⑫ 子宫动脉栓塞（UAE）：治疗原理为肌瘤结节对 UAE 后导致的急性缺血非常敏感，发生坏死、瘤体缩小甚至消失，同时，子宫完整性因侧支循环建立而不受影响。UAE 的基本指征为症状性子宫肌瘤且不需要保留生育功能。UAE 成功率为 90%。术后几周内月经异常或肌瘤压迫症状即缓解。通常肌瘤会持续萎缩，达峰时间在术后 3～6 个月，可测量的肌瘤萎缩有时会持续 1 年。

（三）超声消融治疗

子宫肌瘤为激素依赖性肿瘤，育龄期出现，在性激素分泌旺盛期生长，绝经后萎缩。针对这一自限性良性肿瘤，治疗的主要目的是减轻症状，延缓或阻止瘤体生长。传统的手术治疗已发展百余年，然而对手术治疗的恐惧心理以及对切除子宫的生理、心理影响的担忧，导致许多症状性子宫肌瘤患者尽管忍受着疾病的煎熬仍拒绝手术治疗。积极寻求创伤更小的子宫肌瘤治疗方法是医学发展的需求。超声消融技术兴起，实现了不需要任何器械进入人体，即可对体内的子宫肌瘤进行原位精确热消融治疗。高强度的聚焦超声作用于子宫肌瘤，可使治疗靶区发生整块的凝固性坏死，而周围正常组织不受影响，达到缩小肌瘤、缓解肌瘤相关症状的目的。

1. 适应证

（1）临床诊断的子宫肌瘤患者。

（2）子宫肌瘤在治疗系统机载超声显像可以清楚显示。

（3）超声波到达子宫肌瘤的声通道上无骨骼及固定含气脏器遮挡（或通过辅助措施可以改善）。

2. 禁忌证

（1）妊娠期妇女。

（2）肌瘤生长快、血流丰富、疑为子宫肉瘤者。

（3）合并妇科恶性肿瘤者。

（4）疑有盆腔内组织、器官广泛粘连者。

（5）俯卧位时，子宫肌瘤或增大的子宫仍压迫直肠者。

（6）胶原血管病患者或有放疗史（腹部放疗）者。

（7）有严重的心、脑、血管、肝、肾等全身性疾病患者。

（8）患者认知障碍，不能准确表达治疗过程中的感受。

3. 操作步骤（以 JC 型聚焦超声肿瘤治疗系统为例，仪器不同可能会有差异）

（1）一般准备　治疗前通过询问病史、辅助检查、实验室检查等详细了解全身情况，对实施镇静镇痛和超声消融的风险进行评估。通过妇科相关检查，对合并的妇科疾病进行评估及处理。

（2）模拟定位　模拟定位的目的是确定肌瘤是否适合超声消融治疗。模拟定位在治疗系统上以模拟治疗状态进行，了解肌瘤的位置、回声情况、肌瘤的在 X、Y、Z 轴上的三维径线，即左右、前后和上下三条径线。根据焦点移动范围来确定靶肌瘤的可覆盖范围。模拟定位重点了解两个问题：一是对于位置过深或过大的肌瘤焦距是否足够，焦点能否到达肌瘤的深面部分；二是声通道上有无骨骼和肠道遮挡，包括脚侧的耻骨联合和头侧及两侧腹腔内的肠道。经过改变投射角及推挤肠道，不能获得足够的声通道则不适合超声消融治疗。焦点能进入肌瘤内 15mm，就能达到部分治疗的目的。同时，对于有下腹部手术史或放疗史的患者，还需观察手术瘢痕遮挡声通道的程度。

（3）治疗时机

①非月经期和非妊娠期进行，特别要避开早期妊娠。

②安置有节育环的患者必须取出节育环，在取出后无腹痛和阴道流血后进行治疗。取出困难者，按照妇科常规处理，超声消融选择在下个月经期之后进行。

③人工流产术后，必须有一次正常月经。

④下腹部手术后 3 个月。

⑤有症状或体征的慢性盆腔炎，给予抗生素治疗 1~2 周，待症状或体征明显减轻或消失后进行超声消融治疗。

⑥急性盆腔炎必须在炎症控制 3 个月后，才能进行超声消融治疗。

⑦分娩后月经复潮后治疗，阴道分娩不少于产后 3 个月，剖宫产不少于产后 6 个月。

（4）声通道准备

①肠道准备：子宫毗邻肠道，消融治疗前必须进行严格的肠道准备。肠道准备包括饮食准备、导泻和灌肠，目的是要清除肠道内的食物和粪便残渣，减少肠道内的气体。注意：禁食豆类、奶制品及白糖水；禁用甘露醇导泻；清洁灌肠的标准是灌肠后的排泄液无粪渣，通常为黄色清亮的排泄液。肠道准备期间注意补充水、电解质和热量，必要时可给予口服补液盐（ORS 液）或者静脉补液。

②皮肤准备：下腹部备皮、脱脂、脱气。范围与下腹部手术一致，即上至脐水平，下至耻骨联合、髋骨，两边为腋前线。

③安置尿管：目的是在定位和治疗过程中控制膀胱内的液体量，以便改善声通道。尿管球囊内注水 10~15mL，切忌注入气体。

（5）治疗体位　患者取俯卧位，呈双下肢自然屈曲的比较舒适的体位，防止双下肢过伸；胸部下方垫软垫防止胸部受压；面部下方垫软垫，防止面部受压。

机载超声监控探头置于患者耻骨联合上方 3～5cm。位置确定后，负压真空垫塑形固定患者体位。用封水膜进行封水，下腹部置于脱气水中，两侧水位到腋前线至腋中线。

(6) 镇静镇痛　目的是消除患者紧张、焦虑情绪。镇静的深度要求达到 3～4 级（Ramsay 评分），即要达到让患者能耐受不愉快的治疗过程，并能对语言和轻触摸刺激做出反应，同时保持足够的心肺功能。镇痛效果要求患者疼痛评分小于 4 分（VAS 评分）为佳。

① 治疗前用药：治疗前半小时应用抗胆碱药（根据患者情况应用阿托品或长托宁）；止吐药（昂丹司琼或格拉司琼），目的是减少消化液的分泌和防止呕吐。

② 药物选择：枸橼酸芬太尼用于治疗中镇痛。咪唑安定主要用于治疗中镇静及近期遗忘。

③ 用药注意事项：a. 药物要稀释，避免药物浓度过大，给药速度过快；切忌增大镇痛镇静药物的剂量，以免造成严重的呼吸抑制。b. 鉴于咪唑安定和芬太尼的药物半衰期和重复用药的蓄积反应，建议芬太尼和咪唑安定的用药间隔为 3～5min，这样既满足了二者协同镇痛效果加强，又尽量避免了二者协同增大发生呼吸抑制。

(7) 定位、计划、扫描与监控　超声消融需要全程在超声影像监控下进行。首先是定位，确定肌瘤的位置、大小，周边毗邻关系，确定声通道上无含气脏器和骨骼，必要时使用推挤装置推挤肠道和调整治疗投入射角改善声通道。在超声显像的矢状位图像引导下制订治疗计划，从左到右，层间距 5mm。在每一层面上进行点扫描，由点-线-面组合方式覆盖肿瘤。在治疗过程中通过影像监视焦点与靶组织的空间关系，控制焦点的位置在计划治疗范围内。通过灰度变化判断消融的效果。据统计，在一定的剂量强度下，声发射的总时间达 1200s，出现团块状灰度变化的概率是 92%。整个治疗区出现扩散性的团块状灰度增加，即可停止治疗；如果肌瘤内出现不扩散的局部团块状灰度变化或表现为整体灰度增加时，须结合剂量参数进行判断。以能效因子（EEF）为超声剂量的生物物理量，根据回归分析的结果消融剂量模型如下：$EEF = 3.052 + 6.095\chi_1 - 0.383\chi_2 + 2.827\chi_3 + 5.135\chi_4$［EEF=能效因子，即损伤单位体积的肿瘤组织所需的超声能量，χ_1=肌瘤位置（前壁=1，后壁=2），χ_2=肌瘤三维径线均值（cm），χ_3=肌瘤 Adler 血供分级+1，χ_4=肌瘤 T_2WI 信号强度］。

(8) 治疗范围　肌瘤的治疗原则是瘤内治疗。治疗范围指焦点覆盖的范围。肌瘤完全覆盖的焦点范围如下：治疗区的边界与肌瘤的上下（头足）、左右边界之间的距离为 5～10mm，与内膜之间的距离为 15mm，与肌瘤深面边界和浅面边界（骶骨侧边界和腹壁侧边界）的距离为 10mm。注意治疗中焦点至骶骨表面的距离必须大于 15mm。

（9）剂量调节　依据患者对治疗的耐受性和靶区灰度变化对治疗剂量进行调节。即在患者耐受的前提下调整扫描时间、照射频率、声功率，确保一定时间内的剂量投放。如发射声功率达到 350～400W，治疗前壁 5cm 的肌瘤，需要 1000～1500s 的声发射时间，结合机载超声显示的灰阶变化，调节剂量。

4. 术后处理

（1）局部降温　治疗后立即排空膀胱，向膀胱内注入冷生理盐水（4～10℃）200～300mL，并保持治疗体位 30min，以利于治疗区降温。完成降温后可拔除导尿管。

（2）观察　治疗后 2h 内，观察呼吸、心率、血压，并输入 10% 葡萄糖液补充能量。治疗后 8h 内观察排尿的次数、尿量和尿液的性状等，以了解有无排尿异常。观察有无腹痛、腹胀和局部压痛、反跳痛以及肠鸣音，判断有无急腹症的可能。观察会阴部和双下肢有无疼痛、感觉和运动障碍，以便判断有无神经毒性。观察阴道分泌物的量及性状。

（3）饮食　治疗后 2～24h 可进流质饮食；24h 后无腹痛、腹胀、局部压痛、发热和食欲下降等可进半流质饮食；48h 后无异常可恢复正常饮食。

5. 可能的并发症及其防治

超声消融治疗的并发症少见。根据国际介入放射学会（SIR）分级，一般为 A～C 级，不需要处理，但要提高警惕、积极预防、严密观察，需要处理时积极处理。

（1）皮肤毒性

① 皮肤水疱，小水疱时无须特殊处理，注意保持皮肤干燥，不要让水疱破裂；大水疱时可将水疱内的囊液抽出，注意保持皮肤干燥。

② 皮肤出现橘皮样改变，但局部毛细血管充血反应正常，无须特殊处理，保持干燥和换药即可。

③ 如果局部毛细血管充血反应明显延迟，需给予扩血管、抗凝和抑制局部组织无菌炎症反应的药物。

④ 如果皮肤表皮脱落，注意保持皮肤干燥和清洁，定时换药预防继发感染。皮肤毒性多见于使用推挤装置（水囊）或（和）皮肤有手术瘢痕者。治疗中定时松开推挤装置（水囊）的压迫，适当增加冷却时间，可以预防和减少/减轻皮肤毒性。

（2）下肢疼痛

① 感应痛：是由于肌瘤消融所致的无菌性炎症刺激局部的内脏神经，传导到相应的脊髓节段，引起相应脊髓节段所支配的肢体疼痛。表现为下肢痛，但不能准确地指出疼痛的部位，无肢体感觉和运动功能障碍。通常症状轻，能够耐

受，不需要特别的处理，一般于局部无菌炎症急性期后逐渐缓解。若症状重，可以给予抑制局部无菌炎症反应的药物，如非甾体抗炎药或肾上腺皮质激素，如地塞米松等。通常在数天内恢复，偶尔恢复期可达 3 个月。

② 躯体神经刺激：超声治疗所致的无菌炎症刺激邻近的躯体神经。表现为下肢痛，无运动功能障碍。与感应痛的区别在于对疼痛部位定位准确，能用手指指出具体的疼痛部位，可伴有感觉过敏。其程度通常比感应痛重，可影响睡眠，其发展过程是轻-重-轻-消失的过程，症状可在治疗后几个小时才出现。经过治疗，通常在 3～6 个月恢复，个别需 6 个月以后才恢复。

③ 躯体神经损伤：治疗后立即表现为下肢的不适或疼痛，逐渐出现下肢麻木，感觉功能减退和运动功能障碍。经过适当的治疗，感觉和运动功能可以逐渐恢复，但恢复时间可达 1 年以上。躯体神经刺激和损伤的治疗方案基本相同。包括：营养神经治疗，抑制炎症反应，控制疼痛，功能锻炼和电刺激理疗。

④ 躯体神经刺激和损伤的预防：关键是治疗前要与患者进行良好的沟通，在治疗中控制好镇静的深度，仔细观察患者的反应和准确理解患者的表述，及时调整扫描治疗的方案，几乎可以完全防止。

（3）骶尾部和（或）臀部疼痛　可能与超声刺激骶尾骨和臀肌筋膜有关，多见于后壁肌瘤，特别是后位子宫的患者。表现为臀部和骶尾部胀痛，可持续数小时或数天。多数轻微，不需特殊处理，少数患者可给予非甾体抗炎药，如双氯芬酸（扶他林）等来减轻疼痛。治疗后立即对骶尾部和臀部冷敷或者冰敷，可减轻症状。

（4）肠道损伤和穿孔　肠道毗邻子宫，因此预防和警惕肠道损伤非常重要。下列情况可能发生肠道损伤和穿孔：肠道准备不好；肠道与肌瘤有粘连，导致肠道不能被推离声通道，同时粘连区吸收过多能量等。需要高度注意粘连因素，包括：盆腹腔手术史、盆腔炎、子宫内膜异位症等。肠道损伤的表现：可以是治疗后出现腹痛或在治疗后数天甚至数周，腹痛再次出现或原有的腹痛加剧，伴有局部的压痛、肌紧张甚至反跳痛，开始可伴有肠鸣音增加，后期可出现肠鸣音消失。可有发热、白细胞计数增高、盆腹腔积液等。处理原则是手术。

（5）其他　治疗区胀痛、便秘、血尿、膀胱刺激感、尿潴留、阴道分泌物异常、子宫内膜功能层脱落、第一次月经量增多、肌瘤排出、继发感染等，按照妇科常规处理。

6. 注意事项

（1）腹壁瘢痕　必须确定其对超声的衰减程度和对疼痛刺激的敏感程度。若超声衰减范围大于或等于 10mm，不适合超声消融治疗；相反，衰减的宽度小于 10mm，可以考虑进行超声消融治疗，但必须注意治疗过程中患者皮肤烫伤和皮肤损伤的机会明显增加，并与衰减的宽度呈正相关。如瘢痕对疼痛反应明显降低，治疗过程中应严密观察监控影像并适时检查皮肤，以免患者没有感觉热或烫而已经有皮肤损伤。

（2）膀胱的充盈度　膀胱的充盈要适度，避免膀胱将子宫压向骶骨引起骶尾部不适；避免长时间过度充盈，以防止充盈性尿潴留的发生。

（3）体位性下肢痛　通常发生在大腿的前方，可以是单侧性，也可以是双侧性，并与超声发射无关，即停止发射后仍然存在，轻度活动下肢或给予肌肉按摩会有所缓解。安放体位时防止下肢过伸是预防的关键。

（4）特殊类型的肌瘤　血管型平滑肌瘤由于受血流冷却效应作用，超声能量沉积差，不能达到有效的能量沉积，不适合超声消融治疗；超声消融作为局部治疗方法不适合呈弥散性分布的子宫肌瘤病的治疗；带蒂的浆膜下肌瘤由于消融后吸收难度大，其临床应用价值有待研究；宫颈肌瘤由于耻骨联合位于声通道，不适合超声消融治疗；MRI T_2 加权像高信号、血供丰富的肌瘤（组织学上为富细胞型平滑肌瘤或其他特殊组织学分型），超声能量沉积困难，致消融困难且消融后易复发。

7. 疗效判断

（1）消融效果的判断　通过影像特征判断肌瘤组织凝固性坏死的产生和范围。二维超声显示肌瘤回声增高；彩色多普勒超声显示内部血流信号消失；超声造影显示肌瘤内部血流灌注消失。

（2）临床转归　治疗后 3 个月评价，约 95％的患者治疗后 1～3 个月临床症状改善。

（3）影像学随访　治疗后 1 个月内超声造影或增强 MRI 测定肌瘤消融范围。消融后第 3、6、12、18、24 个月影像学随访肌瘤体积变化。治疗后 6 个月内，消融的肌瘤缩小迅速，3 个月缩小 45％～50％，6 个月缩小 60％左右（治疗仪器和技术不同，消融的结果和肌瘤缩小的比例会有差异）。

第三节　子宫内膜癌

子宫内膜癌指一组发生于子宫内膜上皮细胞的恶性肿瘤，约 80％为来源于子宫内膜腺体的腺癌。约 75％发生于绝经期和绝经后妇女，占女性全身恶性肿瘤的 7％，占女性生殖道恶性肿瘤的 20％～30％。在我国其发病率仅次于宫颈癌，并呈逐年上升的趋势。

一、病因

确切病因尚不清楚。目前根据肿瘤对雌激素依赖及预后，将子宫内膜癌分为两型。

Ⅰ型（雌激素依赖型）：绝经前及围绝经期女性多见，病理类型以子宫内膜样癌为主，常合并肥胖、高血糖、高血脂等代谢性疾病，多伴有内膜不典型增生，分期早，进展慢，典型组织学类型为子宫内膜样腺癌，对孕激素治疗有反应，预后较好。

Ⅱ型（非雌激素依赖型）：多见于老年、停经后的女性，和分泌过高的雌激素无关，典型组织学类型为子宫乳头状浆液性癌和子宫内膜透明细胞癌，对孕激素治疗通常无反应，预后较差。

子宫内膜癌分子分型检测流程如图 2-1 所示。

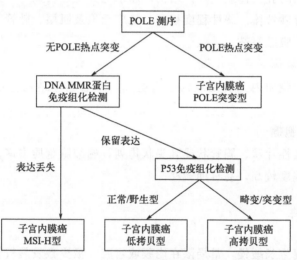

图 2-1　子宫内膜癌分子分型检测流程

二、病理

（一）巨检病变

多见于宫底部内膜，以子宫两角居多。依病变形态和范围分为两型。

1. 弥漫型

肿瘤累及宫腔大部或全部，常以菜花样物充满宫腔甚至脱出于宫口外，表面可有出血、坏死，甚至形成溃疡，较少有肌层浸润。晚期可侵及肌壁全层或扩展至宫颈管，阻塞宫颈管则可致宫腔积脓。

2. 局限型

癌灶局限于宫腔，多位于宫底或宫角部，呈息肉或小菜花状。病变易浸润肌层。

(二) 镜检有多种组织类型

1. 内膜样腺癌

占80%～90%。内膜腺体高度异常增生，可形成乳头或筛孔状结构。癌细胞异型性明显，核分裂象多见，分化差的腺癌腺样结构消失，呈实性癌块。

2. 腺癌伴鳞状上皮分化

腺癌组织中含有鳞状上皮成分。按鳞状上皮的良恶性划分，良性为腺角化癌，恶性为鳞腺癌，介于两者之间为腺癌伴鳞状上皮不典型增生。

3. 浆液性腺癌

腺体呈复杂的乳头样或裂隙样结构。癌细胞异型性明显，可见明显的细胞复层，约1/3含有砂粒体。恶性程度很高，易广泛累及肌层、脉管。无明显肌层浸润时也可能发生腹腔播散。

4. 黏液性腺癌

肿瘤多半由胞质内充满黏液的细胞组成，多数腺体结构分化良好，恶性程度低。

5. 透明细胞癌

癌细胞呈实性片状、腺管状或乳头状排列，癌细胞胞质丰富、透亮，核异型性明显。恶性程度较高，易早期转移。

三、转移途径

子宫内膜癌生长缓慢，常局限在内膜或宫腔，极少数发展较快。转移途径主要为直接蔓延、淋巴转移，晚期有血行转移。

(一) 直接蔓延

癌灶初期多沿子宫内膜蔓延，向上经宫角至输卵管、卵巢和其他盆腔器官，向下至宫颈管及阴道，向外可侵及肌层达浆膜面而至输卵管、卵巢，并可累及盆腔腹膜、直肠子宫陷凹及大网膜。

(二) 淋巴转移

为子宫内膜癌的主要转移途径。癌肿浸润至深肌层、扩散到宫颈管或癌组织分化不良时，易发生淋巴转移。转移途径与癌灶生长部位有关：宫底部的癌沿阔韧带多转移至腹主动脉旁淋巴结；宫角部癌灶沿圆韧带至腹股沟淋巴结；子宫下段及宫颈管癌灶可转移至宫旁、髂内、髂外、髂总淋巴结；子宫后壁癌灶可沿宫骶韧带扩散到直肠淋巴结。

（三）血行转移

晚期可经血道转移至肺、肝、骨骼。

四、临床表现

（一）症状

多数患者表现为阴道流血或阴道排液。

1. 阴道流血

多为绝经后阴道流血，量少或为持续性或间歇性流血；尚未绝经者则可表现为经量增多、经期延长或月经间期出血。

2. 阴道排液

约25%的患者诉排液增多，早期多为浆液性或血性排液，晚期合并感染则有脓血性排液，伴有恶臭。

3. 腹痛

晚期浸润周围组织或压迫神经引起下腹及腰骶部疼痛，并向下肢及足部放射。侵犯宫颈堵塞宫颈管导致宫腔积脓时，出现下腹胀痛及痉挛样疼痛。

4. 全身症状

晚期患者常伴贫血、消瘦、恶病质、发热及全身衰竭等症状。

（二）体征

早期妇科检查无明显异常，子宫正常大小、活动可，双侧附件软、无肿块。晚期偶见癌组织自宫口脱出，质脆，触之易出血。若合并宫腔积脓，子宫增大伴明显压痛。癌灶向周围浸润，子宫固定或在宫旁或盆腔内扪及不规则结节状肿块。

五、诊断

根据患者的病史、症状和体征，常提示临床医师高度警惕子宫内膜癌。确诊内膜癌的依据是组织病理学检查。

（一）病史和临床表现

对于绝经后阴道出血、围绝经期异常出血或排液的患者，必须首先排除内膜癌和宫颈癌后才能按照良性疾病处理。对具有如下高危因素的患者尤应高度重视：①有子宫内膜癌发病高危因素者，如伴有高血压、糖尿病、肥胖、多囊卵巢综合征、不育、绝经延迟者。②有长期应用雌激素、他莫昔芬或有其他雌激素增高的疾病史者。③有乳腺癌、子宫内膜癌家族史者。

（二）辅助检查

（1）B超。

（2）分段诊刮　组织物送病理学检查。

（3）宫腔镜检查　宫腔镜直视下活检。对于宫腔镜检查是否可导致子宫内膜癌播散尚有争议，目前大部分研究认为宫腔镜检查不会影响子宫内膜癌的预后。

（4）细胞学检查　可通过宫腔刷、宫腔吸引涂片等方法获取子宫内膜标本，诊断子宫内膜癌，但其阳性率低，不推荐常规应用。

（5）磁共振成像（MRI）检查。

（6）肿瘤标志物癌胚抗原CA125　在早期内膜癌患者中一般无升高，有子宫外转移者，CA125可明显升高，并可作为该患者的肿瘤标志物，检测病情进展和治疗效果。

（三）临床分期表

分期	表现
Ⅰ期	局限于子宫内,预后良好
ⅠA期	非侵袭性组织类型侵犯肌层<1/2,病变局限于子宫内膜,或局灶性LVSI,或预后良好
ⅠA1期	局限于子宫内膜息肉,或者局限于子宫内膜
ⅠA2期	非侵袭性组织类侵犯肌层<1/2,或局性LVSI
ⅠA3期	局限于子宫和卵巢
ⅠB期	非侵袭性组织类型侵犯肌层>1/2,或局灶性LVSI
Ⅱ期	侵犯子宫颈间质,但无子宫体外扩散,或大量LVSI、侵袭性组织类型侵犯子宫肌层
ⅡA期	侵犯子宫颈间质
ⅡB期	大量LVSI
ⅡC期	侵袭性组织类型侵犯子宫肌层
Ⅲ期	区域性扩散
ⅢA期	累及子宫浆膜面
ⅢA1期	扩散到卵巢或输卵管,符合ⅠA3期标准除外
ⅢA2期	通过子宫浆膜向外扩散,或侵犯子宫浆膜
ⅢB期	转移/直接蔓延至阴道或宫旁,或可转移到盆腔腹膜
ⅢB1期	肿瘤转移或直接蔓延到阴道和/或至宫旁
ⅢB2期	肿瘤转移到盆腔腹膜

分期	表现
ⅢC 期	肿瘤转移至盆腔和/或腹主动脉淋巴结
ⅢC1 期	转移到盆腔淋巴结
ⅢC1 ⅰ 期	微转移(转移淋巴结直径 0.2—20mm)
ⅢC1 ⅱ 期	大转移(转移淋巴结直径>20mm)
ⅢC2 期	转移至腹主动脉旁淋巴结,有或无盆腔淋巴结转移
ⅢC2 ⅰ 期	微转移
ⅢC2 ⅱ 期	大转移
Ⅳ期	侵犯膀胱,或侵犯直肠黏膜,或远处转移
ⅣA 期	肿瘤侵犯膀胱和/或直肠黏膜,或同时存在
ⅣB 期	肿瘤转移到腹腔腹膜/盆腔外腹腔内转移
ⅣC 期	远处转移,可转移至腹股沟淋巴结、肺、肝或骨转移

六、鉴别诊断

子宫内膜癌最常见的症状是绝经后出血或围绝经期出血,因此需与其他引起阴道出血的疾病相鉴别。

(1) 功能失调性子宫出血。

(2) 老年性阴道炎。

(3) 老年性子宫内膜炎合并宫腔积脓。

(4) 子宫内膜息肉或黏膜下子宫肌瘤。

(5) 宫颈管癌、子宫肉瘤及输卵管癌。

七、治疗

子宫内膜癌的治疗原则:以手术治疗为主,辅以放射治疗(放疗)、化学治疗(化疗)和激素等综合治疗。治疗方案应根据病理诊断和组织学类型,以及患者的年龄、全身状况、有无生育要求、有无手术禁忌证、有无内科合并症等综合评估以制订治疗方案。手术是子宫内膜癌的主要治疗手段,除不能耐受手术或晚期无法手术的患者外,都应进行全面的分期手术。对于伴有严重内科并发症、高龄等不宜手术的患者,可采用放疗和药物治疗。严格遵循各种治疗方法适应证,避免过度治疗或治疗不足。强调有计划的、合理的综合治疗,并重视个体化治疗。

(一) 手术治疗

1. 全面分期手术及辅助治疗方式选择

子宫内膜癌的手术分期原则:①入腹后电凝或钳夹双侧子宫角处输卵管峡部,避免术中操作造成宫腔内肿瘤循输卵管扩散至盆腔。②进行全腹腔至盆腔的全面探查，全面评估腹膜、膈肌、浆膜面等有无病灶，在任何可疑部位取活检以排除子宫外病变。③仍推荐进行腹水细胞学或盆、腹腔冲洗液细胞学检查并单独报告。④全子宫＋双附件切除术和淋巴结评估是病变局限于子宫者的最基本手术方式，某些有无法切除的转移患者也可行姑息性全子宫双附件切除术。⑤手术可经腹、经阴道切除，或腹腔镜、机器人进行手术，需完整取出子宫，避免用粉碎器和分块取出子宫。微创手术可以作为首选，手术并发症较少、恢复快。⑥淋巴结评估包括盆腔±腹主动脉旁淋巴结，病变局限于子宫且无淋巴结异常者，淋巴结切除术也是分期手术的重要部分，淋巴结切除可以判断预后，为后续治疗提供依据。但如有可疑或增大的淋巴结者，必须切除以排除转移、明确病理。⑦淋巴结评估手术方式可选择盆腔淋巴结切除术。但如有深肌层浸润，或病理为高级别癌、浆液性腺癌、透明细胞腺癌和癌肉瘤，则需切除腹主动脉旁淋巴结。⑧病变局限于子宫体，影像学无子宫外转移证据的子宫内膜癌患者可考虑前哨淋巴结活检。⑨浆液性癌、透明细胞癌和癌肉瘤需大网膜活检或切除。

切除子宫后剖视子宫检查，必要时行冰冻切片病理检查。术中取下子宫后应先剖视，手术记录应明确癌瘤大小、部位（子宫底部或子宫下段/子宫颈）、肌层浸润深度（占整个肌层的比例），宫颈峡部及双侧附件有无受累等。

病理或 MRI 证实为子宫内膜癌侵犯宫颈间质（Ⅱ期），可选择筋膜外子宫切除/改良广泛子宫切除术＋双侧附件切除术＋盆腔及腹主动脉旁淋巴结切除术。

怀疑肿瘤扩散到子宫外：病变已超出子宫但局限于腹腔内（包括腹水细胞学阳性、大网膜、淋巴结、卵巢、腹膜转移）时，应行包括子宫＋双附件切除在内的肿瘤细胞减灭术，尽可能切除肉眼可见的肿瘤，争取达到无肉眼残存肿瘤。行全子宫＋双附件切除＋手术分期＋减瘤术，手术目标是尽可能达到没有肉眼可测量的病灶；也可考虑新辅助化疗后再手术。病变超出子宫但局限在盆腔内（转移至阴道、膀胱、肠、宫旁、淋巴结）无法手术切除者，可行外照射治疗和（或）阴道近距离放疗±全身治疗，也可单纯化疗后再次评估是否可以手术治疗，或者根据治疗效果选择放疗。病变超出腹腔或转移到肝脏者，可行化疗和（或）外照射治疗和（或）激素治疗，也可考虑姑息性子宫＋双附件切除术。

2. Ⅱ型子宫内膜癌

包括浆液性腺癌、透明细胞癌及癌肉瘤。其治疗遵循卵巢癌的手术原则和方式。除包括腹水细胞学检查、全子宫双附件切除术及盆腔淋巴结和腹主动脉旁淋巴结切除术外，还应行大网膜切除术及腹膜多点活检。如为晚期，则行肿瘤细胞减灭术。根据术后病理明确手术病理分期及辅助治疗的应用，如系统治疗、放疗等。无法手术切除者，可单纯化疗后再次评估是否可以手术治疗，或行外照射治疗和（或）阴道近距离放疗±全身治疗后再次评估是否可以手术治疗，或者根据治疗效果选择放疗。

3. 注意事项

（1）全子宫双附件切除术　是治疗局限于子宫体的子宫内膜癌的主要手术方式，可以应用开腹、经阴道或腹腔镜、机器人等技术。但避免用粉碎器和分块取出子宫。子宫破碎可导致肿瘤溢出，增加局部或腹腔复发风险。

（2）淋巴结切除术和前哨淋巴结活检评估淋巴结状态　是全面分期手术的重要组成。临床Ⅰ期中，多数转移为组织学转移而非肉眼转移，因此建议进行系统性淋巴结清扫术。对具备下列任一条件：①盆腔淋巴结阳性；②深肌层浸润；③G3；④浆液性腺癌、透明细胞腺癌或癌肉瘤需评估盆腔淋巴结及至少肠系膜下动脉水平（最好至肾血管水平）的腹主动脉旁淋巴结。有时可以根据患者情况进行选择性分区域淋巴结取样或前哨淋巴结定位。若腹膜后淋巴结有明显增大，疑有转移者可行术中冰冻病理，以明确诊断，确定淋巴结手术方式。对于术前全面评估病灶局限于子宫内膜层或浅肌层，且为高、中分化的子宫内膜癌患者，淋巴结转移概率低，是否需行淋巴结切除尚有争议。

（3）是否保留卵巢　子宫内膜癌发病呈年轻化趋势，对于年轻患者，如果要求保留卵巢，则须符合以下条件：①年龄＜40岁；②患者要求保留卵巢；③ⅠA期，高分化；④腹腔冲洗液细胞学阴性；⑤术前和术中评估无可疑淋巴结转移；⑥具有随访条件。

（二）放射治疗

除对于不能手术的子宫内膜癌可行根治性放疗，包括体外放疗联合近距离放疗。放疗在子宫内膜癌中常为对术后患者的辅助治疗。

1. 体外放疗

针对原发肿瘤和盆腔内转移实体肿瘤部位，还要包括髂总、髂外、髂内及闭孔淋巴结引流区、宫旁及上段阴道和阴道旁组织，对于宫颈受累者还应包括骶前淋巴结区。腹主动脉旁淋巴结受累者行延伸野照射，包括髂总和腹主动旁淋巴结区域。延伸野的上界取决于具体的临床情况，至少达到肾血管水平。NCCN指南建议采用CT图像为基础的多野适形技术或调强适形放射治疗技术的放疗计划，但需注意精确放疗技术中的质量验证和分次照射期间的器官移动的问题（详见宫颈癌体外放疗章节内容）。

2. 近距离放疗

传统子宫内膜癌的腔内治疗，没有一个公认的剂量参照点。以子宫内膜受量、子宫体肌层 [内膜下5mm、10mm或通过A点与子宫中轴平行线的点（A-Line）] 作为剂量参照点。现在建议采用三维影像为基础的治疗计划，根据临床情况个体化给予放疗剂量。治疗靶区包括全部子宫体、子宫颈和阴道上段组织。2015年美国近距离放射治疗协会提出了CT或MRI引导下的子宫内膜癌根治性放疗靶区的定义。肿瘤区主要是指 MRI T2 加权影像中可见病灶范围。临床靶区是指 MRI 或 CT 上的全部子宫体、子宫颈和阴道上段部分。危及器官需包括乙状结肠、直肠、膀胱、小肠及未累及的阴道部分。

3. 术后辅助治疗的推荐建议

（1）子宫内膜样腺癌

ⅠA（G1~2），首选随诊观察，如有高危因素（存在淋巴血管间隙浸润及/或年龄≥60 岁），可考虑腔内治疗。

ⅠA（G3），首选腔内放疗，如无肌层浸润，也可随诊观察，如有高危因素，可考虑体外放疗。

ⅠB（G1），首选腔内放疗，如无其他高危因素也可考虑随诊观察。

ⅠB（G2），首选腔内放疗，如有高危因素，可考虑体外放疗，部分患者如无其他危险因素亦可随诊观察。

ⅠB（G3），放疗（体外放疗及/或腔内放疗）±系统治疗。

Ⅱ：体外放疗（首选）及/或腔内放疗±系统治疗。

Ⅲ：化疗±体外放疗±腔内放疗。

ⅣA~ⅣB 期（减瘤术后无或仅有微小残留者）：化疗±体外放疗±腔内放疗。

（2）非子宫内膜样癌

ⅠA 期，系统治疗＋腔内治疗或体外放疗±腔内放疗，对于局限于黏膜内或无残存病变者，可腔内治疗或观察。

ⅠB 期及以上，系统治疗±体外放疗±腔内放疗的综合治疗。

4. 治疗技术及剂量推荐

参照 NCCN 指南给出子宫内膜癌放疗的治疗手段，包括体外放疗和（或）近距离放疗。放疗前诊断影像评价肿瘤局部区域的范围及是否有远处转移。体外放疗主要针对盆腔包括或不包括腹主动脉旁淋巴结区域。近距离放疗主要针对：①子宫（术前或根治性放疗中）；②阴道（全子宫切除术后的辅助治疗中）。

盆腔放疗针对原发肿瘤和盆腔内转移实体肿瘤部位，还要包括髂总、髂外、髂内及闭孔淋巴结引流区、宫旁及上段阴道和阴道旁组织。宫颈受累者还应包括骶前淋巴结区。延伸野应该包括盆腔野，同时还要针对髂总和腹主动旁淋巴结区域。延伸野的上界取决于具体的临床情况，至少达到肾血管水平。对于放疗野亚临床病灶剂量在 45~50Gy，如有实体肿瘤或肿大淋巴结，可采用同步加量或序贯加量 10~20Gy，同时考虑正常组织限量。建议采用 CT 图像为基础的多个适形野技术的放疗计划。

近距离放疗的剂量也与患者的具体临床分期和肿瘤情况相关。如果宫颈受累，除了子宫体肌层剂量参考点，还要考虑 A 点剂量。可参考宫颈癌 A 点放疗总剂量。如果近距离放疗采用 MRI 影像勾画靶区，肿瘤区区域的 EQD2 总剂量≥80Gy。根据不同分期，联合体外放疗，肿瘤区及临床靶区区域的生物等效剂量总剂量分别达到 80～90Gy 和 48～75Gy。而危及器官限量建议，乙状结肠和直肠 D_{2cc}：不超过 70～75Gy，膀胱 D_{2cc}：80～100Gy，肠管 D_{2cc}：65Gy。

对于术后辅助放疗，只要阴道残端愈合就可以开始近距离放疗，一般在手术后 12 周以内进行。剂量参考点在阴道黏膜表面或黏膜下 0.5cm。体外放疗后补充近距离放疗者，常用剂量为 4～6Gy×2～3f（黏膜表面）。术后只补充近距离放疗者，通常方案为 7Gy×3f（黏膜下 0.5cm 处）、5.5Gy×4f（黏膜下 0.5cm 处）或 6Gy×5f（黏膜表面）。

（三）药物治疗

1. 系统性化疗

系统性化疗主要应用于晚期（FIGO 分期Ⅲ～Ⅳ期）或复发患者以及特殊病理类型患者。对于 IB 期、G3 的高危组患者，NCCN 指南也推荐进行术后辅助化疗改善预后，但仅为 2B 类推荐。

2. 靶向治疗

免疫检查点抑制剂及酪氨酸激酶抑制剂作为新型靶向治疗制剂，在基于分子标记物指导的子宫内膜癌二线治疗中显示了抗肿瘤活性。帕博利珠单抗用于治疗不可切除或转移性的、高度微卫星不稳定型或错配修复缺陷的内膜癌二线治疗，其单药客观缓解率高达 57.1%，于 2018 年起被 NCCN 指南推荐。研究发现仑伐替尼联合帕博利珠单抗治疗既往接受系统治疗的晚期子宫内膜癌患者，其 24 周的总体人群客观缓解率为 38%，其微卫星稳定患者 24 周客观缓解率为 36.2%。基于此结果，2019 年 NCCN 指南推荐仑伐替尼＋帕博利珠单抗联合治疗方案用于治疗既往接受系统治疗后病情进展、不适合根治性手术或放疗、非高度微卫星不稳定型/错配修复缺陷的晚期子宫内膜癌患者。

3. 激素治疗

激素治疗推荐用药包括大剂量高效孕激素、他莫昔芬（两者可交替使用）、芳香化酶抑制剂、氟维司群等。激素治疗仅用于分化较好的子宫内膜样腺癌，用于需保留生育功能的年轻早期子宫内膜癌患者及晚期、复发性或无法手术的患者。以高效药物、大剂量、长疗程为佳。对肿瘤分化良好、孕激素受体阳性者疗效较好，对远处复发者效果疗效优于盆腔复发者。治疗时间尚无统一标准，但至少应用 6 个月。总有效率 25%～30%。最常用的孕激素包括：①醋酸甲羟孕酮，每日 500～1000mg 口服；②醋酸甲地孕酮，每日 160mg 口服。不推荐早期患者术后常规应用激素治疗。对于标准的孕激素治疗失败的患者，他莫昔芬的缓解率约 20%。他莫昔芬也可与孕激素交替使用。对于激素治疗后疾病进展的患者，可选择系统性化疗。

常用的子宫内膜癌药物治疗方案如表 2-1 所示。

表 2-1　子宫内膜癌常用方案

治疗类型	分期	常用方案
术后辅助化疗或姑息化疗	Ⅰ～Ⅱ期高危患者Ⅲ～Ⅳ期或复发、转移患者	多药联合方案： 　卡铂＋紫杉醇(首选,对于癌肉瘤为 1 类证据) 　卡铂/紫杉醇/曲妥珠单抗(HER-2 阳性浆液性腺癌) 　多西他赛＋卡铂(对于紫杉醇禁忌者) 　卡铂/紫杉醇/贝伐珠单抗顺铂＋多柔比星±紫杉醇 　异环磷酰胺＋紫杉醇(用于癌肉瘤 1 类证据) 　顺铂/异环磷酰胺(用于癌肉瘤) 单药方案：顺铂,卡铂,多柔比星(或多柔比星脂质体),紫杉醇(或白蛋白结合紫杉醇),托泊替康,贝伐珠单抗,多西他赛,异环磷酰胺(应用于癌肉瘤),坦罗莫司
激素治疗(主要用于 G1～2 子宫内膜样癌)		醋酸甲羟孕酮/他莫昔芬(交替使用) 甲地孕酮/他莫昔芬(交替使用) 　醋酸甲羟孕酮 　甲地孕酮 　他莫昔芬 　托瑞米芬 　来曲唑 　阿那曲唑 　氟维司群 　左炔诺孕酮缓释系统(对于特定的需保留生育功能患者)

(四) 综合治疗

1. 手术后的辅助治疗

Ⅰ期患者的术后治疗需根据患者有无高危因素进行评估。高危因素包括：年龄＞60 岁、肿瘤深肌层浸润、淋巴脉管间隙浸润、低分化、高危组织类型。补充治疗以放疗为主,阴道残端愈合后尽早开始放疗,最好不超过术后 12 周。对于具有高危因素 (Ⅰ B 期、淋巴脉管间隙浸润、G3) 的早期患者可辅以化疗。GOG249 研究还引入高中危因素进一步细分评估是否行术后放疗。如年龄在50～69 岁,有两个危险因素;或年龄＜50 岁,有三个危险因素;或年龄≥70岁,有一个危险因素。危险因素包括组织学分级 2 级或 3 级、侵犯深肌层 (外1/2 肌层)、淋巴脉管间隙浸润。Ⅱ期患者的术后处理需结合手术方式和是否存在高危因素辅以放疗±化疗。Ⅲ～Ⅳ期治疗需个体化。通常对于适合手术者,需行全子宫双附件切除＋全面分期手术;对于存在大块肿瘤者需行最大限度减瘤手术。术后根据分期、肿瘤侵犯范围以及残存肿瘤情况行全身治疗±外照射治疗±阴道近距离放疗。具体见放疗部分术后辅助治疗的推荐建议。

2. 不全手术分期/意外发现子宫内膜癌的后续治疗

不全手术分期多指未切除双侧卵巢或未行淋巴结清扫。处理方法如下：①ⅠA期/G1~2级/无淋巴脉管间隙浸润/年龄＜60岁，或ⅠA期/G3级/无肌层浸润/无淋巴脉管间隙浸润/年龄＜60岁者，术后可观察。②ⅠA期/G3级或ⅠB期/G1~2级，且年龄≥60岁及淋巴脉管间隙浸润（－）者，可选择先行影像学检查，若影像学检查结果阴性，则行阴道近距离放疗。③ⅠA期/G1-3级/淋巴脉管间隙浸润（＋）、ⅠB期/G1~2级/淋巴脉管间隙浸润（＋）、ⅠB期/G3级±淋巴脉管间隙浸润（＋）者，可选择先行影像学检查，若影像学检查结果阴性，按照完全手术分期后相应方案治疗；若影像学检查结果为可疑或阳性，则对合适的患者进行再次手术分期或对转移病灶进行病理学确诊；也可直接选择再次手术分期，术后辅助治疗方案选择与上述完全手术分期后相同。

3. 复发性子宫内膜癌的治疗

Ⅰ期和Ⅱ期患者术后复发率约15%，其中50%~70%的复发有症状。大多数复发发生在治疗后3年内。局限于阴道或盆腔的复发经过治疗后仍有较好的效果。孤立的阴道复发经放疗后5年生存率达50%~70%。超出阴道或盆腔淋巴结复发则预后较差。复发后的治疗与复发位置、既往是否接受过放疗相关。

影像学检查证实没有远处转移的局部复发：①复发位置既往未接受过放疗者，可选择外照射治疗±阴道近距离放疗或手术探查＋切除±术中放疗。手术后发现病灶局限于阴道者，可行外照射治疗±阴道近距离放疗±全身治疗；手术后发现病灶超出阴道，到达盆腔淋巴结者可行外照射治疗±阴道近距离放疗±全身治疗，若到达腹主动脉旁或髂总淋巴结者行外照射治疗±全身治疗。复发到达上腹部，残留病灶较小时可选择全身治疗±外照射治疗，巨大复发灶按如下播散性病灶处理。②复发位置既往接受过放疗者，若原来仅接受过阴道近距离放疗，其处理方法与复发位置既往未接受过放疗者相同。若原来接受过盆腔外照射治疗，考虑手术探查＋切除±术中放疗和（或）全身治疗±姑息性放疗。

孤立转移灶：①考虑手术切除和（或）外照射治疗或消融治疗。②考虑全身治疗。对于不能切除的病灶或复发者，按如下播散性病灶处理。

播散性病灶：①低级别或无症状或雌激素受体/孕激素受体阳性者可行激素治疗，继续进展时则行化疗，治疗后再进展则行支持治疗。②有症状或G2~3级或巨块病灶时行化疗±姑息性外照射治疗，再进展则行支持治疗。

（五）保留生育功能患者指征和方法

约5%的子宫内膜癌患者在40岁之前诊断。对于有生育需求、要求保留生育功能的患者，进行子宫内膜病理检查是必要的（推荐行宫腔镜检查），宫腔镜检查更可靠，G1病变中仅23%级别升高。还应该对肌层浸润的深度进行增强

MRI 评估。

保留生育功能只适用于子宫内膜样腺癌。符合下列所有条件才能保留生育功能：①分段诊刮标本经病理专家核实，病理类型为子宫内膜样腺癌，G1 级。②MRI 检查（首选）或经阴道超声检查发现病灶局限于子宫内膜。③影像学检查未发现可疑的转移病灶。④无药物治疗或妊娠的禁忌证。⑤经充分解释，患者了解保留生育功能并非子宫内膜癌的标准治疗方式并在治疗前咨询生殖专家。⑥对合适的患者进行遗传咨询或基因检测。⑦可选择甲地孕酮、醋酸甲羟孕酮和左炔诺孕酮宫内缓释系统治疗。最常用的口服孕激素包括醋酸甲羟孕酮（250～600mg/d，口服）或醋酸甲地孕酮（160～480mg/d，口服）。⑧治疗期间每 3～6 个月分段诊刮或取子宫内膜活检，若子宫内膜癌持续存在 6～12 个月，则行全子宫＋双附件切除＋手术病理分期，术前可考虑行 MRI 检查；若 6 个月后病变完全缓解，鼓励患者受孕，孕前持续每 3～6 个月进行子宫内膜取样检查；若患者暂无生育计划，予孕激素维持治疗及定期监测。⑨完成生育后或子宫内膜取样发现疾病进展，即行全子宫＋双附件切除＋手术病理分期。许多子宫内膜样癌的年轻患者还有其他影响生育功能的因素，包括肥胖与多囊卵巢综合征，强烈建议减肥。咨询不孕不育专家可能对成功妊娠非常必要。在患者激素治疗后可能需要应用一些辅助生殖技术，包括枸橼酸氯米芬、人工授精和体外受精。

八、预后

子宫内膜癌患者的预后与年龄、期别、组织学类型、细胞分级、肌层浸润深度、淋巴结转移、淋巴血管间隙受累（LVSI）、肿瘤体积、癌周围子宫内膜增生、性激素受体表达及治疗方案等因素有关。

病理学上可将预后影响因素分为子宫内及子宫外因素，子宫内因素包括组织学类型、细胞分级、肌层浸润深度、宫颈受累、宫腔病灶范围、LVSI 和肿瘤新生血管等；子宫外因素包括附件转移、盆腔及腹主动脉旁淋巴结转移、腹腔内种植转移灶及远处转移等。对于腹腔细胞学阳性的预后价值目前尚有争议，一般认为，腹腔细胞学阳性率与其他高危因素密切相关，若单纯腹腔细胞学阳性而无其他高危因素存在，则其对生存及复发无影响。

（一）年龄

随着年龄的增长，子宫内膜癌患者 5 年生存率下降，可能与肿瘤低分化、高危组织学类型等因素有关，但年龄是独立的预后因素。回顾性研究发现，对中低危子宫内膜癌患者，年龄是唯一独立预后因素，年龄＞60 岁预后不良。

（二）期别

手术病理分期在判断预后方面具有优越性。早期子宫内膜癌术后复发率10％～15％，5年生存率Ⅰ期81％～91％，Ⅱ期67％～77％，晚期子宫内膜癌患者虽然所占比例不高，但预后明显差于早期患者，Ⅲ期5年生存率为32％～60％，Ⅳ期仅为5％～20％。有淋巴结转移（FIGO分期Ⅲc期）与无淋巴结转移的患者比较，预后明显要差，FIGO的数据显示，5年生存率在Ⅲc期患者为57％，而在淋巴结阴性的Ⅰ～Ⅱ期患者5年生存率为74％～91％。淋巴结转移是子宫内膜癌的重要预后因素，有淋巴结转移者的复发风险是无淋巴结转移者的6倍。

（三）组织学类型

组织学类型是子宫内膜癌的重要预后因素，有学者对388例子宫内膜癌回顾性分析发现，子宫内膜样腺癌预后较好，5年生存率为92％；非子宫内膜样腺癌（浆液性乳头状癌、透明细胞癌和未分化癌等）患者手术时有62％发生子宫外扩散，5年生存率为33％。有学者分析了FIGO数据，Ⅰ期浆液性乳头状腺癌与Ⅰ期G3的内膜样腺癌比较，前者Ⅰb及Ⅰc的5年生存率分别为81％、55％，后者则为84％、66％。

（四）细胞分级、肌层浸润

子宫内膜癌的细胞分化程度与肌层浸润、宫颈受累、淋巴结转移及局部和远处复发密切相关。G3肿瘤较G1及G2肿瘤的复发风险增加5倍，Ⅰ期子宫内膜癌G1及G2和G3的5年生存率分别为94％、84％和72％。子宫内膜癌浸润肌层越深，越容易侵及淋巴系统，因而更容易发生子宫外扩散和复发，无肌层浸润者淋巴结转移率不足1％；有深肌层浸润者，盆腔和腹主动脉旁淋巴结转移率分别为25％和17％；5年生存率无肌层浸润者为94％，浸润肌层内1/3者为91％，浸润中1/3肌层者为84％，浸润肌层外1/3者为59％。

（五）LVSI

不论是子宫内膜样腺癌，还是特殊类型子宫内膜癌，LVSI都是复发和死亡的独立预后因素。LVSI与肿瘤分化程度及肌层浸润深度密切相关，随着肿瘤组织学分级升高和肌层浸润深度增加，LVSI发生率显著增加。G1浅表浸润时，LVSI发生率为5％，而G3深肌层浸润时LVSI发生率为70％。LVSI（＋）的Ⅰ期子宫内膜癌患者的病死率较LVSI（－）者增加2倍。有报道显示，无LVSI的Ⅰ期子宫内膜癌患者的病死率为9.1％，而LVSI（＋）的Ⅰ期子宫内膜癌患者的病死率为 26.7%。另有报道显示，无 LVSI 者 5 年生存率为 83%，而 LVSI（＋）者 5 年生存率为 64.5%。

（六）肿瘤体积

肿瘤体积与生存率有关，随着肿瘤体积增大，淋巴转移率增高，生存率下降。对临床 I 期子宫内膜癌的研究显示，肿瘤体积 ≤2cm 者，淋巴转移率为 4%；肿瘤体积 >2cm 者，淋巴结转移率为 15%；肿瘤累及整个宫腔者，淋巴结转移率为 35%；5 年生存率分别为 98%、84% 和 64%。

（七）治疗方法

虽然子宫内膜癌症状出现较早，早期容易发现，预后相对较好，早期低危患者单纯手术即可达到较好疗效，但对高危及晚期患者，合理的辅助治疗方法有助于改善预后。早期子宫内膜癌的基本手术方式为筋膜外子宫切除及双侧附件切除，应同时切除 1~2cm 的阴道。有学者进行多因素分析显示，肿瘤细胞低分化及未切除阴道穹是 I 期子宫内膜癌的独立预后因素。腹膜后淋巴结切除对分期及指导术后辅助治疗有重要意义，但其本身的治疗价值仍存争议。通过报道，2 处以上盆腔淋巴结阳性者，腹主动脉旁淋巴结切除有助于改善患者生存率。术后辅助放疗有助于降低局部复发，术后辅助化疗对控制病灶、延长生存期有一定意义。

（八）其他

除上述经典的组织学预后因素以外，雌激素及孕激素受体（特别是 PR-B）阴性、DNA 非整倍体、S 期细胞比例增高、*Ki-ras* 基因突变、*HER-2/neu* 基因过表达、*p53* 基因突变等也可能与子宫内膜癌的不良预后有关。

第四节　子宫内膜异位症

具有活性的子宫内膜组织（腺体和间质）出现在子宫腔被覆内膜及宫体肌层以外的其他部位时称为子宫内膜异位症（简称内异症）。

一、流行病学

内异症主要见于育龄期女性，其发病率逐年上升。在 18~45 岁女性中，内异症发病率高达 10%~15%，在痛经女性中其发病率为 40%~60%，在不孕症女性中其发病率为 20%～52%。在绝经后或全子宫双附件切除术后，仍有 2%～4%女性被证实患有子宫内膜异位症。由于部分内异症患者无症状或未经手术病理确诊，因此，内异症的实际发病率有可能被低估。

研究表明，内异症具有一定的家族遗传倾向，15%～20%患者有家族史。直系亲属患有子宫内膜异位症者，则其发病率增高 7 倍，且病情更为严重。其他与内异症发病相关的因素包括初潮早、月经周期短、经期长、经量多、产次少、较好的社会经济状况、运动少、二噁英及其类似物和电离辐射暴露等。

二、发病机制

（一）组织学发生

1. 内膜种植

有学者首先提出脱落的子宫内膜碎片随经血经输卵管逆流入盆腔，种植到盆腹膜等部位而发生子宫内膜异位症，从而提出种植学说。支持此学说的依据：①月经期腹腔镜检查提示 90%的女性有经血逆流。内异症病灶多见于盆腔最低部位，而活动器官较少发生种植。闭经或输卵管阻塞患者内异症发病率下降。相反，子宫后倾或下生殖道闭锁等导致经血排出不畅的患者内异症发病率明显升高。以上均提示经血逆流种植。②腹壁剖宫产切口、会阴切口会在术后发生瘢痕部位内异症结节，可能是医源性种植的结果。③有学者在静脉内观察到内膜组织，推测临床上所见的肺、胸膜、四肢的皮肤、肌肉、骨、外周神经、脑部等远离盆腔的器官的内异症都可能是子宫内膜通过血管、淋巴管播散的结果。④实验研究中，内膜组织块能够被人为缝合于腹膜表面，形成内异症病灶，再次支持了种植学说。

2. 体腔上皮化生

这一理论认为卵巢表面上皮、输卵管和子宫表面间皮、大网膜、盆腹腔的浆膜以及肠道表面浆膜等，组织学上相互移行，发生学上与从苗勒管发生的输卵管、子宫、宫颈以及阴道中上段黏膜一样，都起源于胚胎期的原始体腔上皮，可称为第二苗勒管系统。因此，在适当的条件下，第二苗勒管系统能够向苗勒管组织分化。当其向子宫内膜分化时，可形成内异症病灶。此理论可解释胸膜腔内异症的发生。支持这一理论的证据：①腹膜微小内异症病灶在镜下可以观察到内膜上皮细胞与间皮细胞的移行。②卵巢表面上皮与内膜间质细胞共培养后可形成腺腔样结构。③灭活的孕兔子宫内膜组织植入家兔皮下后，腹膜可在雌激素的作用下形成内异症病灶。

3. 干细胞起源

人体任何组织都是由干细胞分化而来。因此，越来越多的学者提出子宫内膜异位症的干细胞起源学说。研究表明子宫内膜组织中存在干/祖细胞，这些干/祖细胞同样大量存在于经血中，因此，这些"种子"能够随经血进入盆腔，继而种植形成内异症病灶。另外，有研究表明，骨髓干细胞能够定植于在位或异位内膜组织，并分化为腺上皮。因此，骨髓干细胞可以成为内异症病灶的另一起源。除此之外，种植部位组织中的干细胞也可能为内异症提供了"种子"。干细胞起源学说使我们更清晰地认识到内异症发病过程的"种子"和"土壤"关系。

（二）影响因素

1. 遗传因素

内异症具有一定的家族遗传倾向，被认为是一种多基因遗传病。目前已发现60余个与内异症易感性相关的候选基因。另外，部分染色体改变，包括单体 X、4q＋、5q＋和 7、8、10 三倍染色单体以及染色体片段如 1p、22p、5p、6q、7p 丢失患者也合并有内异症，提示内异症与遗传有关。

2. 免疫因素

子宫内膜异位症患者常常伴有局部和全身的免疫功能异常，两者相互促进，但孰因孰果尚不清楚。内异症患者腹腔液中单核巨噬细胞明显增多，但其吞噬功能下降，同时自然杀伤细胞（NK）和细胞毒性 T 细胞（Tc）的细胞毒性作用也减弱，导致进入盆腔的子宫内膜碎片不能被及时清除。过剩的各种免疫细胞分泌大量细胞因子，如白细胞介素-1（IL-1）、IL-6、IL-8、肿瘤坏死因子-α（TNF-α）、血小板衍生生长因子（PDGF）、转化生长因子-β（TGF-β）、巨噬细胞衍生生长因子（MDGF）、表皮生长因子（ECF）等，反过来促进了异位内膜的增生、血管生成等。另外，未清除的异位内膜组织刺激体液免疫，产生一系列自身抗体，如抗多核苷酸抗体、抗 DNA 抗体、抗组蛋白抗体、抗磷脂抗体、抗子宫内膜、抗碳酸酐酶和卵巢抗体等，引起不孕和自然流产。

3. 雌激素

子宫内膜异位症是雌激素依赖性疾病。然而，内异症患者与正常女性相比血清雌二醇（E_2）水平并无显著差异。进一步研究显示，内异症患者月经血中的 E_2 浓度明显升高，内异症组织中雌激素合成酶芳香化酶表达升高，而正常内膜未检出该酶活性。因此，局部异常合成大量雌激素可能是促进内异症发展的因素之一。

4. 在位内膜决定论

内异症患者的在位子宫内膜与非患者的在位子宫内膜存在生长因子、基质金属蛋白酶、雌激素受体表达等多方面差异，进一步引起内膜组织在"异位"的黏附、侵袭、生长能力差异。据此，提出了子宫内膜异位症的"在位内膜决定论"，即不同个体（患者与非患者）间，在位内膜本身的生物学特性决定了它是否在

"异位"发展为内异症病灶。

三、病理

异位子宫内膜可出现在身体不同部位，但绝大多数位于盆腔内的卵巢、宫骶韧带、子宫后壁下部浆膜面以及覆盖直肠子宫陷凹、乙状结肠的腹膜层和阴道直肠隔。其中以侵犯卵巢者最常见，约占80%，其他如宫颈、阴道、外阴也有受累及者。此外，脐、膀胱、肾、输尿管、肺、胸膜、乳腺、淋巴结，甚至手、臂、大腿处均可发病，但极罕见。

子宫内膜异位症的主要病理变化是子宫体以外的组织或器官有内膜样组织的生长。在病变的较早期阶段常可见典型的内膜样腺体和间质。这些内膜样组织可出现类似于在位宫腔内膜的周期性改变。随着异位内膜反复的出血、机化，病灶逐渐形成结节或囊肿，其内部出现吞噬含铁血黄素细胞的沉着。由于反复机化和其他炎性介质的参与，病灶常和周围的组织器官发生粘连。在病灶的后期阶段，仅残留极少量甚至不存在形态学上可以识别的子宫内膜样腺体和间质，而代之以反复出血机化后的含有散在含铁血黄素细胞的层状胶原结缔组织，与周围组织紧密粘连。由于形成时间不同，在同一病例或同一病变部位均可存在不同发展时期的病灶。异位内膜也可因血供、对性激素反应性等因素，表现为与在位内膜的周期不同步或无反应状态。

异位内膜组织与在位子宫内膜一样，可以发生某些化生性改变甚至肿瘤性转化。但化生性改变多为纤毛上皮化生及嗜伊红化生等。异位内膜组织恶变率小于1%，多与激素替代治疗有关。其中腺体成分可以发生增生过长或伴有不典型，继而发展为内膜样腺癌、透明细胞癌等，间质成分可转化为内膜间质肉瘤等。

（一）卵巢子宫内膜异位症

1. 早期病变

早期病变为卵巢浅表的灰红色、棕色或蓝红色的斑点或小囊肿。囊肿仅数毫米大小，有时可融合形成桑葚样结构，剥离时有咖啡色的黏稠液体溢出。镜下可见到较为典型的内膜腺体及间质。由于反复破裂出血，病灶与周围形成粘连，严重时与子宫及阔韧带等紧密粘连成片，妇科检查像冰冻盆腔。

2. 典型的卵巢内异症囊肿

由异位内膜向卵巢皮质侵入，反复地出血、机化形成。囊肿一般不超过10cm，单房或多房；囊肿表面灰白色，镶嵌着棕色的斑块，常与周围组织有程度不等的粘连；囊肿内含咖啡色黏稠液体，故被称为"巧克力囊肿"；囊壁厚薄不一，其内壁部分区域光滑，但很多区域粗糙，上覆灰黄色、咖啡色或棕红色的小颗粒或小斑块。内膜样囊肿常为双侧，约占30%。

内膜样囊肿壁由于受囊内容物压迫，扩大变薄及反复的出血、机化，腺上皮往往被破坏或脱落而看不到，因此，有些临床上很明确的内膜样囊肿，在病理上反而找不到证据来证实。内膜样囊肿的囊壁可有以下表现：①囊壁内衬柱状上皮，像内膜的腺上皮，上皮下是内膜的间质细胞，伴有出血，这是较为典型的内膜样囊肿。②囊壁内衬上皮大部分破坏，只能见到少数不完整的上皮，间质部分或全部为肥大的含铁血黄素细胞所代替，这是最常见者。③内膜上皮及间质都找不到，只能见到含铁血黄素细胞层在囊壁周围，其外有玻璃样变性的结缔组织。这种情况，如果囊肿大体特点像内膜样囊肿或者同时有盆腔其他部位的内膜异位，便可诊断"符合内膜样囊肿"。

（二）腹膜子宫内膜异位症

病灶多分布于盆腹腔腹膜以及各脏器浆膜面。根据病灶的结构和细胞活力，可分为两种类型：①小泡状及丘疹状病损，病灶呈单个或小簇状，直径小于5mm，病灶常有出血，呈红色；如无出血则为透明或黄色，周围有网状血管，腹膜常充血。活检组织中95%可找到内膜组织，呈息肉状或囊状，细胞活跃，有周期变化，其上覆有结缔组织或腹膜间皮，病灶与腹膜间可有液体聚积。②结节状病损，病灶表现为不同程度的纤维化及色素沉着，颜色有白、黄、蓝、红、棕及黑等。活检中50%～60%可见到内膜组织。此类病灶血供差，腺细胞活力低，常呈增生反应或退化，与月经周期一致性差。

（三）深部浸润型内异症

深部浸润型子宫内膜异位症（DIE）指病灶浸润深度≥5mm的内异症，常见于直肠阴道隔、直肠子宫陷凹、宫骶韧带、阴道穹窿等。其中累及阴道直肠隔的病灶可以是直肠子宫陷凹封闭从而包裹病灶于其中，也可以是病变直接浸润至腹膜下直肠阴道隔而形成。病灶在直肠壁浸润多较表浅，少数穿透肌层进入肠腔可引起周期性便血。在严重的病例，直肠壁被异位内膜组织广泛浸润，纤维增生形成狭窄环，使肠腔狭窄甚至阻塞，发生大便困难；有时在盆腔内形成一个大而坚实的肿块。典型病变镜下诊断没有困难。因此，年轻女性发现阴道直肠隔浸润性病灶时，结合症状和体征，应首先考虑内异症，而不可轻易诊断为恶性肿瘤。

四、临床表现

子宫内膜异位症可因病变部位不同，而有多种多样的临床表现，但多与月经周期密切相关。约25%的内异症患者无任何症状。

（一）症状

1. 痛经和慢性盆腔痛

继发性痛经是子宫内膜异位症的典型症状。典型痛经常于月经来潮前1～2日开始，经期第1日最剧，以后逐渐减轻，至月经干净时消失。偶有下腹痛出现在月经将尽或已尽者。疼痛多位于下腹部及腰骶部，可放射至阴道、会阴、肛门或大腿。部分患者伴有直肠刺激症状，表现为里急后重感、稀便。疼痛剧烈者可伴有恶心呕吐、面色苍白、出冷汗等。疼痛程度与病灶大小不一定成正比，如较大的卵巢子宫内膜异位囊肿可能疼痛较轻，而散在的盆腔腹膜小结节病灶却可导致剧烈痛经。多数患者疼痛程度随局部病变加重而逐年加剧，少数患者逐渐发展为慢性盆腔痛，经期加剧。

2. 不孕

引起不孕的原因复杂，主要相关因素：①盆腔解剖结构异常，重度内异症病灶可引起卵巢、输卵管周围广泛粘连，输卵管伞端僵硬、封闭，直肠子宫陷凹封闭，导致输卵管拾卵和受精卵的运输障碍。②盆腔内微环境改变，内异症患者盆腔微环境表现为巨噬细胞主导的局部免疫激活引起一系列级联效应，从而导致多种炎性因子、炎症细胞异常，干扰排卵、受精等过程。③卵巢功能异常，受腹腔内IL-1、IL-6等炎症因子的影响，内异症患者常合并卵泡发育异常，导致受精率下降、胚胎质量欠佳、种植率降低。黄素化未破裂卵泡综合征（LUFS）是一种排卵功能障碍，存在于18%～79%的子宫内膜异位症患者中。此病症为卵泡发育成熟且卵泡出现黄素化，患者基础体温呈双相，子宫内膜呈分泌期改变，但成熟的卵子不能排出，因此无受孕可能。另外，25%～45%的内异症患者存在黄体功能不全，可能与卵泡发育不良、血泌乳素升高等相关。④宫腔内环境异常，内异症患者存在明显的子宫内膜结构、宫腔内免疫环境以及容受相关分子表达异常，从而影响胚胎的着床和植入，也与高自然流产率相关。

3. 性交痛

约30%患者可出现性交痛。多见于直肠子宫陷凹、宫骶韧带或阴道直肠隔有异位病灶或因病变导致子宫后倾固定的患者。性交时由于碰撞、挤压病灶而引起疼痛。一般表现为深部性交痛，月经来潮前性交痛更明显。

4. 月经失调

15%～30%患者有经量增多、经期延长或经前点滴出血。月经失调可能与盆腔内环境紊乱或卵巢内异症囊肿破坏卵巢组织，导致卵巢排卵异常、黄体功能不全等有关，部分患者可能与同时合并子宫腺肌病有关。

5. 急腹痛

卵巢内异症囊肿常多次出现小的破裂。由于破口可立即被周围组织粘连包裹，故仅造成一过性下腹部或盆腔深部疼痛。如破口较大，大量囊液流入盆腹腔可引起突发性剧烈腹痛，伴恶心、呕吐和肛门坠胀。破裂多发生在经期及其前后，与经期囊内出血、压力增高有关。部分也可发生在排卵期，破裂前多有性生活或其他腹压增加的情况。其症状类似输卵管妊娠破裂，但穿刺见咖啡色囊液，而非不凝血。

6. 其他特殊症状

盆腔外内异症多表现为结节样肿块，伴周期性疼痛、出血。肿块在经期明显增大，月经后缩小，可产生压迫症状。肠道内异症患者可出现周期性腹痛、腹泻或便秘，甚至便血。严重者可因病变压迫肠管而出现肠梗阻症状。膀胱内异症可在经期出现血尿，尿痛、尿频症状多因严重的痛经症状而被掩盖。异位内膜累及输尿管，可出现血尿，一侧腰痛，甚至形成肾积水、无功能肾。呼吸道内异症可出现经期咯血及气胸。瘢痕内异症可见瘢痕处结节于经期增大，疼痛加重。

（二）体征

腹部体检多无阳性体征。巨大的卵巢内异症囊肿偶可在腹部扪及。囊肿破裂时可出现腹膜刺激征。盆腔检查时，典型的盆腔子宫内膜异位症可表现为子宫后倾固定，直肠子宫陷凹、宫骶韧带或子宫后壁下段等部位扪及触痛性结节。在一侧或双侧附件区扪及囊块，活动度差，往往有轻压痛。若病变累及直肠阴道隔，可在阴道后穹窿部扪及触痛性结节，甚至可看到隆起的紫蓝色斑点、结节。腹壁或会阴瘢痕处内异症病灶可在切口附近触及结节状肿块，边界不清，较固定，可有压痛。

五、诊断

凡育龄期女性出现继发性痛经进行性加重、慢性盆腔痛、不孕、性交痛等，同时盆腔检查时扪及盆腔内有触痛性结节或子宫旁有不活动的囊性包块，即应高度怀疑子宫内膜异位症。确诊需手术结合病理综合判断。对于临床表现及术中所见高度怀疑内异症，而病理未见异位内膜证据的，也可诊断。

（一）影像学检查

经阴道或腹部 B 型超声是卵巢内异症囊肿的重要检查手段。B 超有助于判断囊肿的位置、大小、形状、囊内容物以及囊肿与周围脏器特别是子宫的关系。内异症囊肿的超声声像图一般表现为单房或多房的圆形或椭圆形囊肿，壁较厚，粗糙不平，活动度差，囊内可见细密光点。盆腔 CT 和 MRI 对盆腔内异症尤其是阴道直肠隔病灶有诊断价值，但费用较昂贵。

（二）血清 CA125 测定

血清 CA125 水平可在中重度内异症患者中升高，但大多不高于 100U/mL。由于 CA125 敏感度及特异度均不高，故诊断价值有限。对于 CA125 升高患者，这一指标可用来监测病情活动。

（三）抗子宫内膜抗体

抗子宫内膜抗体是内异症的标志抗体。靶抗原是内膜腺体细胞中的一种孕激素依赖性糖蛋白。其诊断内异症的特异性 90%～100%，但敏感性只有 60% 左右。

（四）腹腔镜检查

腹腔镜检查是目前诊断内异症的最佳方法。在腹腔镜下见到典型病灶或对可疑病灶进行活检即可确诊。术中所见也是临床分期的重要依据。腹腔镜下可以同时进行诊断和治疗。对于临床高度怀疑内异症引起不孕、慢性盆腔痛而 B 超无阳性发现的患者可首选腹腔镜检查作为确诊手段。

（五）其他

如膀胱镜、结肠镜等有助于特殊部位内异症的诊断。

六、鉴别诊断

（一）卵巢恶性肿瘤

早期无症状，有症状时多呈持续性腹胀、腹痛。病情发展快，一般情况差，多伴腹水。B 超提示包块为混合性或实性。CA125 多高于 200U/mL。腹腔镜检查或剖腹探查可鉴别。

（二）盆腔炎性包块

多有急性或反复发作的盆腔感染史，疼痛无周期性，多为持续性下腹部隐痛，劳累、受凉后加重，可伴发热和白细胞增高，抗生素治疗有效。

（三）子宫腺肌病

痛经症状相似，但多位于下腹正中且更剧烈，常伴经量增多，子宫多呈球形增大，质硬，后壁较明显，经期检查子宫触痛明显。此病常与内异症并存。

七、治疗

国际子宫内膜异位症学术会议（WEC）曾总结提出对于子宫内膜异位症（EMT）腹腔镜、卵巢抑制、三期疗法、妊娠、助孕是最好的治疗。中国学者又明确提出内异症的规范化治疗应达到 4 个目的：减灭和去除病灶、缓解和消除疼痛、改善和促进生育、减少和避免复发。

治疗时主要考虑的因素：①年龄。②生育要求。③症状的严重性。④既往治疗史。⑤病变范围。⑥患者的意愿。

（一）有生育要求的内异症治疗方案

对有生育要求的内异症患者，应首先行子宫输卵管造影（HSG），输卵管通畅者，可先采用抑制子宫内膜异位病灶有效的药物，如避孕药、孕三烯酮（内美通）或 GnRH-a 等药物 3～6 个周期，然后给予促排卵治疗，对排卵正常但不能受孕者应行腹腔镜检查以明确有无盆腔粘连或其他引起不孕的盆腔因素。若 HSG 提示病变累及输卵管影响输卵管通畅性或功能，则应行腹腔镜检查确诊病因，在检查的同时完成盆腔粘连分离、异位病灶去除及输卵管矫正手术。EMT 患者手术后半年为受孕的黄金时期，术后 1 年以上获得妊娠的机会大大下降。

有学者认为对 EMT Ⅰ～Ⅱ期不孕患者，首选手术治疗，在无广泛病变或经手术重建盆腔解剖结构后，此时期盆腔内环境最有利于受精，子宫内膜的容受性也最高，应积极促排卵尽早妊娠或促排卵后行宫内人工授精（IUI）3 个周期，仍未成功则行体外受精（IVF）。对Ⅲ～Ⅳ期内异症不孕患者手术后短期观察或促排卵治疗，如未妊娠，直 IVF 或注射长效 GnRH-a 后行体外受精-胚胎移植（IVF-ET）。对病灶残留，内异症生育指数评分低者，术后可用 GnRH-a 治疗 3 个周期后行 IVF。

（二）无生育要求的治疗方案

对于无生育要求的内异症患者，治疗并控制病灶，以最简便、最小的代价来提高生活质量。治疗方法可分为手术治疗、药物治疗、介入治疗、中药治疗等。手术是第一选择，腹腔镜手术为首选。手术可以明确诊断，确定病变程度、类型、活动状态，进行切除、减灭病变，分离粘连，减轻症状，减少或预防复发。

（三）手术治疗

手术的目的是切除病灶、恢复解剖。手术又分为保守性手术、半保守性手术以及根治性手术。

1. 保守性手术

保留患者的生育功能，手术尽量切除肉眼可见的病灶、剥除囊肿以及分离粘连。适合年龄较轻、病情较轻又有生育要求者。

2. 半保守性手术

切除子宫，但保留卵巢。主要适合无生育要求、症状重或者复发经保守性手术或药物治疗无效，但年龄较轻希望保留卵巢内分泌功能者。

手术后的复发率取决于病情的严重程度及手术的彻底性。彻底切除或剥除病灶后 2 年复发率大约为 21.5%，5 年复发率为 40%～50%。手术后使用 GnRH-a 类药物可用于缓解切除不完全的内异症患者的疼痛，尤其是重度内异症者术后盆腔痛。对于术后想受孕的患者可以不使用该类药物，因为这并不能提高受孕率，而且还会因治疗延误受孕。术后使用促排卵药物，争取术后早日受孕。如果术后需要使用 GnRH-a 类药物，注射第 3 支后 28 天复查 CA125 及 CA199，CA125 降至 15U/mL 以下，CA199 降至 20U/mL 以下，待月经复潮后可行人工授精（IUI）或 IVF-ET。

3. 根治性手术

切除全子宫及双附件以及所有肉眼可见的病灶。适合年龄 50 岁以上、无生育要求、症状重或者内异症复发经保守性手术或药物治疗无效者。

（四）药物治疗

药物治疗的目的是改善妊娠环境，获得妊娠和止痛。常用药物治疗有以下几种。

1. 假孕疗法

长期持续口服高剂量的雌、孕激素，抑制垂体促性腺激素（Gn）及卵巢性激素的分泌，造成无周期性的低雌激素状态，使患者产生一种高雄激素性的闭经，其所发生的变化与正常妊娠相似，故称为假孕疗法。各种口服避孕药和孕激素均可用来诱发假孕。

（1）口服避孕药　低剂量高效孕激素和炔雌醇的复合片，抑制排卵，下调细胞增生，加强在位子宫内膜细胞凋亡，可安全有效地治疗 EMT 患者的痛经。长期连续或循环地使用是可靠的手术后用药，可避免或减少复发。通过阴道环给予雌、孕激素的方式治疗 EMT 相关疼痛效果及依从性良好。近年国外研究认为，避孕药疗效不逊于 GnRH-a，且经济、便捷、不良反应小，可作为术后的一类用药。

用法：每天 1 片，连续服 9～12 个月或 12 个月以上。服药期间如发生阴道突破性出血，每天增加 1 片直至闭经。

（2）孕激素类

① 地诺孕素：地诺孕素是一种睾酮衍生物，仅结合于孕激素受体以避免雌激素、雄激素或糖皮质激素活性带来的不良反应。在改善 EMT 相关疼痛方面，地诺孕素与 GnRH-a 疗效相当。每天口服 2mg，连续使用 52 周，对骨密度影响轻微。其安全耐受性很好，对血脂、凝血、糖代谢影响很小。给药方便，疗效优异，不良反应轻微，作为保守性手术后的用药值得推荐。

② 炔诺酮 5～7.5mg/d（0.625mg/片）或安宫黄体酮（MPA）20～30mg/d（2mg/片），连服 6 个月。如用药期间出现阴道突破性出血，可每天加服戊酸雌二醇（补佳乐）1mg 或己烯雌酚 0.25～0.5mg。

由于炔诺酮、安宫黄体酮类孕激素疗效短暂，妊娠率低，复发率高，现临床上已较少应用。

2. 假绝经疗法

使用药物阻断下丘脑 GnRH-a 和垂体 Gn 的合成和释放，直接抑制卵巢激素的合成以及有可能与靶器官性激素受体相结合，导致 FSH 和 LH 值低下，从而使子宫内膜萎缩，导致短暂闭经。不像绝经期后 FSH 和 LH 升高，故名假绝经疗法。常用药物有达那唑、内美通等。

（1）达那唑 达那唑是一种人工合成的 17α-乙炔睾丸酮衍生物，抑制 FSH 和 LH 峰，产生闭经；并直接与子宫内膜的雄激素和孕激素受体结合，导致异位内膜腺体和间质萎缩、吸收而痊愈。

用法：月经第 1 天开始口服，每天 600～800mg，分 2 次口服，连服 6 个月或使用递减剂量，300mg/d 逐渐减至 100mg/d 的维持剂量，作为 GnRH-a 治疗后的维持治疗 1 年，能有效维持盆腔疼痛的缓解。

达那唑宫内节育器能有效缓解 EMT 有关的疼痛症状，且无口服时的不良反应。达那唑阴道环给药系统有效治疗深部浸润型 EMT 的盆腔疼痛，不良反应非常少见，可以作为术后长期维持治疗。

（2）孕三烯酮（内美通） 孕三烯酮是 19-去甲睾酮衍生物，有雄激素和抗雌孕激素作用，作用机制类似达那唑，疗效优于达那唑，不良反应较达那唑轻。其耐受性、安全性及疗效不如 GnRH-a。

用法：月经第 1 天开始口服，每周 2 次，每次 2.5mg，连服 6 个月。

3. 其他药物

（1）他莫昔芬（三苯氧胺，TAM） 他莫昔芬是一种非甾体的雌激素拮抗剂，可与雌激素竞争雌激素受体，降低雌激素的净效应，并可刺激孕激素的合成，而起到抑制雌激素作用，能使异位的子宫内膜萎缩，造成闭经，并能缓解因内异症引起的疼痛等症状。但 TAM 治疗中又可出现雌激素样作用，长期应用可引起子宫内膜的增生，诱发卵巢内膜囊肿增大。

用法：每天 20～30mg，分 2～3 次口服，连服 3～6 个月。

（2）米非司酮　能与黄体酮受体及糖皮质激素受体结合，下调异位和在位内膜的孕激素受体含量并抑制排卵，造成闭经，促进子宫内膜异位症病灶萎缩，疼痛缓解。

用法：月经第 1 天开始口服，每天 10～20mg，连服 6 个月。

（3）有前景的药物　芳香化酶抑制剂类，如来曲唑；GnRH-a-A 类药物西曲瑞克；基质金属蛋白酶抑制剂及抗血管生成治疗药物等。

4. 免疫调节治疗

子宫内膜异位症是激素依赖性疾病，性激素抑制治疗已广泛应用于临床并取得了一定的短期疗效，包括达那唑、GnRH-a 和口服避孕药等。但是高复发率以及长期使用产生的严重药物不良反应影响了后续治疗。研究表明，子宫内膜异位症的形成和发展有免疫系统的参与，包括免疫监视的缺失，子宫内膜细胞对凋亡和吞噬作用的抵抗以及对子宫内膜细胞有细胞毒性作用的 NK 细胞活性的降低。因此，免疫调节为子宫内膜异位症治疗开辟了新的途径。目前，以下几种药物在子宫内膜异位症治疗研究中获得了初步疗效。

（1）己酮可可碱　己酮可可碱是一种磷酸二酯酶抑制剂，它既可以影响炎症调节因子的产生，也可以调节免疫活性细胞对炎症刺激的反应，近年来被认为可能对子宫内膜异位症有效而成为子宫内膜异位症免疫调节治疗的研究重点。己酮可可碱可以通过提高细胞内的环磷腺苷水平来减少炎症细胞因子的产生或降低其活性，如肿瘤坏死因子 α（TNF-α）。此外，还具有抑制 T 淋巴细胞和 B 淋巴细胞活化，降低 NK 细胞活性，阻断白细胞对内皮细胞的黏附等作用。研究发现，己酮可可碱可以调节子宫内膜异位症患者腹膜环境的免疫系统功能，减缓子宫内膜移植物的生长，逆转过度活化的巨噬细胞，有效改善子宫内膜异位症相关的不孕。己酮可可碱不抑制排卵，对孕妇是安全的，适用于治疗与子宫内膜异位症相关的不孕症。

手术后使用己酮可可碱治疗轻度子宫内膜异位症，800mg/d，12 个月的妊娠率从 18.5% 提高到 31%，可以明显减轻盆腔疼痛。但也有研究认为并不能明显改善轻度到重度子宫内膜异位症患者的妊娠率，不能降低术后复发率。

（2）抗 TNF-α 治疗药物　TNF-α 是一种促炎症反应因子，是活化的巨噬细胞的主要产物，与子宫内膜异位症的形成和发展有关。子宫内膜异位症患者腹腔液中 TNF-α 水平增高，并且其水平与子宫内膜异位症的严重程度相关。抗 TNF-α 治疗除了阻断 TNF-α 对靶细胞的作用外，还包括抑制 TNF-α 的产生。该类药物有己酮可可碱、英夫利昔单抗、依那西普、重组人 TNF 结合蛋白 I 等。

（3）干扰素 α2b 干扰素 α 能刺激 NK 细胞毒活性，并可促使 CD8 细胞表达。无论在体外实验或动物模型中，干扰素 α2b 对于子宫内膜异位症的疗效均得以证实。

（4）白细胞介素 12（IL-12） IL-12 的主要作用是调节免疫反应的可适应性。IL-12 可以作用于 T 淋巴细胞和 NK 细胞，从而诱导其他细胞因子的产生。其中产生的干扰素-γ 可以进一步增强 NK 细胞对子宫内膜细胞的细胞毒性作用以及促进辅助性 T 淋巴细胞反应的产生。小鼠腹腔内注射 IL-12 明显减小异位子宫内膜病灶的表面积和总重量。但目前缺乏临床试验证实其疗效。

（5）中药 中医认为扶正固本类中药多有免疫促进作用，有促肾上腺皮质功能及增强网状内皮系统的吞噬作用，增加 T 淋巴细胞的比值。活血化瘀类中药对体液免疫与细胞免疫均有一定的抑制作用，不仅能减少已生成的抗体，而且还抑制抗体形成，对已沉积的抗原抗体复合物有促进吸收和消除的作用，还有抗感染、降低毛细血管通透性等作用。由丹参、莪术、三七、赤芍等组方的丹莪妇康煎具有增强细胞免疫和降低体液免疫的双向调节作用，疗效与达那唑相似。由柴胡、丹参、赤芍、莪术、五灵脂组方的丹赤坎使 33％ 的 EMT 患者局部体征基本消失，NK 细胞活性升高。但是中药的具体免疫调节作用尚缺乏实验室证据的支持，且报道的临床疗效可重复性不强。

5. 左炔诺孕酮宫内缓释系统（LNG-IUS，曼月乐）

LNG-IUS 直接减少病灶中的 E_2 受体，使 E_2 的作用减弱导致异位的内膜萎缩，子宫动脉阻力增加，减少子宫血流量，减少子宫内膜中前列腺素的产生，明显减少月经量，改善 EMT 患者的盆腔疼痛，缓解痛经症状。与 GnRH-a 相比，LNG-IUS 缓解 EMT 患者痛经疗效相当，减少术后痛经复发。不增加心血管疾病风险，且降低血脂，不引起低雌激素症状，没有减少骨密度的严重不良反应，可长期应用。不规则阴道流血发生率高于 GnRH-a。如果 EMT 患者需要长期治疗，可优先选择 LNG-IUS，在避孕的同时，是治疗子宫内膜异位症、子宫腺肌病和慢性盆腔痛的有效、安全、便捷的治疗手段之一，尤其适用于合并有子宫腺肌瘤的 EMT 患者长期维持治疗。

曼月乐含 52mg 左炔诺孕酮，每天释放 $20\mu g$，可有效使用 5 年。

放置曼月乐一般选择在月经的 7 天以内；如果更换新的曼月乐可以在月经周期的任何时间。早孕流产后可以立即放置，产后放置应推迟到分娩后 6 周。

6. 促性腺激素释放激素激动剂（GnRH-a）

GnRH-a 是目前最受推崇、最有效的子宫内膜异位症治疗药物。连续使用 GnRH-a 可下调垂体功能，造成药物暂时性去势及体内 Gn 水平下降、低雌激素状态。由于卵巢功能受抑制，产生相应低雌激素环境，使内异症病灶消退。目前常用的有长效制剂如进口的曲普瑞林、戈舍瑞林、布舍瑞林等；国产的长效制剂有亮丙瑞林（丽珠制药），短效制剂如丙氨瑞林（安徽丰原）。

（1）用法 长效制剂于月经第 1 天开始注射，每 28 天注射 1/2～1 支，注射 3～6 支，最多不超过 6 支。

（2）不良反应 主要为雌激素水平降低所引起的类似围绝经期综合征的表现，如潮热、多汗、血管舒缩不稳定、乳房缩小、阴道干燥等反应，占 90% 左右，一般不影响继续用药。严重雌激素减少，E_2＜734pmol/L，可增加骨中钙的吸收，而发生骨质疏松。

（3）反向添加疗法（Add-back） 指联合应用 CnRH-a 及雌、孕激素，使体内雌激素水平达到所谓"窗口剂量"，既不影响内异症的治疗，又可最大限度地降轻低雌激素的影响。其目的是减少血管收缩症状以及长期使用 GnRH-a 对于骨密度的损害。可以用雌、孕激素的联合或序贯方法。

用药方法：应用 GnRH-a 3 个月后，联合应用以下药物。

① GnRH-a＋补佳乐 1～2mg/d＋安宫黄体酮 2～4mg/d。

② nRH-a＋补佳乐 1～2mg/d＋炔诺酮 5mg/d。

③ GnRH-a＋利维爱 2.5mg/d。

雌二醇阈值窗口概念：血清 E_2 在 110～146pmol/L 为阈值窗口，在窗口期内可不刺激 EMT 病灶生长，亦能满足骨代谢和血管神经系统对雌激素的需求，故可适当添加激素维持雌激素阈值水平，减少不良反应。适当反加不影响 GnRH-a 疗效，且有效减少不良反应，延长用药时间。

（4）GnRH-a 反减治疗 以往采用 GnRH-a 先足量再减量方法，近年有更合理的长间歇疗法，延长 GnRH-a 用药间隔时间至 6 周 1 次，共用 4 次，亦能达到和维持有效低雌激素水平，是经济有效且减少不良反应的给药策略，但其远期复发率有待进一步研究。

（五）药物与手术联合治疗

手术治疗可恢复正常解剖关系，去除病灶并同时分离粘连，但严重的粘连使病灶不能彻底清除，显微镜下和深层的病灶无法看到，术后并发症有时难以避免。手术后的粘连是影响手术效果、导致不孕的主要原因。药物治疗虽有较好的疗效，但停药后短期内病变可能复发，致密的粘连妨碍药物到达病灶内而影响疗效。根据病情程度在手术前后药物治疗。术前应用 GnRH-a，在低雌激素作用下，腹腔内充血减轻，毛细血管充血和扩张均不明显，使粘连易于分离，卵巢异位瘤易于剥离，有利于手术的摘除，还可预防术后粘连形成。术后 1～2 个月的药物，可以抑制手术漏掉的病灶，预防手术后的复发。

八、复发与处理

内异症复发指手术和规范药物治疗，病灶缩小或消失以及症状缓解后，再次出现临床症状且恢复至治疗前水平或加重或再次出现子宫内膜异位病灶。内异症总体的复发率高达50%以上，作为一种慢性活动疾病，无论给予什么治疗，患者总处于复发的危险之中，特别是年轻的、保守性手术者。实际上，难以区分疾病的再现或复发，还是再发展或持续存在，更难界定治疗后多长时间再出现复发。无论何种治疗很难将异位灶清除干净，尤其是药物治疗。复发的生物学基础是异位内膜细胞可以存活并有激素的维持。这种异位灶可以很"顽强"，经过全期妊娠已经萎缩的异位种植可能在产后1个月复发。也有报道在经过卵巢抑制后3个星期，仅在激素替代3天即可再现病灶。复发的主要表现是疼痛以及结节或包块的出现，80%于盆腔检查即可得知，超声扫描、血清CA125检查可助诊，最准确的复发诊断是腹腔镜检查。一般以药物治疗的复发率为高，1年的复发率是51.6%。保守性手术的每年复发率是13.6%，5年复发率是40%~50%。

EMT复发的治疗基本遵循初治原则，但应个体化治疗。如药物治疗后痛经复发，应手术治疗。手术后内异症复发可先用药物治疗，仍无效者应考虑手术治疗。如年龄较大、无生育要求且症状严重者，可行根治性手术。对于有生育要求者，未合并卵巢子宫内膜异位囊肿者，给予GnRH-a 3个月后进行IVF-ET。卵巢子宫内膜异位囊肿复发可进行手术或超声引导下穿刺，术后给予GnRH-a 3个月后进行IVF-ET。

第三章　卵巢、输卵管疾病

第一节　多囊卵巢综合征

多囊卵巢综合征（PCOS）指卵巢泡膜细胞良性增生引起雄激素生成过多，导致月经紊乱、持续排卵障碍、高雄激素血症、多毛、肥胖、不孕、胰岛素抵抗，双侧卵巢多囊性增大为临床特征的高度异质性的症候群，是一种严重威胁女性生殖健康以及身心健康的疾病。

PCOS 是妇女最常见的内分泌紊乱性疾病之一，是引起无排卵性不孕和高雄激素血症的主要原因。PCOS 多见于 17～30 岁妇女，育龄妇女中 PCOS 的患病率为 5%～10%，占无排卵性不孕的 30%～60%。

一、发病原因

PCOS 的确切病因尚不清楚，由于其临床表现的复杂性和高度异质性，PCOS 病因学研究一直是该病研究的热点和难点。目前人们较普遍接受关于 PCOS 是遗传和环境共同作用的多基因遗传性疾病的观点。可能的致病因素大致归纳为以下几个方面：卵泡发育障碍、卵巢性激素合成异常、高胰岛素血症、遗传因素与环境因素。

（一）遗传理论

PCOS 有家族聚集现象，家族性的无排卵和卵巢多囊样改变提示该病存在遗传基础。家系分析表明 PCOS 呈常染色体显性遗传方式，患者常有相似的月经不规律的母亲或者早秃的父亲（早秃是 PCOS 男性的表型）。研究显示 PCOS 是由主基因变异并 50％可遗传给后代。但 PCOS 临床表现的多样性限制了家系患者的认定，同样由于缺乏男性表型，使基因连锁分析不能发挥有效作用。高雄激素血症和胰岛素抵抗或高胰岛素血症可能是 PCOS 家族成员同样患病的两个主要遗传特征，两者之间的密切相关性提示，胰岛素促进卵巢雄激素生成作用受遗传因素或遗传易感性影响。无排卵、高雄激素血症和卵巢多囊样改变的家族成员中女性高胰岛素血症、男性过早脱发的发病率增高。胰岛素抵抗或高胰岛素血症是原发性高血压发生发展的始动和主导因素，而高雄激素血症可加重 PCOS 患者已经存在的胰岛素抵抗；反之亦然，两者呈恶性循环。

PCOS 的遗传涉及很多方面，包括促性腺激素及其受体的分子缺陷、激素合成中的酶缺陷、胰岛素作用和分泌途径等，这些方面目前都尚无明确的结论。

（二）非遗传理论

环境因素包括宫内高雄激素、抗癫痫药物、地域、营养和生活方式等，可能是 PCOS 的危险因素、易患因素。孕期子宫内激素环境影响成年后个体的内分泌状态。孕期暴露于高浓度雄激素环境下的大鼠，成年后会发生不排卵和卵巢多囊样改变，提示在人类，从胎儿发育到青春期卵巢开始发育的任一时期暴露于过高的雄激素环境，可导致发生 PCOS 的许多特征，包括 LH 异常分泌和胰岛素抵抗，推测人类 PCOS 表型的发生是由胚胎时期卵巢雄激素分泌过高的遗传易感性造成的。

另外，临床上 26.3％的单卵双胎和 40％的双卵双胎在 PCOS 的发病上不一致，提示 PCOS 可能是一种较为复杂的遗传方式，而不是单一的常染色体缺陷，结合 PCOS 的高度异质性，不排除伴 X2 连锁显性遗传和多基因形式的可能以及环境因素的影响作用，可能还受到饮食、运动等其他环境因素的影响。青春期患有贪食等饮食障碍的女性常发生 PCOS。

二、临床表现

（一）临床特征

主要表现：多毛、肥胖、无排卵、月经失调或闭经、不孕、双侧卵巢增大呈多囊样改变，LH/FSH 值≥2、雄激素升高、胰岛素抵抗。

1. 月经失调

PCOS 患者中约 70％伴有月经紊乱，主要表现为闭经、月经稀发和功能失调性子宫出血。月经初潮后月经不规则持续存在，以月经稀发最常见，继发性闭经及功能失调性子宫出血次之,偶见原发性闭经及规律的无排卵月经。绝大多数患者无排卵,少数可稀发排卵或黄体功能不足。月经初潮后的功能失调性子宫出血有可能即是PCOS。PCOS的闭经多属Ⅰ度闭经,使用孕酮可引起撤退性出血。

2. 不孕

多为排卵障碍而引起的原发不孕,占无排卵不孕患者30%左右。

3. 高雄激素征象

(1) 多毛　多毛主要指面部或躯体表面有异常的过多毛生长。多毛是雄激素增高的重要表现之一,在PCOS患者中发生率可高达70%,有种族差异和个体差异,亚洲妇女多毛较少见,多毛不严重,以性毛增多为主,如阴毛分布常延及肛周、腹股沟或上伸至腹中线,但多属女性型分布。有的乳晕周围有长毛。尚有眉浓、上唇细须和腋毛较浓密,前臂及小腿毛发增多。毛通常较粗硬、长,但亦有呈现细、短型。评价多毛需与患者原来毛发情况进行对比。

(2) 痤疮　在PCOS患者中痤疮发生率为15%~25%。痤疮常发生于额部、颞部及胸背部,主要发生于青春期,与雄激素分泌增加使皮脂腺增生肥大、皮脂产生增多有关。痤疮最初表现为粉刺,逐渐发展为丘疹、脓疱、结节、囊肿与瘢痕等。偶有阴蒂略大或稍见喉结突出。

PCOS患者发生的痤疮属于内分泌源性痤疮,有以下4个特点。

① 发病早:9~10岁即开始发生痤疮。

② 病期长:病期长达30~40年,可持续到40~50岁。

③ 病情重:痤疮常发生炎性丘疹、脓疱、结节,破溃后形成瘢痕,严重者可导致毁容。

④ 部位特殊:痤疮主要在面下1/3处,特别是鼻、面颊及口周,以结节、囊肿为主,严重者前胸后背也有重症痤疮。

4. 肥胖

PCOS肥胖的发生率为50%~70%,主要表现为中心性肥胖。80%的肥胖者伴有胰岛素抵抗(IR),最终导致高胰岛素血症、高雄激素血症及相应的临床特征。

肥胖标准:超过标准体重[身高(cm)-105]20%以上诊为肥胖。

腰围与臀围的比值(WHR):WHR<0.85称为女性肥胖、臀股肥胖或外周性肥胖。WHR>0.85称为男性肥胖、内脏型肥胖或中心性肥胖。肥胖患者易出现高雄激素血症,无排卵。亚洲妇女肥胖程度较欧美妇女轻而少。

体重指数(BMI):体重(kg)/身高^2(m)≥23为超重,≥25为肥胖;<18.5为低体重。

5. 黑棘皮病

黑棘皮病是严重的胰岛素抵抗、严重的高胰岛素血症导致的一种皮肤病变。

高雄激素血症患者 5% 有黑棘皮病，常在外阴、腹股沟、腋下、颈后等皮肤皱褶处出现皮肤角化过度增厚，呈灰棕色至黑色，故称为黑棘皮病。受累皮肤增厚呈乳头瘤样斑块，外观像天鹅绒或片状角化过度，有时呈细小疣状改变。

（二）内分泌异常

1. 高雄激素血症

女性体内的雄激素主要有雄烯二酮（A_2）、睾酮（T）、脱氢表雄酮（DHEA）、硫酸脱氢表雄酮（DHEAS）及双氢睾酮（DHT）。其中 A_2 和 T 绝大部分来源于卵巢；DHEA 和 DHEAS 几乎均来源于肾上腺；DHT 由 T 经局部皮肤的 5α 还原酶作用转化而来。

雄激素过多是 PCOS 的基本特征，高雄激素血症或高雄激素妇女中约 95% 由 PCOS 引起。有 60%～80% 的 PCOS 患者有高雄激素生化表现。常用的检测指标为血清睾酮、雄烯二酮、硫酸脱氢表雄酮。单独检测总睾酮的含量意义较小。评价高雄激素血症的生化指标主要依靠游离睾酮或游离雄激素指数（FAI＝T/SHBG×100）的异常。当性激素结合球蛋白（SHBG）水平降低，游离睾酮水平升高，可作为评价 PCOS 高雄激素血症的指标。PCOS 患者 A_2 可以升高，有 25% 的患者 DHEAS 升高。尿 17-酮类固醇可正常和增高，正常时提示雄激素来源于卵巢，增高提示肾上腺功能亢进。由于雄激素抑制肝脏的 SHBG 的合成，游离睾酮处于高水平，多囊卵巢（PCO）患者中有 30% 的血清睾酮升高。多毛比非多毛的 PCOS 患者有较高的雄激素水平和较低的 SHBG 水平。

2. 血 LH、FSH 水平比例异常

早卵泡期高 LH 是 PCOS 的特征之一，FSH 偏低或正常。约 60% 的患者 LH/FSH 值＞2。肥胖者的 LH 水平常常并无明显升高。

3. E_2 水平

E_2 正常和稍偏低，排卵前后无升高；但因过多的雄烯二酮在外周脂肪中转化为雌酮（E_1），E_1/E_2 浓度比＞1。雌激素无周期性变化，有助于协助诊断 PCOS 无排卵的情况。

4. PRL 升高

10%～30% 的 PCOS 患者有轻度泌乳素（PRL）升高，一般为 1776～2664nmol/L。HPRL 患者多毛和 PCOS 的发生率分别为 56% 和 50%～67%。两者的鉴别要点是 HPRL 患者 PRL 水平升高，FSH、LH 和 E 处于低水平，有的伴有垂体腺瘤。PCOS 患者 FSH 正常或略低，LH 偏高，E 相对较高。

5. 孕酮（P）

P 水平始终处于早卵泡期水平。

6. 胰岛素抵抗（IR）和高胰岛素血症（HI）

IR 及 HI 在 PCOS 的病理生理学改变及发病过程中起重要作用。IR 与 HI 是 PCOS 常见的表现。IR 在正常人群中的发生率为 10%～25%，在 PCOS 的发生率为 50% 以上。非肥胖的 PCOS 约有 10% 发生 IR，30% 发生 HI；肥胖的 PCOS 有 40%～50% 发生 IR，75% 发生 HI。葡萄糖耐量试验（OGTT）后，血胰岛素反应高亢，血糖反应正常。当胰岛 B 细胞功能耗竭时，出现糖耐量低减（瘦 PCOS 患者 10.3%、胖 PCOS 患者 30%）或糖尿病（瘦 PCOS 患者 1.5%、胖 PCOS 患者 7.5%）。

（1）胰岛素抵抗的测定方法

① 金标准：高胰岛素钳夹实验 M/I（平均血糖利用率/平均血胰岛素浓度），但该方法需患者多次抽血，操作复杂，价格昂贵，患者很难接受，只适于小样本的科学研究，不适合临床应用。

② 胰岛素抵抗的判定：采用 HOMA-IR 的计算方法为 ［空腹胰岛素水平（mU/L）×空腹血糖水平（mmol/L）］/22.5。HOMA-IR＞2.69 判定为胰岛素抵抗。

③ 高胰岛素血症（HI）：空腹血清胰岛素（INS）水平＞正常值。适用于 B 细胞和肝功能正常而胰岛素敏感缺陷的患者。

④ 胰岛素抵抗（IR）：空腹血糖（mg/dL）/空腹胰岛素值（μU/mL），在 PCOS 患者中可作为判断胰岛素敏感性的准确指数。该比值≤4.5，即可认为有胰岛素抵抗，其敏感性达 95%，特异性达 84%。其值越小表示 IR 越严重。但此公式不能排除胰岛素分泌损害。

⑤ 口服葡萄糖耐量试验（OGTT）：OGTT 异常可以提示胰岛素抵抗的程度。常用口服法，另外还有静脉注射法及激素 OGTT 法。以下为口服法：

试验前晚 7 时起禁食，次日晨取血测定空腹血糖，同时查尿糖定性。

口服葡萄糖 100g（准确量为每千克体重 1.75g，每克加水 2.5mL）。

口服后 0.5h、1h、2h、3h 分别测定血糖浓度及尿糖量。

结果：正常者空腹血糖为 0.44～0.7mmol%，服后 0.5～1h 血糖可升至 1～1.1mmol%，2h 后降至 0.8mmol%，3h 后再降至空腹血糖水平，有时 3h 后可降至正常以下，继而以回跳，尿中无糖。

服葡萄糖后血糖高峰超过 1mmol%，3h 后血糖不恢复正常，于血糖＞1mmol% 时出现尿糖，均为糖耐量降低表现。如能除外肥胖、肝病及其他内分泌病等原因者，即可诊断为糖尿病。

OGTT 试验并非诊断代谢综合征所必需，只是指导治疗和评估代谢异常程度所需。

（2）胰岛素抵抗测定的必要性　国内外学者都通过计算 OGTT 试验的胰岛

素水平曲线下面积与血糖水平曲线下面积比值来评估胰岛素抵抗状况,可是该方法无法给出判断胰岛素抵抗的参考值,因此不能用于胰岛素抵抗的诊断。由于目前还没有在普通人群中探查胰岛素抵抗的临床试验,并且胰岛素抵抗未纳入PCOS诊断标准,所以诊断PCOS时,不需要常规测定胰岛素水平。

(3)鹿特丹共识关于代谢紊乱筛选的总结如下。

① 对诊断PCOS来说没有一项胰岛素抵抗试验是必需的,它们也不需要选择治疗。

② 应该对肥胖型PCOS妇女做代谢综合征的筛选,包括用OGTT试验筛选葡萄糖不耐受。

③ 对不肥胖的PCOS妇女有必要做进一步的研究以确定这些试验的使用,尽管在胰岛素抵抗额外危险因素如糖尿病家族史存在时需要对这些实验加以考虑。

7. 肥胖和代谢综合征

代谢综合征是近代对一组肥胖和内分泌代谢异常的症候群的命名,与发生冠心病及动脉粥样硬化、糖尿病、高血压、高血脂等一系列代谢性疾病高度相关。其诊断标准如下。

(1)女性腰围>80cm。

(2)三酰甘油>4.8mmol/L。

(3)HDL胆固醇<1.3mmol/L

(4)血压>17.33/11.33kPa。

(5)空腹血糖6.1~6.9mmol/L。

(6)2h OGTT(75g葡萄糖)7.8~11.1mmol/L。

以上标准中肥胖为必需指标,其余5项中有3项者即可诊断。

8. 甲状腺功能异常

对所有PCOS患者均应进行甲状腺功能检查。临床上约88.9%的甲状腺功能亢进患者伴有PCOS,约36.5%的甲状腺功能减低患者可并发PCOS。

甲状腺功能亢进患者血清游离甲状腺素(T_4)、性激素结合球蛋白(SHBG)、睾酮(T)水平升高,皮质醇结合球蛋白和皮质醇水平降低,伴有PCOS者游离甲状腺素(FT4)水平高于无PCOS者。

甲状腺功能低下患者SHBG水平下降,血清游离T增加,甲状腺激素降低、促甲状腺激素(TSH)升高。

(三)卵巢形态异常

1. 妇检

双侧卵巢正常或对称性轻度增大,胀韧感,多数增大的卵巢不能扪及。

2. 阴道 B 超

卵巢正常或稍大，体积≥10mL 或同一个切面上直径 2～9mm 的卵泡数≥12 个，呈"项链征"排列。

3. 腹腔镜检查

卵巢形态饱满，表面光滑，无排卵痕迹，卵巢表面可见多个突出的囊状卵泡，包膜灰白色增厚。

（四）辅助检查

1. 基础体温（BBT）

单相或表现为黄体功能不全（LPD）。

2. 诊断性刮宫

月经来潮前 3 天或来潮 6h 内诊刮，子宫内膜为增生期或增生过长，无分泌期改变，少数可见非典型性增生或癌变。

三、诊断

（一）鹿特丹诊断标准

（1）稀发排卵或无排卵。

（2）高雄激素的临床表现和（或）高雄激素血症。

（3）卵巢多囊性改变一侧或双侧卵巢直径 2～9mm 的卵泡≥12 个和（或）卵巢体积≥10mL。

上述 3 条中符合 2 条，在排除了其他原因引起的高雄激素血症后（先天性肾上腺皮质增生、库欣综合征、分泌雄激素的肿瘤等），即可做出 PCOS 的诊断。

（二）鹿特丹标准的判断

1. 稀发排卵或无排卵

（1）判断标准　初潮两年不能建立规律月经；闭经（停经时间超过 3 个月，以上或月经周期＞6 个月）；月经稀发≥35 天及每年＞3 个月不排卵者（WHOⅡ类无排卵）即为符合此条。

（2）月经规律并不能作为判断有排卵的证据。

（3）基础体温（BBT）、B 超监测排卵、月经后半期（月经周期第 20～24 天）孕酮测定等方法明确是否有排卵。

（4）卵泡刺激素（FSH）和雌二醇（E_2）水平正常，目的在于排除低促性腺激素性性腺功能减退和卵巢早衰。

2. 高雄激素临床表现

痤疮、多毛、高雄激素秃顶、喉结出现、阴蒂增大、声音低沉等。

3. 高雄激素的生物化学指标

总睾酮、游离睾酮指数或游离睾酮高于实验室参考正常值，其中主要是游离T的异常。

4. 多囊卵巢综合征诊断标准

阴道 B 超下卵巢体积≥10mL 和（或）同一个切面上直径 2～9mm 的卵泡数≥12 个。

鹿特丹的 PCOS 超声标准是满足以下条件之一。

（1）卵巢正常或稍大，体积≥10mL［卵巢体积＝0.5×长（cm）×宽（cm）×厚（cm）］，形态饱满，直径可以>4cm，包膜明显增厚，回声增强。

（2）卵巢内卵泡≥12 个，直径在 2～9mm，即卵巢多囊样改变，多数<5mm，最大一般不超过 10mm，卵泡之间互相挤压，排列杂乱无章，每一个切面数目可在 10 个以上。

（3）单侧卵巢的上述改变足以诊断。

（三）中国 PCOS 最新诊断标准

1. 疑似 PCOS

月经稀发或闭经或不规则子宫出血是诊断必需条件。另外，再符合下列 2 项中的 1 项。

（1）高雄激素的临床表现或高雄激素血症。

（2）超声表现为 PCOS。

2. 确诊 PCOS

具备上述疑似 PCOS 诊断条件后还必须逐一排除其他可能引起高雄激素的疾病和引起排卵异常的疾病才能确定诊断。

3. 排除疾病

迟发性先天性肾上腺皮质增生、库欣综合征、低促性腺激素性闭经、卵巢或肾上腺分泌雄激素肿瘤、甲状腺功能异常、高催乳素血症。

（四）PCOS 的超声检查要求及特点

经阴道超声（TVS）检查 100％可探测到多囊卵巢，而经腹部超声（TAS）检查约有 30％的患者漏诊。TVS 具有操作安全、快速的特点，且阴道探头距离子宫、卵巢距离近，用高频探头分辨率更高，图像质量和分辨率提高，同时避免腹壁脂肪的影响、充盈膀胱的不适感和因膀胱充盈不佳对结果判断的影响。TVS 明显提高了卵巢间质回声异常及多囊性改变的检出率，因此已取代了 TAS。

月经规律妇女应在早卵泡期（月经周期第3~5天）阴道超声检查，月经稀发或闭经者可在超声显示无优势卵泡或黄体酮撤退性出血的第3~5天检查。对于未婚肥胖的患者可应用肛门超声来检测。避孕药可以影响正常女性和PCOS女性的卵巢形态，服药期间可能造成超声检查结果的准确性降低。如果超声检查发现卵泡＞10mm或正处于黄体期，应在下个月经周期早卵泡期重新检查。有卵巢不对称或异常肿大的现象，应进一步检查。

多囊卵巢通常是增大的，但也有正常大小的多囊卵巢，PCOS患者的超声相也可以是正常的。目前仍无专门的发生率普查资料，按超声诊断多囊卵巢的标准，发现健康的育龄妇女中16％~22％有PCOS，无排卵不育妇女中PCOS占75％，月经稀发妇女中占87％，多毛而有规律的排卵性月经者中占94％，闭经者中占30％~40％。

（五）诊断分型

按照有无肥胖及中心型肥胖，有无糖耐量受损、糖尿病、代谢综合征等，PCOS可分为：

1. 经典的PCOS患者

月经异常和高雄激素，有或无PCOS，代谢障碍表现较重。

2. 无高雄激素PCOS

只有月经异常和PCOS，代谢障碍表现较轻。

（六）青春期PCOS的诊断

1. 初潮2年后仍有月经稀发或闭经

月经稀发：月经间隔42~180天；闭经：停经＞180天。

2. 临床高雄激素血症

持续痤疮，严重多毛。

3. 生化高雄激素血症

血清睾酮＞1.74nmol/L，LH/FSH＞2。

4. IR或高胰岛素血症

黑棘皮病、腹型肥胖、糖耐量受损、代谢综合征。

5. 多囊卵巢

超声见卵巢增大、多囊卵巢、间质增加。

符合上述5条中的4条，即可诊断为PCOS。

四、鉴别诊断

须鉴别的疾病：卵泡膜细胞增殖症、皮质醇增多症（库欣综合征）、先天性肾上腺皮质增生、21-羟化酶缺乏型、卵巢分泌雄激素的肿瘤、高催乳素血症、甲状腺功能异常、特发性多毛症、下丘脑性闭经、药物性高雄激素症。

（一）先天性肾上腺皮质增生

该病临床表现与 PCOS 极为相似。患者在青春期出现月经不规律、多毛和不育。常见 21-羟化酶及 11β-羟化酶缺乏。重者出现发育不全的阴茎和阴囊、多毛、胡须生长，出现喉结、声音低沉等。诊断依据是血 17-羟孕酮明显升高或 ACTH 试验 17-羟孕酮反应明显增高。

（二）卵巢分泌雄激素的肿瘤

卵巢男性化肿瘤较为罕见，多发生于 30～50 岁。发病前月经及生育能力正常，发病后出现明显的男性化、闭经和不孕等。雄激素水平接近男性，如支持-间质细胞瘤、门细胞瘤或肾上腺肿瘤。快速进行性的高雄激素症状并且睾酮水平＞6.94nmol/L 或高于正常值上限的 2.5 倍，是典型的卵巢雄激素肿瘤的特征。DHEAS＞27.76μmol/L，是典型的肾上腺肿瘤。DHEAS 和尿 17-酮类固醇水平在正常基础值之内，地塞米松抑制后血清皮质醇＜91.2nmol/L，肾上腺肿瘤可以排除。其他睾酮抑制试验、刺激试验都不太可靠。

肿瘤的影像学检查如下。

（1）经阴道和腹部的超声可以作为卵巢肿瘤诊断的第一步。

（2）CT 可以诊断直径＞1cm 的肾上腺肿瘤，但是无法鉴别实质性肿瘤的类别或良性结节，不能鉴别卵巢分泌性肿瘤的诊断。

（3）MRI 对卵巢的肿瘤诊断比 CT 好，但并不比高清晰度的彩色超声更好。

（4）核素检查肾上腺和甲状腺抑制以后，[131]I 核素盆腔和腹腔显像更有助于肿瘤定位。

（三）卵泡膜细胞增殖症

卵泡膜细胞增殖症是指卵泡膜细胞黄素化而产生的一组综合征，其表现与 PCOS 相似，但多毛及男性化较 PCOS 明显。卵巢卵泡少，原始卵泡由于脂肪变性而退化，故数目较 PCOS 少。血清 LH 水平正常或低于正常，胰岛素及游离雄激素的水平较 PCOS 高。临床上多数发病迟缓，发病年龄＞40 岁，绝经前高发，可并发糖尿病、高血压、肥胖、黑棘皮病等，也有表现为闭经、不孕、多毛、子宫内膜增生或腺癌等。氯米芬促排卵及卵巢楔形切除术对 PCOS 有一定疗效，而对卵泡膜细胞增殖症通常无效。鉴别主要依靠术后病理诊断。

（四）高泌乳素血症

10％～30％的 PCOS 患者血清泌乳素水平轻度升高，应与其他原因引起的高泌乳素血症相鉴别，如垂体腺瘤、甲状腺功能低下、子宫内膜异位症、服用药物引起的高泌乳素血症等。常见的垂体微腺瘤高泌乳素血症者虽然闭经、无排卵、泌乳素增高，但 FSH 和 LH 及雌激素均低下，MRI 可发现垂体微腺瘤。

（五）库欣综合征

库欣综合征是各种原因导致的肾上腺皮质功能亢进。血清雄激素水平中等增多，血清皮质醇增高，失去昼夜节律。临床表现以糖皮质激素增多症状为主，如满月脸、痤疮、多毛、高血压、闭经等。

（六）低促性腺激素性性腺功能不良

下丘脑不能分泌足够的 GnRH 或垂体不能产生足够的 Gn。表现为血清 FSH、LH、E_2 水平偏低，子宫发育较小，内膜偏薄，第二性征发育延迟。主要原因有：生理性发育延迟、Kallmann 综合征、中枢神经系统肿瘤、下丘脑垂体功能低下、5α-还原酶缺乏、GnRH 受体基因突变、神经性厌食等。

五、近期及远期合并症

（一）糖尿病

按 WHO 的诊断标准，肥胖 PCOS 患者中的糖耐量降低比例达 40％，20～44 岁的 PCOS 患者患非胰岛素依赖性糖尿病的患病率达 20％～40％，远高于匹配人群的 10％。妊娠糖尿病的人群发生率为 20％～40％，显著高于正常人群的 3％～9％。

（二）心血管疾病发生率增高

高血压患病率较同年龄妇女增加 4 倍，PCOS 患者绝经后的高血压患病率较非 PCOS 人群高 2 倍。冠心病的发生率虽高于正常人群，但由于患者长期高雌激素水平的心血管保护作用，患者冠心病病死率并不增加。

（三）子宫内膜癌发生率增加

肥胖、糖尿病及高血压是子宫内膜癌的高危因素，称为子宫内膜癌三联征。长期无排卵、高血压、糖尿病、肥胖及不育是 PCOS 及子宫内膜癌的共同特征。PCOS 患者有 50％～70％伴有 IR，以 IR 为主的 2 型糖尿病患者患子宫内膜癌的相对危险性是正常人的 3～4 倍。PCOS 患者由于排卵障碍，子宫内膜长期受单一的低浓度雌激素刺激，缺乏孕酮的调节和周期性子宫内膜脱落，且患者体内的雄激素水平较正常妇女增高 3～4 倍，雄激素可转化为雌酮导致子宫内膜多为增殖期改变或有不同程度的增生，进而发生非典型增生，甚至引发子宫内膜癌。PCOS 患者患子宫内膜癌的风险较正常高 5 倍以上，有的研究甚至认为可以达到 10 倍。在未经治疗的 PCOS 患者，子宫内膜增生的发生率高达 35％，子宫内膜癌的发生率则达 8％。

对于从未接受治疗、月经周期＞3 个月，子宫内膜厚度≥7mm 或者反复出现阴道不规则流血的患者，应常规进行诊刮。超声提示子宫内膜增厚的患者，即使没有阴道不规则流血，亦应先进行诊刮，明确有无子宫内膜增生。

（四）自然流产率上升

PCOS 患者早期自然流产的发生率为 30％～50％，是正常妇女的 3 倍，而其复发性早期流产发生率为 36％～82％。接受 IVF-ET 的 PCOS 患者，早期自然流产发生率为 20％～35％，高于同龄对照组。血清 E_2 和 P 异常负反馈，导致垂体 LH 峰频率减少，引起卵泡发育成熟障碍；高雄激素和高胰岛素可能通过直接损害卵子及早期胚胎造成流产；生长因子紊乱影响卵泡甾体激素的合成，影响卵泡正常发育，使胚胎质量下降导致流产。P/E_2 比例失调、高雄激素、LH/FSH 比例失调、胰岛素抵抗与高胰岛素血症等使子宫内膜增生异常和功能缺陷，造成子宫内膜容受性下降或子宫内膜发育与胚胎发育不同步，从而引起胚胎着床障碍和早期自然流产。

妊娠中、晚期并发症主要有妊娠期糖尿病、妊娠期高血压疾病，新生儿体重显著降低，分娩及新生儿期并发症增加。

（五）代谢综合征

代谢综合征患者容易发生的相关疾病主要有糖尿病、高血压、冠心病及血脂异常等。PCOS 患者 2 型糖尿病的发病风险是正常人群的 5～10 倍，妊娠后发生 2 型糖尿病的危险较正常人群高 10 倍以上。PCOS 患者 30 岁以前高血压的发生率与正常同龄人群差异不大，30～45 岁发病率较正常同龄人群高 3～5 倍，绝经后患者高血压发病率 3 倍于正常人群。PCOS 患者患冠心病危险的比值比在 5 左右，发生心肌梗死危险的比值比在 5～10。与体重匹配的正常妇女相比，PCOS 患者常伴有血三酰甘油、总胆固醇、低密度脂蛋白、极低密度脂蛋白、载脂蛋白 C-Ⅲ等血中浓度升高，高密度脂蛋白水平和 ApoAl 浓度降低。肥胖 PCOS 较不肥胖 PCOS 患者更为明显。

六、治疗

PCOS病因尚未阐明，目前尚难根治。由于PCOS患者不同的年龄和治疗需求，临床表现得高度异质性，因此临床处理应该根据患者主诉、治疗需求、代谢改变，采取个体化的对症治疗措施，以达到缓解临床症状、满足生育要求、维护健康和提高生活质量的目的。

PCOS患者无论是否有生育要求，首先均应进行生活方式调整，主要为控制饮食、运动和戒烟、戒酒。肥胖患者通过低热量饮食和耗能锻炼，降低全部体重的5%或更多，就可能改变或减轻月经紊乱、多毛、痤疮等症状并有利于不孕的治疗。减轻体重至正常范围可以改善胰岛素抵抗，阻止PCOS长期发展的不良后果，如糖尿病、高血压、高血脂和心血管疾病等代谢综合征。PCOS主要的治疗原则是调整月经周期、降低高雄激素的表现、恢复排卵解决生育问题、尽早预防远期并发症的发生发展。

（一）调整月经周期

目的是保护子宫内膜，减少子宫内膜癌的发生。

1. 周期性孕激素治疗

对无明显雄激素水平升高的临床和实验室表现，且无明显胰岛素抵抗的无排卵患者，可周期性应用孕激素对抗雌激素的作用，诱导人工月经，预防子宫内膜增生。常用的孕激素制剂及用法有地屈孕酮10～20mg/d，10天；微粒化黄体酮200mg/d，10天；醋酸甲羟孕酮4～6mg/d，10天。用药的时间和剂量应根据患者月经紊乱的类型、体内雌激素水平的高低、子宫内膜的厚度决定。若为长期用药，每周期应至少用药10天。孕激素治疗的优点是对卵巢轴功能不抑制或抑制较轻，更适合于青春期患者，对代谢影响小。

2. 低剂量短效口服避孕药

短效口服避孕药不仅可调整月经周期，改善子宫内膜状态，预防子宫内膜癌的发生，还可使高雄激素症状减轻，适用于有避孕要求或为改善临床治疗效果做预处理的患者。常规用药方法为在用孕激素撤药出血第5天开始服用，每天1片，共服21天；停药撤血的第5天起或停药第8天起重复。应用口服避孕药前须对PCOS患者的代谢情况进行评估。排除使用口服避孕药的禁忌证。有重度肥胖、糖耐量受损的患者长期服用口服避孕药可能加重糖耐量损害程度。强调改善饮食结构、增加运动量，必要时可与胰岛素增敏剂联合使用。

（二）缓解高雄激素症状

PCOS是一种高度异质性疾病，可累及多个年龄段的妇女，高雄激素血症是其代表性的内分泌病理生理特征，持续的高雄激素血症，一方面可导致多毛、痤疮、脱发、男性化改变等；另一方面，高雄激素状态抑制卵泡的发育，与无规则排卵或促排卵结果差有关。针对患者不同年龄段以及不同的诊治诉求，应制订不同的诊疗策略：对于无生育要求的妇女或者青春期少女，其治疗目的应当以恢复月经周期，调整内分泌状态，改善多毛、痤疮症状，缓解心理压力，预防远期并发症为目的；而对于以生育为目的来诊者，则应在改善内分泌环境的基础上，施以进一步的促排卵治疗，以达到受孕的目的。

对于 PCOS 高雄激素血症的治疗，可以分为生活方式改变、药物治疗、物理治疗改善多毛症状以及痤疮的治疗四个部分。

各种短效口服避孕药均可用于高雄激素血症的治疗，其可通过抑制下丘脑-垂体 LH 分泌抑制卵泡膜细胞高水平雄激素的生成，改善多毛和粉刺。治疗痤疮，一般用药 3～6 个月可见效，治疗多毛，服药至少需 6 个月后才显效，这是由于体毛的生长有其固有的周期。停药后雄激素水平升高的症状可能复发。

（三）胰岛素抵抗的治疗

由于认识到胰岛素抵抗在 PCOS 病理生理变化中有关键的作用，诞生了用胰岛素增敏剂治疗 PCOS 的新疗法。由于胰岛素敏感性增高，血胰岛素水平降低；PCOS 患者的高雄激素状态随之而减轻，月经及排卵得以恢复。不仅如此，胰岛素增敏剂还能纠正与胰岛素抵抗相关的某些代谢紊乱。药物有二甲双胍、噻唑烷二酮类（罗格列酮）、D-chiro-inositol 等。

1. 二甲双胍

适用于伴胰岛素抵抗的 PCOS 患者。二甲双胍通过增强周围组织对葡萄糖的摄入、抑制肝糖原产生，并在受体后水平增强胰岛素敏感性、减少餐后胰岛素分泌，改善胰岛素抵抗，预防代谢综合征的发生。为减少胃肠道反应，可选择渐进式：0.5g 晚餐中服，持续 1 周；0.5g 早晚餐中各 1 次，持续 1 周；0.5g 早餐、中餐、晚餐中各 1 次，持续服用。每 3～6 个月随诊 1 次，记录月经，定期监测肝肾功能、血胰岛素和睾酮水平，必要时测基础体温或血清孕酮观察排卵。二甲双胍可长期服用。最常见的不良反应是胃肠道症状如腹胀、恶心、呕吐及腹泻，可适当补充维生素和叶酸；严重的不良反应是可能发生肾功能损害和乳酸性酸中毒。二甲双胍为妊娠 B 类药，原则上孕期应停药或加强监测。

2. 噻唑烷二酮类（TZD）

胰岛素增敏剂包括曲格列酮、罗格列酮和吡格列酮类。胰岛素增敏剂是过氧化物酶体增殖剂激活受体（PPAR）γ 高度选择性和强力的激动剂，能通过结合 PPAR-γ，引起调节胰岛素效应有关的多种基因的转录，如增加 IRS-2、GLUT-4、脂蛋白酯酶的表达以及降低肿瘤坏死因子 α（TNF-α）和瘦素的表达，从而提高了胰岛素的敏感性。第一个 TZD 类药物——曲格列酮曾被用于治疗 PCOS 的研究，显示可使胰岛素、LH、雄烯二酮（A_2）下降，与氯米芬合用提高了排卵率。但因对肝有毒性引起死亡已于 1999 年退出市场。同年，比较安全的罗格列酮被批准在美国上市。罗格列酮也可纠正脂代谢紊乱，保护血管内皮细胞，预防动脉粥样硬化、糖尿病、心血管事件的发生。研究发现应用罗格列酮 3 个月可以显著降低 PCOS 患者的空腹胰岛素、总 T、游离 T、LH、DHEAS 和 IGJF-1 水平，增加血清 SHBG 和胰岛素样生长因子结合蛋白-1（IGFBP-1）浓度。联用罗格列酮和氯米芬（CC）组排卵率显著高于联用二甲双胍和 CC 组，前者妊娠率也较高但无统计学意义，还需大样本研究进一步证实。罗格列酮不适用于肝功能不良、2 型糖尿病或酸中毒和心功能不良水肿患者。TZD 类属于 C 类药物，动物实验能使胎儿发育延迟，故妊娠哺乳妇女及 18 岁以下患者不推荐服用。不良反应有轻中度贫血和水肿，与二甲双胍合用贫血率更高，故不建议合用。

（四）促排卵治疗

经过前述的调整月经周期、肥胖和胰岛素抵抗的一系列治疗后，有部分患者能恢复排卵或成功受孕，有较好的疗效。但很多患者仍不能自发排卵，还需要进行促排卵治疗。

1. 氯米芬（CC）

CC 仍然是 PCOS 诱导排卵的首选促排卵药，其安全性和有效性已得到充分证明。平均每周期的临床妊娠率是 22%，累计 6 个周期的妊娠率是 50%，累计 9 个周期的妊娠率是 75%。CC 的促排卵机制为其具有较强的抗雌激素和较弱的雌激素双重作用，能与内源性强雌激素、雌二醇竞争结合靶器官雌激素受体，解除其对下丘脑垂体的负反馈抑制，促使下丘脑 GnRH 及垂体 FSH、LH 的分泌，进而刺激卵泡发育。因此，在一个高雌激素环境中氯米芬有抗雌激素作用，相反，在低雌激素环境中氯米芬却有雌激素样作用。

用法：常规首次剂量为 50mg/d，在月经周期第 3～5 天或孕激素/口服避孕药［如去氧孕烯炔雌醇（妈富隆）或炔雌醇环丙孕酮（达英-35）等］撤药出血的第 3～5 天起共用 5 天，排卵多发生在停药 7～10 天，于停药后的 2～3 天开始进行系列 B 超或尿 LH 定性检查，同时测 BBT，检出排卵日应嘱患者及时性交争取妊娠。B 超、尿 LH 和 BBT 严密监测有无排卵，也有助于发现早期妊娠，以便及时保胎，避免误用其他药物或流产。若 BBT 无双相或 B 超监测无优势卵泡发育，根据月经周期可用黄体酮、安宫黄体酮或地屈孕酮撤退出血第 5 天起再递加至 100～150mg/d，共 5 天，以观察疗效。国外文献报道，CC 对大部分 PCOS 患者的最有效剂量为 100～150mg/d，其排卵率大于 75%。国外也有加至

250mg/d 或延长疗程者。可按最低有效剂量连服 3 个周期。若用 3 个周期或用至最大剂量 250mg/d 仍无排卵，可作为耐 CC 者。

一般情况下不主张应用大剂量 CC，因其不良反应较大。用高于 150mg/d 的剂量时，仅 26% 的患者偶然有排卵，200～250mg/d 时 11.8% 排卵。

用药前应了解患者的雌激素水平，行孕激素撤药试验以除外妊娠。若雄激素过高，CC 的治疗效果较差，可以先给抗雄激素或口服避孕药治疗 3 个月，再给 CC，疗效较好。

2. 芳香化酶抑制剂

来曲唑 (LE) 的促排卵机制尚不清楚，可能与以下几方面有关系：①在中枢，LE 通过抑制芳香化酶活性，可阻碍卵巢内雄激素转化为雌激素，降低体内雌激素的水平，因此，LE 在早卵泡期应用可解除雌激素对下丘脑-垂体-性腺轴的负反馈作用，增加内源性的促性腺激素的分泌，从而达到促进卵泡的发育并激发排卵的目的。②在外周，LE 通过阻碍卵巢内雄激素转化为雌激素，使卵巢内积聚雄激素，卵巢内高浓度的雄激素可使 FSH 基因表达增加，从而使卵泡对 Gn 的敏感性提高。此外，卵泡内聚集的雄激素可刺激卵泡内胰岛素样生长因子 I (IGF-I) 及其他细胞因子，协同 FSH 促进卵泡生长。因为芳香化酶抑制剂的作用机制、半衰期较短和作用部位也不同，与氯米芬相比，其优点在于对子宫内膜的影响较小，单卵泡发育的倾向较大，而卵泡持续生长不破裂的情况较少，多胎妊娠率降低。

3. 促性腺激素

适用于耐氯米芬的无排卵性不孕患者或卵泡发育仍不能获得妊娠者。常用制剂：①尿促性腺激素 (HMG) 是从绝经后妇女尿液中提取的糖蛋白促性腺激素，含 FSH 和 LH 两种成分。②尿促卵泡素是用含抗 hCG 抗体的凝胶柱吸附而得到纯 FSH。每支含 75IU FSH 和 <1IU 的 LH。Peronal 和 Metrodin 必须肌内注射。Metrodin 中含有 95% 尿杂蛋白。而且，由于纯化步骤繁多，不同批制剂间质量的恒定性较差。③高纯 FSH 是用含 FSH 单克隆抗体的层析柱行免疫层析而获得，FSH 纯度 >90%，含 LH<0.001IU，尿杂蛋白 5%。批间质量一致性增强，并可皮下注射。④重组 DNA 技术产生人 FSH 制剂，与尿 FSH 制剂等效。

常用方案：低剂量逐渐递增的 FSH 方案和 FSH 逐渐减少的方案。FSH 低剂量递增方案诱导排卵已证明具有良好的妊娠率和相对较高的单胎率，但需要有经验的医师仔细地掌控和监测，且与氯米芬相比，多胎妊娠和卵巢过度刺激综合征 (OHSS) 的风险仍然较高。

4. 腹腔镜下卵巢打孔术 (LOD)

近年来，随着微创概念的提出和微创器械的不断发展，腹腔镜手术为治疗

PCOS 提供了新的治疗策略。此方法治疗 PCOS 有很多优点：①由于腹腔镜手术的微创性，不仅损伤小，术后粘连相对少，恢复快，价格适中，而且见效快，无须烦琐的监测及随访。②疗效与促排卵药物相仿，无多胎妊娠和 OHSS 的发生。③腹腔镜的放大作用，手术视野更清晰，更容易发现盆腔内隐匿部位微小的病灶，使手术治疗更加准确、全面、安全、彻底。

腹腔镜手术治疗 PCOS 的机制尚不明确，可能与如下因素有关：①手术破坏了 PCOS 患者异常增厚的白膜，形成局部薄弱环节，使得卵子易于排出。②手术破坏了卵巢间质，降低卵巢内雄激素水平，使抑制促性腺激素物质如抑制素等减少，解除了对卵泡发育的抑制，从而诱发排卵。③卵巢体积缩小，对垂体的过度敏感性减低。④手术降低了卵巢表面张力，不再挤压卵巢组织，改善血液循环，间质水肿消失，恢复了卵巢功能。⑤手术部位的局部炎症，可引起巨噬细胞、淋巴细胞等聚集，使多种具有促排卵作用的细胞因子和物质释放。

腹腔镜下卵巢打孔虽然具有如上优点，但毕竟是一个有创的操作，特别是对卵巢有直接的损伤，因此应该慎用，在操作时也应尽量避免卵巢皮质和卵巢血供的损伤。PCOS 手术治疗的常见适应证包括：①CC、LE 和促性腺激素（Gn）促排卵治疗失败者。②CC 抵抗，而又不愿或不能使用 Gn 治疗者，如易发生 OHSS 或经济困难的患者。③为寻找不孕原因行诊断性腹腔镜手术或因其他疾病需要剖腹探查或腹腔镜检查者，既经济又方便。④随诊条件差，不能做促性腺激素治疗监测者。⑤不愿接受辅助生殖技术助孕者。⑥建议选择体重指数（BMI）<34，LH>10mIU/mL，游离睾酮高者作为治疗对象。

（五）辅助生殖技术的应用

体外受精-胚胎移植（IVF-ET）是有生育要求 PCOS 患者的有效治疗方案选择之一，常常是因为同时合并其他 IVF 指征，极少数患者仅仅因为 PCOS 的排卵障碍而选择 IVF 治疗。因为 PCOS 患者多个卵泡的促性腺激素阈值很接近，在常规促排卵治疗下容易发生卵巢过度刺激综合征。因此，促排卵前的预处理和促排卵方案的选择要慎重，例如预防性口服二甲双胍、降低促性腺激素的剂量、采用 GnRH 激动剂激发卵母细胞成熟、新鲜周期全部胚胎冷冻、Coasting 方案等预防并发症的发生。对 OHSS 高风险的 PCOS 患者，目前的选择还有应用微刺激和未成熟卵母细胞体外成熟（IVM）技术，可避免大剂量和长时间促性腺激素的刺激，提高卵母细胞的质量，几乎不会发生卵巢过度刺激综合征的不良反应。

PCOS 为影响女性一生的内分泌和代谢性疾病，因其发病人数广泛、病因复杂、临床表现的异质性等，导致对其临床诊断和治疗长期存在争议，再加上种族地域和生活习惯的差异，很难在国际上形成真正统一的标准。对 PCOS 的治疗根据国内外指南及共识，首先要改善生活方式，控制体重，继而进行恢复排卵的促生育治疗。

第二节 输卵管肿瘤

输卵管发生于米勒管，即中肾旁管的上部，约在胚胎近 5 个月时形成。原发于输卵管的肿瘤少见，其中良性肿瘤较恶性肿瘤更少见，但种类繁多。WHO 按照其镜下特征将原发性输卵管肿瘤大致分为上皮性、上皮和间叶组织混合性及间叶组织肿瘤三种。近年来，组织学、分子学及遗传学证据都表明，许多卵巢和腹膜的高级别浆液性肿瘤可能起源于输卵管末端。输卵管良性肿瘤来源于中肾旁管和中肾管，凡可发生在子宫内的肿瘤均可发生在输卵管内，故种类颇多。由于肿瘤体积小，无症状，术前难以诊断。常在剖腹探查或尸检时才偶然发现。输卵管恶性肿瘤分原发性和继发性两类，其中 80%～90% 的输卵管恶性肿瘤属继发性癌。原发灶多位于子宫体和卵巢，少数也可由子宫颈癌、直肠癌或乳腺癌转移而来。转移途径主要有直接蔓延及通过淋巴管播散。症状、体征以及治疗取决于原发肿瘤，预后差。

一、输卵管良性肿瘤

输卵管良性肿瘤罕见，这类肿瘤少数可因其体积增大，合并炎症或发生扭转、破裂等就诊时发现。Tatum 根据副中肾管内皮细胞的类型可分为：①上皮细胞瘤：腺瘤样瘤、乳头状瘤、息肉。②内皮细胞瘤：血管瘤、淋巴管瘤、包涵囊肿。③中胚叶瘤：平滑肌瘤、脂肪瘤、软骨瘤、骨瘤。④畸胎样瘤：囊性畸胎瘤、生殖细胞残迹等。其中，腺瘤样瘤、乳头状瘤、畸胎瘤相对多见。

（一）腺瘤样瘤

输卵管腺瘤样瘤为输卵管良性肿瘤中最常见的一种，发生率约为 0.04%，以育龄妇女多见，80% 以上的患者伴有子宫肌瘤。

1. 病因

本病病因尚未明确。其组织发生一直存在争议，近年来免疫组化和电镜研究认为，以间皮起源可能性较大。

2. 病理

肿瘤直径多数小于 3cm，多位于输卵管浆膜下，质硬。切面呈灰白或灰红色，质地均匀，与周围组织有明显分界，但无完整包膜。镜下为许多大小不一的腔隙，覆盖的肿瘤细胞大小、形态极不一致，可为扁平、内皮样、立方、低柱状或梭形细胞。细胞常含有空泡。HE染色，可见空泡及腔隙内含有黏液样物质，间质为胶原纤维或平滑肌。亦可见肿瘤细胞形成实质性条索。

3. **诊断**

（1）临床表现　临床表现多不典型，多数因并发疾病（如不孕症、子宫肌瘤、慢性输卵管炎及输卵管周围炎）的症状而就诊，且多数在手术中被无意发现。

（2）妇科检查　子宫一侧可扪及体积不大的肿块，小于3cm，囊性或实性，活动度可。

（3）特殊检查　B超检查可见相应声像反应。CT及MRI检查可明确肿瘤生长的部位、形状和大小。输卵管造影术对诊断有一定帮助，但不能判定良恶性。

4. **鉴别诊断**

（1）卵巢囊肿　可出现月经紊乱、下腹痛。瘤体较大呈球形，可移动，肿块边界清楚。B超、CT及MRI检查可明确诊断。

（2）原发性输卵管癌　好发于绝经期妇女。阵发性阴道排液，为黄色浆液性或血性，常伴阴道不规则出血及下腹痛。手术及病理检查可确诊。

（3）输卵管淋巴管瘤和平滑肌瘤　免疫组化染色有助于鉴别，角蛋白阳性支持腺瘤样瘤的诊断。

5. **治疗**

切除患侧输卵管。

6. **预后**

本病预后良好，偶有切除术后复发，但尚无恶变病例的报道。

（二）乳头状瘤

输卵管乳头状瘤罕见。

1. **病因**

本病病因不明。

2. **病理**

输卵管增粗，剖面见肿瘤生长于输卵管黏膜。直径一般不超过2cm，呈乳头状、疣状或菜花状，常为多发性。镜下为乳头状结构，覆有单层柱状上皮细胞，间质为富含血管的结缔组织，以在乳头的长轴上具有单一较大血管为特征。血管周围及管壁内可见炎性细胞浸润。乳头状瘤可恶变为乳头状癌。

3. **诊断**

（1）临床表现　本病早期无症状，随着疾病的发展可有阴道排液，一般为浆液，合并感染时呈脓性，当较多液体通过部分梗阻的输卵管向阴道排出时，可出现腹部绞痛。如输卵管仍通畅，液体可流入腹腔形成腹水。

（2）妇科检查　可触及附件肿块，呈实性，一般不超过2cm，术前诊断困难，常误认为是输卵管炎。往往在手术中意外发现，经病理检查而确诊。

（3）特殊检查　必要时借助B超、腹腔镜或后穹窿检查。有条件时可行CT、MRI检查。输卵管造影术虽然对诊断有一定帮助，由于乳头状瘤可恶变为乳头状癌，此时行这种检查有引起扩散的可能，因而宜慎用。

4. 治疗

任何可疑的输卵管乳头状瘤均应行剖腹探查术，手术应切除患侧输卵管，手术中若疑为恶性，应行冷冻切片做病理学检查。有恶变者参照原发性输卵管癌治疗。

5. 预后

本病无恶变者预后良好。

（三）畸胎瘤

输卵管畸胎瘤是较罕见的生殖细胞肿瘤。以25~55岁多见，常伴有不孕史。

1. 病因

尚未明确。可能系胚胎早期生殖细胞在向卵巢移行的过程中，进入输卵管胚基而后发展形成的。

2. 病理

大多为囊性，亦可为实性。多为单侧，好发于输卵管的中1/3段。肿瘤直径1.0~15.5cm不等。其大体和镜下结构与卵巢畸胎瘤相同。

3. 诊断

本病无典型临床症状，临床多误诊为卵巢囊肿。输卵管造影术、B超、CT、MRI检查对诊断有一定帮助。确诊需经术后病理检查。

4. 治疗

切除患侧输卵管。

5. 预后

本病预后良好，但有报道其存在恶变的可能。

（四）平滑肌瘤

输卵管平滑肌瘤极少见。但在原发于输卵管的软组织中属最常见的一种。

1. 病因

其来源为输卵管和阔韧带平滑肌或两者中的血管壁。

2. **病理**

肌瘤一般较小，多发生于输卵管间质部，可生长于输卵管浆膜下、肌层和黏膜下。多为单发，也有多发者。剖视及镜下特征与子宫肌瘤相似，镜下并可见与子宫肌瘤相同的各种变性。

3. **诊断**

小的输卵管肌瘤多无临床症状，可能导致不孕症。大肌瘤或出现变性、扭转等则可引起腹痛，甚至急腹症。

4. **治疗**

行肿瘤切除术或患侧输卵管切除术。

5. **预后**

本病预后良好。

二、输卵管恶性肿瘤

输卵管恶性肿瘤有原发和继发之分。原发性肿瘤包括原发性输卵管腺癌（卵管癌）、罕见的鳞癌、肉瘤、绒毛膜癌、恶性中胚叶混合瘤、癌肉瘤、恶性畸胎瘤等；继发性肿瘤多由腹腔内其他脏器的恶性肿瘤转移至输卵管而形成，其症状、体征及治疗皆取决于原发病灶。输卵管癌发病率占女性生殖器官恶性肿瘤的 $0.1\%\sim1.8\%$，5 年存活率为 $5\%\sim25\%$。其发病原因至今未明，因患者常伴发慢性输卵管炎及不孕症，故有人认为本病可能与输卵管炎有关。因其临床少见而症状不典型，长期以来被认为是最难确诊的恶性肿瘤之一。

（一）诊断

1. **症状**

（1）阴道排液 阴道排液是输卵管癌最常见而且最具特征性的症状。排液常呈阵发性，排液性质不一，排液量或多或少，排液呈浆液性黄水，有时呈血性，一般无臭味。当输卵管癌有坏死或浸润血管时，均可产生阴道排液。

（2）腹痛 多发生于患侧，为钝痛，经过一阶段后逐渐加剧而且呈痉挛性绞痛。当阴道排出水样或血样液体后疼痛缓解。

（3）腹部肿块 部分患者可扪及下腹肿块。

（4）外溢性输卵管积液 指疼痛缓解，肿块消失，伴有阴道大量排液的现象。

（5）其他 输卵管癌肿增大压迫附近器官或癌肿盆腹腔转移时可出现腹胀、尿频、肠功能紊乱及腰骶部疼痛等。部分患者有腹腔积液，移动性浊音阳性。

2. **体征**

输卵管位于盆腔，体征不典型。妇科检查可扪及肿块，肿块小者 3～4cm，多呈长椭圆形，大者平脐，呈实性或囊实性，一般表面光滑，位于子宫一侧或后方，活动受限或固定不动。

3. 辅助检查

(1) 实验室检查　有学者报道，在本病症状出现之前 3～11 个月即有 CA125 水平升高，因此 CA125 的测定可作为输卵管癌诊断及预后的重要参考指标。另有人发现 CA199、CEA 均可升高。

(2) 特殊检查

① 细胞学检查：如阴道脱落细胞学检查找到癌细胞，特别是腺癌细胞，而宫腔及子宫颈管检查均阴性，则输卵管癌诊断可成立，但诊断阳性率在 50% 以下。重复涂片检查，用子宫帽或月经杯收集排出液，直接进行宫腔吸刮或后穹窿取材可提高阳性率。

② 诊断性刮宫即子宫内膜检查：持续存在不能解释的异常阴道排液、不规则的子宫出血、宫腔探查未发现异常，刮出内膜检查阴性，则应想到输卵管癌可能。若内膜检查发现癌灶，虽然首先考虑子宫内膜癌，但亦不能排除输卵管癌向宫腔脱落和转移的可能。

③ B 超检查：可确定肿块的部位、大小、性质及有无腹水等，但难与输卵管脓肿、异位妊娠及卵巢肿瘤相区别。

④ 宫腔镜的检查：检查时应特别注意输卵管的开口处，并吸取输卵管内液体进行细胞学检查，同时观察子宫内膜情况，有无肿瘤存在。

⑤ 腹腔镜检查：可在直视下了解盆腔内的情况。在早期输卵管癌可见到输卵管增粗，外观为输卵管积水呈茄子状。如癌灶已穿破输卵管壁或已转移至周围脏器，可直接见到赘生物。应用腹腔镜检查提高了术前诊断率，但能经腹腔镜检查发现的输卵管癌已不是早期。

⑥ CT 及 MRI：如有条件可做 CT 或 MRI 检查。腹部及盆腔的 CT 检查能确定肿块的性质、部位、大小以及种植和转移在腹膜上的肿瘤，并可了解腹膜后淋巴有无转移。

4. 诊断要点

(1) 病史　有慢性生殖器官炎症史，可有原发或继发不育史。

(2) 发病年龄　以 50～60 岁居多，尤以绝经后为多见。

(3) 阴道排液　水样、色黄或血性。

(4) 阴道不规则流血　表现为绝经后少量出血或经期不规则出血。

(5) 下腹疼痛　表现为一侧钝痛及酸痛，如阴道大量排液时，可发生剧烈的疼痛。

(6) 肿块　部分患者可扪及腹部肿块，肿块有时可随排液的多少而发生大小的变化，有时甚至消失。

(7) 晚期　可出现腹腔积液、恶病质。

(8) 妇科检查　子宫一侧或后方可扪及大小不等的固定肿物，似腊肠或形态不规则，质偏实或呈囊性，无压痛。

(9) 阴道细胞涂片检查　可找到腺癌细胞，如临床能排除子宫内膜及颈管内膜癌，则可诊断为本病。

(10) 诊断性刮宫　分段诊刮和探查宫腔，以除外宫腔、颈管的癌瘤。

(11) 病理检查　输卵管切片可见管壁增厚，腔内充满灰白色乳头状或颗粒状癌细胞，常伴感染、坏死及暗棕色浑浊脓样液体。输卵管癌按肿瘤增生分化程度分为乳头状腺癌、乳头小泡状腺癌及小泡髓样癌三级，以后者分化最差，预后最差。

(12) B 超及 CT 检查　可明确肿块的部位、大小、性质及有无腹腔积液等。

(13) 内镜检查　可协助除外卵巢、宫体及宫颈的恶性肿瘤。

5. 鉴别诊断

(1) 输卵管积水　少数病倒也可能由于积液，腔内压力过大，积液冲出峡部自阴道排出，但排出液清澈。妇科检查时肿块囊性感强，表面光滑，活动性大。

(2) 良性输卵管乳头癌　中、晚期亦有阴道排液，但通过 CT 及 B 超检查，可明确肿块的存在，病检无恶性变化。

(3) 卵巢肿瘤　卵巢肿瘤多呈球形，一般无阴道排液现象。而输卵管肿瘤则常呈腊肠形或椭圆形，甚少巨大者。除腹腔镜检查外，一般检查在术前极难区别输卵管肿瘤与卵巢肿瘤。B 超下见到正常卵巢形态以及对肿瘤形态及供血状况的描述常有助于鉴别诊断。

(4) 子宫内膜癌　可有阴道流液，但多为阴道流血，诊断性刮宫较子宫内膜活检更具有鉴别诊断价值。

(5) 附件炎性肿块　输卵管脓肿及输卵管卵巢积水在外形上难与输卵管癌鉴别，但炎性肿块常伴有周围的粘连，管腔内为黄色液体或脓液，无乳头或髓样组织，剖开标本即可与输卵管癌区别。

(6) 输卵管妊娠　常伴有停经史，有腹痛及内出血等急腹症的表现，血人绒毛膜促性腺激素（β-hCG）升高，剖开输卵管见内有胚囊或胎盘组织。

（二）治疗

1. 手术治疗

手术治疗是输卵管癌最根本的治疗方法，可经腹行全子宫加双附件、大网膜及阑尾切除术。术中应注意以下两点。

（1）已有转移的肿块，应争取切除；可疑病灶可做冰冻切片病理检查，有阳性发现者亦应尽可能切除。

（2）常因盆腔有广泛严重粘连，一般不主张行盆腔淋巴结清除术。

2. 放射治疗

为术后辅助治疗，一般多用外照射。

三、阔韧带内肿瘤

原发性阔韧带内肿瘤较少见，部分来自韧带的肌组织与结缔组织，部分来自胚胎组织残余。肿瘤可分为良性和恶性。

（一）圆韧带平滑肌瘤

圆韧带平滑肌瘤最多见。可并发子宫肌瘤，亦可单独发生起源于圆韧带内的平滑肌。

1. 病理

可位于腹腔内或腹腔外。常为单侧、孤立的实质性肿块，大小相差较大。镜下所见如子宫平滑肌瘤。

2. 诊断

肿物小时无明显症状，肿物大时可致周围组织及器官移位及受压而出现下腹部不适、输尿管积水、下肢静脉曲张或下肢水肿及大小便困难。

妇科检查：阴道受压变形，宫颈上移，子宫被推向对侧或前后方，肿块质硬而活动性差。

B超检查：宫旁有回声不均的实性肿块。

3. 治疗

肿块较大或引起症状时可手术切除。

（二）圆韧带囊肿

1. 病因

圆韧带周围为固有腹膜所包裹，此腹膜是由体腔上皮发生的间皮组织。如果圆韧带与包裹的腹膜间残留有间隙并积液，便形成囊肿。

2. 病理

囊肿直径为2～10cm。单腔或多腔，内含浆液性液体。囊壁菲薄，衬以单层立方上皮。

3. 诊断

临床主要表现为腹股沟肿块。盆腔检查可扪及盆腔前侧壁囊性肿物。应注意与腹股沟疝鉴别。圆韧带囊肿不能退回，大小不变，而疝能复位。

4. 治疗

囊肿较大者应予手术切除。

（三）圆韧带恶性肿瘤

圆韧带平滑肌肉瘤及纤维肉瘤均罕见。可能为良性肿瘤恶变而来，亦可为原发性。确诊有待术后病理检查。治疗原则为手术切除肿瘤后辅以放疗和（或）化疗。肿瘤生长快，易血行转移，预后差。

（四）卵巢冠囊肿

卵巢冠囊肿来源于中肾导管、中肾旁管的残迹及其他如间皮细胞、淋巴管来源的囊肿。较普通卵巢囊肿少见。卵巢冠囊肿可发生于任何年龄组，但以育龄期妇女为主。

1. 病理

多为单侧。囊肿位于输卵管与卵巢之间，分有蒂和无蒂两种。大小不一，较大的卵巢冠囊肿直径可达 8~15cm。呈圆形或椭圆形。囊肿为单房。囊内壁薄而光滑，内含透明液体。被覆上皮与输卵管黏膜相似。一般多为单纯性浆液性囊肿，但亦有恶变可能。有报道卵巢冠囊肿的恶变率为 2%，多见于生育年龄、囊肿直径>5cm 的患者。

2. 诊断

（1）临床表现　一般为单侧，中肾结构来源的囊肿较大，而间皮细胞形成的囊肿最大。囊肿直径大于 5cm 者，有胀痛的感觉。少数位于伞部有蒂的囊肿可发生急性扭转，产生急性腹痛症状。巨大的囊肿可压迫邻近器官产生相应的压迫症状。

（2）特殊检查

① B 超检查：若见到子宫及卵巢的图像，则其旁的肿物图像多是卵巢冠囊肿。但此法不如腹腔镜检可靠。

② 腹腔镜检：充气后，若见到阔韧带囊肿，同时见到卵巢与输卵管，即可确诊。

3. 治疗

卵巢冠囊肿的恶变率低，目前尚无统一的治疗方案。小的卵巢冠囊肿不一定需要手术，大的可手术切除囊肿。有报道指出，应根据患者年龄及有无生育要求，采用与早期卵巢恶性肿瘤相同的分期手术方式。

术中所见卵巢冠囊肿的特征为：囊肿与卵巢完全分离，囊壁菲薄，呈半透明状，输卵管紧贴囊肿表面并被拉长，囊壁表面血管与覆盖其上的阔韧带腹膜血管互相重叠交错。术中应注意避免损伤输尿管。

（五）阔韧带良性肿瘤

阔韧带良性肿瘤分为原发性（真性）和继发性（假性）。原发性阔韧带良性肿瘤系指来源于阔韧带内间叶组织和阔韧带本身组织成分的肿瘤，亦包括阔韧带内多余卵巢发生的肿瘤。以平滑肌瘤最为常见。起源于阔韧带内的平滑肌组织或血管平滑肌组织。

（六）阔韧带平滑肌瘤

1. 诊断

（1）临床表现　由子宫侧壁起源向阔韧带内生长的激流及原发于阔韧带的肌瘤生长到一定程度，可使输卵管、卵巢、子宫、圆韧带、输尿管等脏器血管、神经等移位、受压，造成功能障碍。患者在下腹部可扪及肿块。

妇科检查有阴道变形、宫颈上移。子宫偏向对侧，肿瘤硬而固定。

（2）特殊检查　B超检查提示宫旁有回声不均的实性肿物。

注意与子宫或输卵管肌瘤长入阔韧带内鉴别，后两种肌瘤其基底部与原发部分相连。但术前一般难以鉴别。

2. 治疗

对肿瘤生长较快，体积大，出现症状者，应予手术切除。原发者可从阔韧带两叶腹膜中剜出，继发者常需连同生长器官一并切除。术中特别注意避免损伤输尿管。必要时可于术前行静脉肾盂造影。

其他良性肿瘤如纤维瘤、脂肪瘤、血管瘤、神经鞘瘤等均少见。

（七）原发性阔韧带恶性肿瘤

原发性阔韧带恶性肿瘤分为肉瘤及癌两类。癌可来自于中肾管结构的残余部位（如中肾样癌），也可来自异位的子宫内膜。肉瘤有平滑肌肉瘤、脂肪肉瘤、纤维肉瘤、神经纤维肉瘤等，但均罕见。

1. 病理

中肾样癌组织形态主要有肾小球型及透明细胞腺癌型。前者特点是具有原始的肾小球结构，后者特点是细胞大，有清晰的边界和透明细胞质，核深染，核大并向管腔凸出，形成钉状。肉瘤大体与镜检特征与发生于其他部位者大致相同。

2. 诊断

临床方面无特殊症状和特征，诊断很困难。其要点如下。

肿瘤增长迅速，病程短。压迫症状出现早且严重。晚期可出现腹水及恶病质。

妇科检查：子宫一侧可扪及囊性或实性肿块，活动受限。大的肿瘤可充满整个盆腔，界限不清。肿瘤已播散时，盆腔内可触及散在结节。

B超、腹腔镜有助于诊断。确诊需依靠病理检查。

3. 治疗

可参照"输卵管恶性肿瘤"治疗。

4. 预后

一般认为预后不良。中肾样癌囊壁未破者，预后尚好。

第四章 妊娠并发症

第一节 胎膜早破

胎膜破裂发生在产程正式开始前称为胎膜早破（PROM），发生率约10％。未足月胎膜早破（pPROM）是指发生在妊娠20周以后、未满37周，胎膜在临产前破裂。发生率国外报道为5％～15％，国内为2.7％～17％，30％～40％的早产与pPROM有关，其中25％出现在妊娠26周前。

长期以来，胎膜早破的处理是产科临床中较为棘手的问题，若处理不当，可能并发羊膜腔感染、胎盘早剥、羊水过少、早产、胎儿窘迫和新生儿呼吸窘迫综合征等，从而导致孕产妇感染率和围生儿病死率显著升高。

一、诊断与鉴别诊断

大部分胎膜早破症状明显，根据孕妇病史和临床检查容易诊断，但少数患者症状不明显，需辅助检查配合诊断。

（一）病史和体检

妊娠20周后孕妇主诉在宫缩发动前出现阴道流液，窥阴器检查见羊水自宫颈口流出，后穹隆有较多的液体，混有胎脂、胎粪及毳毛。对于未足月胎膜早破患者，应避免阴道指检时上顶胎头来诊断，这种操作可能促使孕妇临产。高位破膜仅有少量液体间断自阴道流出，应与浆液性分泌物增多的阴道炎相鉴别。

（二）辅助检查

1. 石蕊试纸测试

正常阴道分泌液 pH 为 4.5～5.5，羊水 pH 为 7.0～7.5，若石蕊试纸测定阴道流出液 pH＞6.5 时多考虑为羊水。精液、碱性尿液、滑石粉等可影响其准确性。

2. 阴道液涂片

干燥后镜检见羊齿状结晶，阴道液涂片于玻璃片上，酒精灯加热 10min 变为白色为羊水，变为褐色为宫颈黏液。

3. 生化标志物

进行生化标志物检查时要考虑其实用性及费用，一般仅用于高度怀疑 pPROM，而简单的检查并不能确定诊断的孕妇。这些标志物包括：胎儿纤维结合素（fFN）、甲胎蛋白（AFP）、人绒毛膜促性腺激素（hCG）、二胺氧化酶（DAO）和胰岛素样生长因子结合蛋白-1（IGFBP-1）等，其中，fFN 是诊断价值最高的标志物，当宫颈及阴道分泌物内 fFN＞0.05mg/L 时，易发生胎膜早破。

4. 超声

超声可动态观察羊水量变化，当出现前羊膜囊消失、羊水量持续减少、羊水池＜3cm 均提示胎膜破裂。

二、未足月胎膜早破

未足月胎膜早破（pPROM）是指妊娠未满 37 周前发生的胎膜自发性破裂而不伴有规律性宫缩。在所有妊娠中，pPROM 发生率为 2.0％～3.5％。据统计，30％～40％的早产是由 pPROM 引起的。目前尚无治疗 pPROM 的有效方法，其引起的围生儿病死率、新生儿发病率以及孕妇的感染率均较高，直接影响母儿安危。可以说，pPROM 是产科医师很难处理的棘手问题之一，也是产科界的一大难题。

pPROM 所引起的新生儿死亡的主要原因是新生儿呼吸窘迫综合征。因此有学者认为，有关 pPROM 的处理应遵循以下原则：①权衡感染与呼吸窘迫综合征的发生风险。②权衡利弊或选择期待治疗或选择以适当方式终止妊娠。③力求使胎儿发育至胎肺成熟时娩出。统计学资料显示，妊娠 34 周后，新生儿神经系统并发症以及病死率都明显降低。因此，多数学者认为，如果在不存在保胎禁忌的情况下，破膜发生于妊娠 34 周前的孕妇应尽量保胎治疗至 34 周，在估计胎肺基本成熟后，可适时终止妊娠。

（一）pPROM 的处理原则

pPROM 的处理包括期待疗法和终止妊娠，选择何种处理方法不仅与妊娠周数、胎儿成熟度、羊膜腔感染以及破膜后引起的母婴并发症有关，亦与本地区新生儿科的治疗水平密切相关。国外将 pPROM 划分为无生机的 pPROM（＜23 孕周）、远离足月的 pPROM（23～31 孕周）及接近足月的 pPROM（32～36 孕周），并根据这一分类制订出不同的处理策略。

1.＜23 周

多数学者认为，目前治疗条件仍不成熟，需要的救治时间长，费用高，且母儿感染率大，故不主张继续妊娠，以引产为宜。

2. 23～31 周

主张卧床休息，预防脐带脱垂；持续监测孕妇及胎儿的一般情况，并同时联合应用抗生素、宫缩抑制药和糖皮质激素。条件允许者，还可并用羊膜腔封闭、羊膜腔灌注等期待疗法，以达到延长孕周的目的。但如果一旦出现羊膜腔感染、临产、胎儿窘迫、羊水过少超过 2 周、胎盘早剥或宫缩不能抑制时，则应立即终止妊娠。对于保胎至孕 28～31 周者，胎肺尚未完全成熟，此期的处理实为两难，也是产科医师在处理 pPROM 时攻克的主要难题。终止妊娠时，一方面由于胎儿较小，经阴道分娩容易；但另一方面，阴道分娩也给胎儿带来了很大的不利，即由于胎膜破裂后，羊水流尽，不能缓解宫缩对胎儿的压迫，脐带容易受压，易出现胎儿窘迫；此外，由于胎儿各个器官发育尚不成熟，对宫缩压力的耐受性较差，易发生宫内缺氧和颅内出血等并发症。因此，在终止妊娠时，应充分考虑当地医疗条件来选择分娩方式。如果新生儿救治条件良好，可适当放宽剖宫产指征。但对于医疗条件相对较差者，应慎重选择剖宫产。因为剖宫产术后，有发生新生儿不存活、新生儿重度窒息的可能，且由于瘢痕子宫的存在，再次妊娠间隔期较长。因此，强烈建议在终止妊娠前，就病情与孕妇及家属进行充分的沟通，在孕妇及家属知情的情况下，与医师共同选择分娩方式，以避免不必要的医疗纠纷。

3. 32～34 周

因肺表面活性物质的急剧增加，胎肺此时已接近成熟。可通过测定阴道流出液的 L/S 值来判断胎肺的成熟度。若结果表明胎肺已成熟，且其他监测情况提示不宜继续妊娠者，则可选择终止妊娠。此时，整个胎儿的发育已达到较好的成熟度，对阴道分娩的挤压有相当的耐受性，因此可选择阴道分娩。

4.≥34 周

此期胎儿的成熟度和新生儿并发症已基本与足月儿相似，应该选择终止妊娠，终止妊娠的方式可依据足月妊娠的选择原则。对于孕 34～35 周者，是给予期待治疗还是立即引产，目前观点尚未统一。美国 ACOG 指南推荐此期应立即引产。但荷兰等国家更倾向于期待至孕 35 周再终止妊娠。对于孕 35 周以上者，胎儿基本成熟，处理可同足月胎膜早破。

（二）pPROM 的期待疗法

主要包括传统的预防感染、抑制宫缩、促进胎肺成熟等联合治疗措施，在未足月胎膜早破的治疗中占主导地位。对于羊水过少者，可行羊膜腔灌注术以及新兴起的使胎膜破口重新封闭的羊膜腔封闭疗法等。这些期待疗法在不同程度上可有效地延长孕周，降低母儿感染病率，为胎肺成熟提供时机，从而达到改善围生儿预后的目的。

1. 抗生素的应用

pPROM 的发生是多因素作用的结果，目前公认感染是其发生的首要原因。对 pPROM 者预防及治疗性地应用抗生素，其临床价值是值得肯定的。抗生素的应用在期待治疗中起着非常重要的作用，不但可以预防下生殖道感染的扩散，还可以有效地延长孕周，降低母婴感染率，为期待治疗提供安全保障。抗生素的应用应注意以下问题：①何时开始应用抗生素。绝大多数学者认为，破膜后 12h 未分娩者需应用抗生素预防感染，但也有学者建议，破膜后 6h 内未分娩者就应该立即使用抗生素。②抗生素应用时间的长短。目前国际上对抗生素应用时间的长短尚无定论。但值得一提的是，在预防性应用广谱抗生素时应保持谨慎的原则，时间不宜超过 7 天，建议采用静脉和口服相结合的方式。③ 抗生素的选择。引起 pPROM 发生感染的微生物种类很多，临床上应该重视病原学检查。在条件允许的情况下，应尽可能根据宫颈、阴道分泌物细菌培养及药敏试验结果来选择抗生素的种类。对于感染微生物不明确或培养结果还未知晓的患者，应预防性应用广谱抗生素，首选青霉素类抗生素，对青霉素过敏者可选用红霉素或克林霉素。也有文献报道，在妊娠中期应用大环内酯类或克林霉素则更为安全。美国 ACOG 指南推荐方案为氨苄西林＋红霉素联合治疗 48h 后，改用阿莫西林＋红霉素口服 5 天。④PROM 孕妇且胎儿存活者，无论是否存在生殖道感染或以前是否曾抗感染治疗过，产时均需应用抗生素，以防止感染的垂直传播。

2. 子宫收缩抑制药的应用

pPROM 发生后，常因发动宫缩而不可避免地引起早产。因此，在无感染证据的情况下，可在有宫缩且宫颈有改变时使用宫缩抑制药。如何恰当地使用宫缩抑制药，当前的共识是：对＜34 孕周的 pPROM 者，宫缩抑制药可明显延长从破膜至分娩的潜伏期，为促进胎肺成熟的治疗提供机会，有利于新生儿各脏器趋于成熟，最大程度地减少新生儿呼吸窘迫综合征的发生。但值得注意的是，长期应用宫缩抑制药反而会增加感染的概率，不利于新生儿的结局。因此，应用宫缩抑制药时，一定要权衡感染与保胎之间的关系。否则由于长时间的保胎治疗所造成的胎儿感染，反而会抵消由于延长孕周而给胎儿带来的益处。

3. 促胎肺成熟药物的应用

目前，应用的促胎肺成熟药物主要有糖皮质激素、肺表面活性物质（PS）和盐酸氨溴索3类。此类药物应用目的是促进胎肺成熟，减少新生儿呼吸窘迫综合征及其他并发症（脑室内出血、坏死性小肠结肠炎等）的发生。大量资料表明，糖皮质激素在改善早产儿的预后中起着至关重要的作用，且其应用并不增加感染机会。其主要作用机制是糖皮质激素能以活性形式透过胎盘，刺激胎儿肺结构发育（包括细胞分化、肺泡间质变窄），促进肺Ⅱ型细胞成熟，使肺表面活性物质产生增加，从而增加肺的依从性和增大肺活量，同时还能提高肺对肺表面活性物质治疗的敏感性，降低肺内毛细血管渗透压，减少肺水肿，从而降低新生儿呼吸窘迫综合征的发生。此外，糖皮质激素还可促进胎儿肝、肠、皮肤、肾上腺、肾脏和心脏的发育。美国ACOG指南推荐，孕32周前的pPROM者应使用促胎肺成熟药物；孕32～33周pPROM者，如能确认胎肺已经成熟，就不推荐使用，否则建议使用。目前最常用的糖皮质激素为地塞米松和倍他米松。

对孕24～34周并在7天内可能发生早产者，可应用糖皮质激素，用法为倍他米松12mg，肌内注射，1次/24h，共2次；或地塞米松6mg，肌内注射，1次/12h，共4次。这个方案可使糖皮质激素结合75%的受体，在胎儿靶组织内引起最大的受体介导反应。剂量过大或给药过频不会增加效果，反而会增加药物的不良反应。但在妊娠合并糖尿病且血糖控制不满意的孕妇中，不建议肌内注射给药，国内常在行羊膜腔穿刺了解胎儿肺成熟的同时，注入地塞米松10mg，以免引起母体血糖波动。有学者在治疗时多选择倍他米松，因为其具有半衰期长、注射次数少、疗效强、对新生儿肾上腺抑制作用小等优点。也有学者认为，对胎儿生长受限者最好使用地塞米松。目前，关于此两种药物的对比资料不多，临床用药往往根据产科医师的经验进行选择。糖皮质激素的疗效一般在用药后的24h发挥作用，疗效可持续7天，但也有研究显示，即使在给药后不足24h分娩者，也能在一定程度上减少新生儿呼吸窘迫综合征、脑室内出血的发生率，从而降低新生儿的病死率。因此，建议对在几个小时内可能临产的34周前的孕妇，也应给予糖皮质激素。

糖皮质激素对胎儿的影响：①不增加胎儿和新生儿感染的危险性。②胎心率变异、胎动减少，但能很快恢复。③暂时抑制胎儿下丘脑-垂体-肾上腺功能。④远期影响尚不确定。对母体的短期影响有肺水肿、感染（尤其是胎膜早破者）、血糖控制困难等。有研究显示，产前应用地塞米松者，孕妇和早产儿尚未发现不良反应；存活的早产儿随访1年以上，也未发现体格、智能发育障碍及肺功能异常。

此外，因羊膜腔感染、胎儿急需在24h内娩出者，可使用肺表面活性物质促进胎肺成熟。方法是在超声监测下经羊膜腔穿刺将肺表面活性物质注入到靠近胎儿口鼻处的羊水池中，由胎儿呼吸运动使药物进入肺泡。也可以在新生儿娩出后，立即经气管插管直接把PS注入新生儿气管中。也有学者认为，糖皮质激素与肺表面活性物质的联合使用可明显减少新生儿呼吸窘迫综合征的发生和严重程度，降低了新生儿的死亡风险，从而改善新生儿的结局。

盐酸氨溴索（商品名为沐舒坦），又称盐酸溴己胺醇，为溴苄环己胺的代谢产物。氨溴索既可促进胎肺成熟，又有抗炎的作用，对于胎膜早破及感染因素诱发的早产效果更好。用法：产前母体应用盐酸氨溴索1g，静脉滴注，1次/天，连用3~5天，可使新生儿肺顺应性改善，气道分泌物中卵磷脂的含量增加，呼吸能力增强，从而有效地降低围生期新生儿呼吸窘迫综合征的发病率和病死率。

4. 羊膜腔内灌注术和羊膜腔封闭疗法

羊膜腔灌注术在治疗未足月胎膜早破上有较好的效果，但因其属于介入性操作，有导致羊膜腔感染的风险，临床应用甚少。新兴起的羊膜腔封闭疗法是用特殊材料经腹或宫颈封闭胎膜，是治疗未足月胎膜早破的根本方法。该法可使羊膜腔重新处于封闭状态，降低母婴感染病率，减少由于羊水过少而导致的胎儿畸形与发育迟缓，具有较好的研究潜能，有望成为其他方法的替代疗法。但羊膜腔封闭疗法目前尚不成熟，对封闭途径及封闭材料的选择尚无统一定论。

（三）如何选择pPROM者的分娩方式

1. 根据宫颈条件

当宫颈条件不成熟时，缩宫素引产失败率较高，且对不成熟胎儿的损害较大，宜选择剖宫产分娩。当宫颈成熟不完全时，应用缩宫素引产，观察时间也不宜过长，一般4h内产程进展不顺利时，应考虑剖宫产分娩。如宫颈条件成熟时，缩宫素引产成功率则较高。

2. 根据破膜时间的长短

破膜时间>24h时，孕妇产时发热率增加；>48h时，发生羊水污染、宫内感染的概率也相应增加；>72h时，围生儿病死率增加。因此，在胎儿成熟的情况下，破膜>24h仍未临产者可予缩宫素引产；破膜>48h仍未临产者，为减少母儿并发症，可行剖宫产以尽快结束妊娠。

3. 根据宫内感染情况

如已存在宫内感染，应立即终止妊娠。因为在此情况下，胎儿经阴道分娩时，会增加其吸入感染羊水和分泌物的机会，从而增加新生儿肺炎的发生率。因此，如胎儿此时尚有抢救价值，应立即剖宫产终止妊娠。

4. 根据胎儿及孕妇骨盆

胎位不正、骨盆狭窄等是 pPROM 发生的原因之一。因此，凡胎膜早破的孕妇，均应警惕由于上述原因而出现难产的可能。在选择阴道分娩前，应充分地做好头盆比例估计。此外，早期破膜还可引起宫缩乏力、产程延长等，增加阴道分娩的困难。因此，在产程进展不顺利时，应及时剖宫产，从而提高围生儿的存活率。

三、足月胎膜早破

虽然足月胎膜早破者多数在 24h 内自然临产，但研究发现，从破膜至分娩的潜伏期越长，绒毛膜羊膜炎的发生率越高，母儿的病死率也越高。通过研究发现，胎膜早破 8h 后，绒毛膜羊膜炎的发生风险为 11％，12h 的发生风险为 11.8％，而到了 18h 则为 13.4％。美国 RCT 研究证明，胎膜早破后，引产会缩短破膜至分娩的潜伏期，从而明显地降低绒毛膜羊膜炎、产褥感染以及新生儿感染发生率，但并不因此而增加孕妇的剖宫产率。

ACOG 关于足月胎膜早破的临床处理指南提出，足月胎膜早破一旦发生，就应立即引产。一般首选缩宫素静脉滴注的方法，如果宫颈条件不成熟，也可以使用前列腺素类的药物（多阴道用药，也有一些中心采用口服用药），以改善宫颈条件。足月胎膜早破引产的益处较明确，可以缩短破膜至分娩的潜伏期；降低母亲的感染率及其抗生素的应用，且不增加剖宫产率；同时也可降低新生儿的感染率及新生儿抗生素的应用和吸氧。

但也有医疗中心采用不同的治疗方案，即在破膜后 24～36h 才进行引产干预，让孕妇有一段允许自然发动宫缩的时间，同时也在某种程度上降低了绒毛膜羊膜炎的风险。在期待的过程中，应尽量减少阴道检查次数，提倡不临产不进行阴道检查。即使无明确感染者，也主张应用抗生素预防感染。但如果在胎心监护的过程中，发现胎儿可能存在缺氧的证据或羊水被胎粪污染或脐带脱垂等情况，应尽快终止妊娠。此外，一旦母体出现心动过速、母体发热或血白细胞计数升高、宫体疼痛等感染征象时，也应尽快终止妊娠。

第二节　异位妊娠

受精卵在子宫体腔以外着床称为异位妊娠，习惯称宫外孕。异位妊娠以输卵管妊娠为最常见（占 95％），少见的还有卵巢妊娠、腹腔妊娠、宫颈妊娠、阔韧带妊娠（图 4-1）。此外，剖宫产瘢痕部位妊娠近年在国内明显增多。

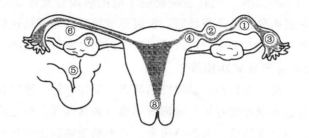

图 4-1 异位妊娠的发生部位
①输卵管壶腹部妊娠；②输卵管峡部妊娠；③输卵管伞部妊娠；④输卵管间质部妊娠；
⑤腹腔妊娠；⑥阔韧带妊娠；⑦卵巢妊娠；⑧宫颈妊娠

异位妊娠是妇产科常见的急腹症，发病率 2％～3％，是早期妊娠孕妇死亡的主要原因。近年来，由于异位妊娠得到更早的诊断和处理，患者的存活率和生育保留能力明显提高。

一、输卵管妊娠

输卵管妊娠以壶腹部妊娠最多见，约占 78％，其次为峡部、伞部，间质部妊娠较少见。另外，在偶然情况下，可见输卵管同侧或双侧多胎妊娠或宫内与宫外同时妊娠，尤其多见于辅助生殖技术和促排卵受孕者。

（一）病因

1. 输卵管炎症

输卵管炎症是输卵管妊娠的主要病因，可分为输卵管黏膜炎和输卵管周围炎。输卵管黏膜炎轻者可使黏膜皱襞粘连，管腔变窄或使纤毛功能受损，从而导致受精卵在输卵管内运行受阻而于该处着床；输卵管周围炎病变主要在输卵管浆膜层或浆肌层，常造成输卵管周围粘连，输卵管扭曲，管腔狭窄，蠕动减弱，影响受精卵运行。淋病奈瑟球菌及沙眼衣原体所致的输卵管炎常累及黏膜，而流产和分娩后感染往往引起输卵管周围炎。

结节性输卵管峡部炎是一种特殊类型的输卵管炎，多由结核分枝杆菌感染生殖道引起，该病变的输卵管黏膜上皮呈憩室样向肌壁内伸展，肌壁发生结节性增生，使输卵管近端肌层肥厚，影响其蠕动功能，导致受精卵运行受阻，容易发生输卵管妊娠。

2. 输卵管妊娠史或手术史

曾有输卵管妊娠史，不管是经过非手术治疗后自然吸收，还是接受输卵管保守性手术，再次异位妊娠的概率达10%。输卵管绝育史及手术史者，输卵管妊娠的发生率为10%～20%。尤其是腹腔镜下电凝输卵管及硅胶环套术绝育，可因输卵管瘘或再通而导致输卵管妊娠。曾因不孕接受输卵管粘连分离术、输卵管成形术（输卵管吻合术或输卵管造口术）者，再次输卵管妊娠的可能性亦增加。

3. 输卵管发育不良或功能异常

输卵管过长、肌层发育差、黏膜纤毛缺乏、双输卵管、输卵管憩室或有输卵管副伞等，均可造成输卵管妊娠。输卵管功能（包括蠕动、纤毛活动以及上皮细胞分泌）受雌、孕激素调节。若调节失常，可影响受精卵正常运行。此外，精神因素可引起输卵管痉挛和蠕动异常，干扰受精卵运送。

4. 辅助生殖技术

近年由于辅助生殖技术的应用，使输卵管妊娠发生率增加，既往少见的异位妊娠，如卵巢妊娠、宫颈妊娠、腹腔妊娠的发生率增加。美国因助孕技术应用所致输卵管妊娠的发生率为2.8%。

5. 避孕失败

包括宫内节育器避孕失败、口服紧急避孕药失败，发生异位妊娠的机会较大。

6. 其他

子宫肌瘤或卵巢肿瘤压迫输卵管，影响输卵管管腔的通畅性，使受精卵运行受阻。输卵管子宫内膜异位症可增加受精卵着床于输卵管的可能性。

（二）病理

1. 输卵管的特点

输卵管管腔狭小，管壁薄且缺乏黏膜下组织，受精卵很快穿过黏膜上皮接近或进入肌层，受精卵或胚胎往往发育不良，常发生以下结局。

（1）输卵管妊娠破裂　多见于妊娠6周左右输卵管峡部妊娠。受精卵着床于输卵管黏膜皱襞间，胚泡生长发育时绒毛向管壁方向侵蚀肌层及浆膜，最终穿破浆膜，形成输卵管妊娠破裂。输卵管肌层血管丰富，短期内可发生大量腹腔内出血，使患者出现休克。出血量远较输卵管妊娠流产多，腹痛剧烈，也可反复出血，在盆腔与腹腔内形成积血和血肿，孕囊可自破裂口排入盆腔。输卵管妊娠破裂绝大多数为自发性，也可发生于性交或盆腔双合诊后。

输卵管间质部妊娠常与宫角妊娠混淆，但严格地讲，间质部妊娠更靠近输卵管黏膜，而宫角妊娠则位于宫腔的侧上方。间质部妊娠虽不多见，但由于输卵管间质部管腔周围肌层较厚，血运丰富，因此破裂常发生于妊娠12～16周。一旦破裂，犹如子宫破裂，症状极严重，往往在短时间内出现低血容量休克症状，后果严重。

（2）输卵管妊娠流产　多见于妊娠8～12周的输卵管壶腹部或伞端妊娠。受精卵种植在输卵管黏膜皱襞内，由于蜕膜形成不完整，发育中的胚泡常向管腔突出，最终突破包膜而出血。胚泡与管壁分离，若整个胚泡剥离落入管腔，刺激输卵管逆蠕动经伞端排出到腹腔，形成输卵管妊娠完全流产，出血一般不多。若胚泡剥离不完整，妊娠产物部分排出到腹腔，部分尚附着于输卵管壁，形成输卵管妊娠不全流产，滋养细胞继续侵蚀输卵管壁，导致反复出血。出血的量和持续时间与残存在输卵管壁上的滋养细胞多少有关。如果伞端堵塞血液不能流入盆腔，积聚在输卵管内，形成输卵管血肿或输卵管周围血肿。如果血液不断流出并积聚在直肠子宫陷窝，造成盆腔积血和血肿，量多时甚至流入腹腔。

（3）输卵管妊娠胚胎停止发育并吸收　这种情况常在临床上被忽略，要靠检测血 hCG 进行诊断，但若血 hCG 水平很低，常被诊断为未知部位妊娠（PUL），不容易跟宫内妊娠隐性流产相鉴别。

（4）陈旧性宫外孕　输卵管妊娠流产或破裂，若长期反复内出血形成的盆腔血肿不消散，血肿机化变硬并与周围组织粘连。机化性包块可存在多年，甚至钙化形成石胎。

（5）继发性腹腔妊娠　无论输卵管妊娠流产或破裂，胚胎从输卵管排入腹腔内或阔韧带内，多数死亡，偶尔有存活者。若存活胚胎的绒毛组织附着于原位或排至腹腔后重新种植而获得营养，可继续生长发育，形成继发性腹腔妊娠。

2. 子宫的变化

输卵管妊娠和正常妊娠一样，合体滋养细胞产生 hCG 维持黄体生长，使甾体激素分泌增加，致使月经停止来潮，子宫增大变软，子宫内膜出现蜕膜反应。

若胚胎受损或死亡，滋养细胞活力消失，蜕膜自宫壁剥离而发生阴道流血。有时蜕膜可完整剥离，随阴道流血排出三角形蜕膜管型；有时呈碎片排出。排出的组织见不到绒毛，组织学检查无滋养细胞，此时血 hCG 下降。子宫内膜形态学改变呈多样性。若胚胎死亡已久，内膜可呈增殖期改变，有时可见 Arias-Stella（A-S）反应，镜检见内膜腺体上皮细胞增生、增大，细胞边界不清，腺细胞排列成团突入腺腔，细胞极性消失，细胞核肥大、深染，细胞质有空泡。这种子宫内膜过度增生和分泌反应，可能为甾体激素过度刺激所引起；若胚胎死亡后部分深入肌层的绒毛仍存活，黄体退化迟缓，内膜仍可呈分泌反应。

（三）临床表现

输卵管妊娠的临床表现与受精卵着床部位、是否流产或破裂以及出血量多少和时间长短等有关。在输卵管妊娠早期，若尚未发生流产或破裂，常无特殊的临床表现，其过程与早孕或先兆流产相似。

1. 症状

典型症状为停经、腹痛与阴道流血，即异位妊娠三联征。

(1) 停经　多有6~8周停经史，但输卵管间质部妊娠停经时间较长。还有20%~30%患者无停经史，把异位妊娠的不规则阴道流血误认为月经或由于月经过期仅数日而不认为是停经。

(2) 腹痛　是输卵管妊娠患者的主要症状，占95%。输卵管妊娠发生流产或破裂之前，由于胚胎在输卵管内逐渐增大，常表现为一侧下腹部隐痛或酸胀感。当发生输卵管妊娠流产或破裂时，突感一侧下腹部撕裂样疼痛，常伴有恶心、呕吐。若血液局限于病变区，主要表现为下腹部疼痛，当血液积聚于直肠子宫陷凹时，可出现肛门坠胀感。随着血液由下腹部流向全腹，疼痛可由下腹部向全腹扩散，血液刺激膈肌，可引起肩胛部放射性疼痛及胸部疼痛。

(3) 阴道流血　占60%~80%。胚胎死亡后，常有不规则阴道流血，色暗红或深褐，量少呈点滴状，一般不超过月经量，少数患者阴道流血量较多，类似月经。阴道流血可伴有蜕膜管型或蜕膜碎片排出，是子宫蜕膜剥离所致。阴道流血常常在病灶去除后或绒毛滋养细胞完全坏死吸收后方能停止。

(4) 晕厥与休克　由于腹腔内出血及剧烈腹痛，轻者出现晕厥，严重者出现失血性休克。出血量越多越快，症状出现越迅速越严重，但与阴道流血量不成正比。

(5) 腹部包块　输卵管妊娠流产或破裂时所形成的血肿时间较久者，由于血液凝固并与周围组织或器官（如子宫、输卵管、卵巢、肠管或大网膜等）发生粘连形成包块，包块较大或位置较高者，腹部可扪及。

2. 体征

(1) 一般情况　当腹腔出血不多时，血压可代偿性轻度升高；当腹腔出血较多时，可出现面色苍白、脉搏快而细弱、心率增快和血压下降等休克表现。通常体温正常，休克时体温略低，腹腔内血液吸收时体温略升高，但不超过38℃。

(2) 腹部检查　下腹有明显压痛及反跳痛，尤以患侧为重，但腹肌紧张轻微。出血较多时，叩诊有移动性浊音。有些患者下腹可触及包块，若反复出血并积聚，包块可不断增大变硬。

(3) 妇科检查　阴道内常有来自宫腔的少许血液。输卵管妊娠未发生流产或破裂者，除子宫略大较软外，仔细检查可触及胀大的输卵管及轻度压痛。输卵管妊娠流产或破裂者，阴道后穹窿饱满，有触痛。将宫颈轻轻上抬或向左右摆动时引起剧烈疼痛，称为宫颈举痛或摇摆痛，此为输卵管妊娠的主要体征之一，是因加重对腹膜的刺激所致。内出血多时，检查子宫有漂浮感。子宫一侧或其后方可触及肿块，其大小、形状、质地常有变化，边界多不清楚，触痛明显。病变持续较久时，肿块机化变硬，边界亦渐清楚。输卵管间质部妊娠时，子宫大小与停经月份基本符合，但子宫不对称，一侧角部突出，破裂所致的征象与子宫破裂极相似。

（四）诊断

输卵管妊娠未发生流产或破裂时，临床表现不明显，诊断较困难，需采用辅助检查方能确诊。由于血 hCG 检测和经阴道超声检查的应用，很多异位妊娠在发生流产或破裂前得到及时诊断。

输卵管妊娠流产或破裂后，诊断多无困难。有困难者应严密观察病情变化。若阴道流血淋漓不断，腹痛加剧，盆腔包块增大以及血红蛋白呈下降趋势等，有助于确诊。必要时可采用下列检查方法协助诊断。

1. 超声检查

超声检查对异位妊娠诊断必不可少，还有助于明确异位妊娠部位和大小，经阴道超声检查较经腹部超声检查准确性高。异位妊娠的声像特点：宫腔内未探及妊娠囊。若宫旁探及异常低回声区，且见卵黄囊、胚芽及原始心管搏动，可确诊异位妊娠；若宫旁探及混合回声区，子宫直肠窝有游离暗区，虽未见胚芽及胎心搏动，也应高度怀疑异位妊娠；即使宫外未探及异常回声，也不能排除异位妊娠。由于子宫内有时可见到假妊娠囊（蜕膜管型与血液形成），应注意鉴别，以免误诊为宫内妊娠。子宫直肠窝积液也不能诊断异位妊娠。超声检查与血 hCG 测定相结合，对异位妊娠的诊断帮助更大。

2. hCG 测定

尿或血 hCG 测定对早期诊断异位妊娠至关重要。异位妊娠时，体内 hCG 水平较宫内妊娠低，但超过 99％的异位妊娠患者 hCG 阳性，除非极少数陈旧性宫外孕可表现为阴性结果。血 hCG 阳性，若经阴道超声可以见到孕囊、卵黄囊甚至胚芽的部位，即可明确宫内或异位妊娠；若经阴道超声未能在宫内或宫外见到孕囊或胚芽，则为未知部位妊娠（PUL），需警惕异位妊娠的可能。血清 hCG 值有助于对 PUL 进一步明确诊断，若≥3500U/L，则应怀疑异位妊娠存在。若＜3500U/L，则需继续观察 hCG 的变化：如果 hCG 持续上升，复查经阴道超声明确妊娠部位；如果 hCG 没有上升或上升缓慢，可以刮宫取内膜做病理检查。

3. 血清孕酮测定

血清孕酮测定对预测异位妊娠意义不大。

4. 腹腔镜检查

腹腔镜检查不再是异位妊娠诊断的"金标准"，且有 3％～4％的患者因妊娠囊过小而被漏诊，也可能因输卵管扩张和颜色改变而误诊为异位妊娠。目前很少将腹腔镜作为检查的手段，而更多作为手术治疗。

5. 经阴道后穹隆穿刺

经阴道后穹隆穿刺是一种简单可靠的诊断方法，适用于疑有腹腔内出血的患者。腹腔内出血最易积聚于直肠子宫陷凹，即使血量不多，也能经阴道后穹隆穿刺抽出血液。抽出暗红色不凝血液，说明有腹腔积血。若穿刺针头误入静脉，则血液较红，将标本放置 10min 左右即可凝结。当无内出血、内出血量很少、血肿位置较高或直肠子宫陷凹有粘连时，可能抽不出血液，因此阴道后穹隆穿刺阴性不能排除输卵管妊娠。

6. 诊断性刮宫

很少应用，适用于与不能存活的宫内妊娠的鉴别诊断和超声检查不能确定妊娠部位者。将宫腔排出物或刮出物做病理检查，切片中见到绒毛，可诊断为宫内妊娠；仅见蜕膜未见绒毛，有助于诊断异位妊娠。

（五）鉴别诊断

输卵管妊娠应与流产、急性输卵管炎、急性阑尾炎、黄体破裂及卵巢囊肿蒂扭转鉴别，见表 4-1。

表 4-1 异位妊娠的鉴别诊断

表现	输卵管妊娠	流产	急性输卵管炎	急性阑尾炎	黄体破裂	卵巢囊肿蒂扭转
停经	多有	有	无	无	多无	无
腹痛	突然撕裂样剧痛，自下腹一侧开始向全腹扩散	下腹中央阵发性坠痛	两下腹持续性疼痛	持续性疼痛，从上腹开始经脐周转至右下腹	下腹一侧突发性疼痛	下腹一侧突发性疼痛
阴道流血	量少，暗红色，可有蜕膜管型排出	开始量少，后增多，鲜红色，有小血块或绒毛排出	无	无	无或有如月经量	无
休克	程度与外出血不成正比	程度与外出血成正比	无	无	无或有轻度休克	无
体温	正常，有时低热	正常	升高	升高	正常	稍高
盆腔检查	宫颈举痛，直肠子宫陷凹有肿块	无宫颈举痛，宫口稍开，子宫增大变软	举宫颈时两侧下腹疼痛	无肿块触及，直肠指检右侧高位压痛	无肿块触及，一侧附件压痛	宫颈举痛，卵巢肿块边缘清晰，蒂部触痛明显
白细胞计数	正常或稍高	正常	升高	升高	正常或稍高	稍高
血红蛋白	下降	正常或稍低	正常	正常	下降	正常
阴道后穹隆穿刺	可抽出不凝血液	阴性	可抽出渗出液或脓液	阴性	可抽出不凝血液	阴性

表现	输卵管妊娠	流产	急性输卵管炎	急性阑尾炎	黄体破裂	卵巢囊肿蒂扭转
hCG 检测	多为阳性	多为阳性	阴性	阴性	阴性	阴性
超声	一侧附件低回声区,其内有妊娠囊	宫内可见妊娠囊	两侧附件低回声区	子宫附件区无异常回声	一侧附件低回声区	一侧附件低回声区,边缘清晰,有条索状蒂

(六) 治疗

异位妊娠的治疗包括手术治疗、药物治疗和期待治疗。

1. 手术治疗

根据是否保留患侧输卵管分为保守手术和根治手术。手术治疗适用于:①生命体征不稳定或有腹腔内出血征象者。②异位妊娠有进展者（如血 hCG＞3000U/L 或持续升高、有胎心搏动、附件区大包块等）。③随诊不可靠者。④药物治疗禁忌证或无效者。⑤持续性异位妊娠者。

(1) 保守手术　适用于有生育要求的年轻妇女,特别是对侧输卵管已切除或有明显病变者。近年异位妊娠早期诊断率明显提高,输卵管妊娠在流产或破裂前确诊者增多,采用保守手术明显增多。根据受精卵着床部位及输卵管病变情况选择术式,若为伞部妊娠可行挤压将妊娠产物挤出;壶腹部妊娠行输卵管切开术,取出胚胎再缝合;峡部妊娠行病变节段切除及断端吻合。输卵管妊娠行保守手术后,残余滋养细胞有可能继续生长,再次发生出血,引起腹痛等,称为持续性异位妊娠,发生率为 3.9％～11.0％。术后应密切监测血 hCG 水平,每周复查一次,直至正常水平。若术后血 hCG 不降或升高、术后 1 日血 hCG 未下降至术前的 50％以下或术后 12 日未下降至术前的 10％以下,均可诊断为持续性异位妊娠,可给予甲氨蝶呤治疗,必要时需再手术。发生持续性异位妊娠的有关因素包括:术前 hCG 水平过高、上升速度过快或输卵管肿块过大等。

(2) 根治手术　适用于无生育要求的输卵管妊娠、内出血并发休克的急症患者;目前的循证依据支持对对侧输卵管正常者行患侧输卵管切除术更合适。重症患者应在积极纠正休克同时,手术切除输卵管,并酌情处理对侧输卵管。

输卵管间质部妊娠,应争取在破裂前手术,避免可能威胁生命的大量出血。手术应做子宫角部楔形切除及患侧输卵管切除,必要时切除子宫。

输卵管妊娠手术通常在腹腔镜下完成,除非生命体征不稳定,需要快速进腹止血并完成手术。腹腔镜手术具有住院日更短、术后康复更快等优点。

2. 药物治疗

采用化学药物治疗,主要适用于病情稳定的输卵管妊娠患者及保守性手术后发生持续性异位妊娠者。化疗必须用于异位妊娠确诊和排除了宫内妊娠的患者。

符合下列条件可采用此法：①无药物治疗的禁忌证。②输卵管妊娠未发生破裂。③妊娠囊直径＜4cm。④血 hCG＜2000U/L。⑤无明显内出血。主要的禁忌证为：①生命体征不稳定。②异位妊娠破裂。③妊娠囊直径≥4cm 或≥3.5cm 伴胎心搏动。④药物过敏、慢性肝病、血液系统疾病、活动性肺部疾病、免疫缺陷、消化性溃疡等。化疗主要采用全身用药，亦可采用局部用药。全身用药常用甲氨蝶呤（MTX），治疗机制是抑制滋养细胞增生，破坏绒毛，使胚胎组织坏死、脱落、吸收。治疗方案很多，常用剂量为 $0.4mg/(kg \cdot d)$，肌内注射，5 日为一疗程；若单次剂量肌内注射常用 $50mg/m^2$，在治疗第 4 日和第 7 日测血 hCG，若治疗后 4～7 日血 hCG 下降＜15％，应重复治疗，然后每周测血 hCG，直至 hCG 降至 5U/L，一般需 3～4 周。应用化学药物治疗，未必每例均获成功，故应在 MTX 治疗期间，应用超声检查和血 hCG 进行严密监护，并注意患者的病情变化及药物的不良反应。若用药后 14 日血 hCG 下降并连续 3 次阴性，腹痛缓解或消失，阴道流血减少或停止者为显效。若病情无改善，甚至发生急性腹痛或输卵管破裂症状，则应立即进行手术治疗。局部用药可采用在超声引导下穿刺或在腹腔镜下将甲氨蝶呤直接注入输卵管的妊娠囊内。

3. 期待治疗

适用于病情稳定、血清 hCG 水平较低（＜1500U/L）且呈下降趋势。期待治疗必须向患者说明病情及征得同意。

二、其他部位妊娠

（一）卵巢妊娠

卵巢妊娠是指受精卵在卵巢组织内种植和生长发育，较少见。主要症状为停经、腹痛及阴道流血，与输卵管妊娠极为相似，常常易被误诊为输卵管妊娠、卵巢囊肿、黄体破裂等贻误治疗。卵巢妊娠的确诊有赖于术后的病理学检查，目前多采用的诊断标准如下。

（1）双侧输卵管正常。

（2）孕囊位于卵巢中。

（3）卵巢及孕囊通过卵巢固有韧带与子宫相连。

（4）胚泡壁上有卵巢组织。

1. 病因与发病机制

同一般异位妊娠。有不少文献报道，正在使用宫内节育器者发生卵巢妊娠率相对较高。认为卵子在输卵管内受精，然后由输卵管到卵巢，种植于卵巢表面或卵巢间质、髓质或排卵后破裂的卵泡内。卵巢皮质外表为单层立方上皮，髓质内为疏松结缔组织和大量动静脉血管。黄体是囊性结构，血管丰富，血量较多，故破裂时间早，出血量多。

2. 分类

根据受精卵种植的部位，将卵巢妊娠分为原发性与混合性两类，以原发性卵巢妊娠为多见。

（1）原发性卵巢妊娠　指孕卵种植于卵巢上、卵泡内或卵泡外，包括卵巢表面、皮质内、髓质内。

（2）混合性卵巢妊娠　孕卵发育于卵巢表面，孕卵的囊壁一部分为卵巢组织。

3. 临床表现

（1）症状　腹痛是卵巢妊娠最主要的症状。腹痛性质可为剧痛、撕裂样痛、隐痛或伴肛门坠痛，常突然发作。部分患者可出现闭经及闭经后阴道不规则流血。因卵巢妊娠破裂时间早，故部分患者闭经史不明显，又因卵巢妊娠破裂后内出血在短时间内增加，还未出现阴道不规则流血就因腹痛甚至晕厥就诊，并行手术治疗，故临床上阴道不规则流血发生率较低。

（2）体征　行妇科检查时在一侧附件区常可清楚扪及如卵巢形状，边界清楚的包块。盆腔检查可在子宫一侧明确触到不规则压痛包块。

4. 辅助检查

（1）B型超声：B型超声显像可探测有无宫内妊娠，附件有无包块，陷凹有无过多液性暗区。卵巢妊娠未破裂，见妊娠一侧卵巢增大，内见一小光环，彩色血流明显，周围输卵管未见肿块。卵巢妊娠破裂后与输卵管妊娠破裂形成的包块难以鉴别。

（2）腹腔镜检查　腹腔镜对卵巢妊娠的诊断很有价值，但有时在镜下难以对卵巢妊娠及黄体破裂进行鉴别。

（3）血 β-hCG　血 β-hCG 升高，但较宫内妊娠水平低，进行血 β-hCG 定量测定，对保守治疗的选择及疗效评价具有重要的意义。

（4）阴道后穹隆穿刺　可抽出不凝血。

5. 鉴别诊断

（1）卵泡破裂　发生于月经中期，卵泡破裂为正常生理现象，每月1次，可能会有或多或少的出血，一般不引起临床症状，常不需治疗。

（2）黄体破裂　多见于年轻妇女，常发生在排卵后第9天左右的黄体高峰期，常为突发性下腹痛，无阴道流血。出血多者症状类似于异位妊娠，但妊娠试验为阴性。

6. 治疗措施

对于已有休克，甚至呼吸、血压消失的危重患者，应立即组织人员抢救，进行心肺复苏，呼吸机辅助呼吸，建立静脉液路，心电监护，在积极抗休克的同时，争分夺秒进行手术，必要时就地手术，尽最大努力抢救患者生命。确诊异位妊娠立即在抗休克同时开腹探查手术。

(1) 治疗原则　保留卵巢。手术的同时查找导致卵巢妊娠的原因一并去除，防止再次异位妊娠。

(2) 手术治疗方法　多采用附件切除术，近年来主张行卵巢楔形切除术，尤其对于对侧附件切除者，以保存患侧卵巢的功能。手术应根据病灶范围做卵巢部分切除或患侧附件切除。

① 部分卵巢楔形切除术：卵巢破口很小，卵巢破裂＜1/3，对侧附件已切除尚需生育，可沿卵巢纵轴方向做 2 个弧形切口，切线在妊囊底部卵巢组织中相遇，楔形切除卵巢，可吸收线间断或连续缝合切口。

② 患侧附件切除术：卵巢破口很大，卵巢破裂＞1/3，对侧附件正常，可行患侧附件切除术，既可以在腹腔镜监视下行刮宫术，又可以行腹腔镜下宫角处注射甲氨蝶呤或切除宫角。

③ 卵巢开窗缝合术：通过电子腹腔镜手术，切开卵巢妊娠部位，去除胚胎，然后缝合。对孕囊破裂内失血多或休克者，尽量要通过血液回收机，回输自体血液。

(二) 腹腔妊娠

腹腔妊娠指胚胎或胎儿位于输卵管、卵巢及阔韧带以外的腹腔内，发病率为 $1/25000 \sim 1/10000$，母体病死率约为 5%，胎儿存活率仅为 1‰。

腹腔妊娠分为原发性和继发性两类。原发性腹腔妊娠指受精卵直接种植于腹膜、肠系膜、大网膜等处，极少见。原发性腹腔妊娠的诊断标准为：①两侧输卵管和卵巢正常，无近期妊娠的证据。②无子宫腹膜瘘形成。③妊娠只存在于腹腔内，无输卵管妊娠等的可能性。促使受精卵原发着床于腹膜的因素可能为腹膜有子宫内膜异位灶。继发性腹腔妊娠往往发生于输卵管妊娠流产或破裂后，偶可继发于卵巢妊娠或子宫内妊娠而子宫存在缺陷（如瘢痕子宫裂开或子宫腹膜瘘）破裂后。胚胎落入腹腔，部分绒毛组织仍附着于原着床部位，并继续向外生长，附着于盆腔腹膜及邻近脏器表面。腹腔妊娠胎盘附着异常，血液供应不足，胎儿不易存活至足月。

患者有停经及早孕反应，且病史中多有输卵管妊娠流产或破裂症状或妊娠早期出现不明原因的短期贫血症状，伴有腹痛及阴道流血，以后逐渐缓解。随后阴道流血停止，腹部逐渐增大。胎动时，孕妇常感腹部疼痛，随着胎儿长大，症状逐渐加重。腹部检查发现子宫轮廓不清，但胎儿肢体极易触及，胎位异常，肩先露或臀先露，先露高浮，胎心异常清晰，胎盘杂音响亮。妇科检查发现宫颈位置上移，子宫比妊娠月份小并偏于一侧，但有时不易触及，胎儿位于子宫另一侧。

近预产期时可有阵缩样假分娩发动，但宫口不扩张，经宫颈不易触及胎先露部。若胎儿死亡，妊娠征象消失，月经恢复来潮，粘连的脏器和大网膜包裹死胎，胎儿逐渐缩小，日久者干尸化或成为石胎。若继发感染，形成脓肿，可向母体肠管、阴道、膀胱或腹壁穿通，排出胎儿骨骼。超声检查发现宫腔内空虚，胎儿与子宫分离；在胎儿与膀胱间未见子宫肌壁层；胎儿与子宫关系异常或胎位异常；子宫外可见胎盘组织。磁共振、CT 对诊断也有一定帮助。

腹腔妊娠确诊后，应即行剖腹手术取出胎儿。术前评估和准备非常重要，包括术前血管造影栓塞术、子宫动脉插管、输尿管插管、肠道准备、充分备血及多专科抢救团队等。胎盘的处理要特别慎重，任意剥离将引起大量出血。胎盘的处理应根据其附着部位、胎儿存活及死亡时间决定。胎盘附着于子宫、输卵管或阔韧带者，可将胎盘连同附着器官一并切除。胎盘附着于腹膜或肠系膜等处，胎儿存活或死亡不久（未达到 4 周），则不能触动胎盘，在紧靠胎盘处结扎脐带，将胎盘留在腹腔内，约需半年逐渐吸收，若未吸收而发生感染者，应再度剖腹酌情切除或引流；若胎儿死亡已久，则可试行剥离胎盘，有困难时仍宜将胎盘留于腹腔内，一般不作胎盘部分切除。术后需用抗生素预防感染。将胎盘留于腹腔内者，应定期通过超声检查及血 hCG 测定了解胎盘退化吸收程度。

（三）宫颈妊娠

受精卵着床和发育在宫颈管内者称为宫颈妊娠，极罕见。发病率为 $1/8600\sim1/12400$，近年辅助生殖技术的大量应用，宫颈妊娠的发病率有所增高。多见于经产妇，有停经及早孕反应，由于受精卵着床于以纤维组织为主的宫颈部，故妊娠一般很少维持至 20 周。主要症状为无痛性阴道流血或血性分泌物，流血量一般由少到多，也可为间歇性阴道大量流血。检查发现宫颈显著膨大呈桶状，变软变蓝，宫颈外口扩张边缘很薄，内口紧闭，子宫体大小正常或稍大。宫颈妊娠的诊断标准：①妇科检查发现在膨大的宫颈上方为正常大小的子宫。②妊娠产物完全在宫颈管内。③分段刮宫，宫腔内未发现任何妊娠产物。

本病易误诊为难免流产，若能提高警惕，发现宫颈特异改变，有可能明确诊断。超声检查对诊断有帮助，显示宫腔空虚，妊娠产物位于膨大的宫颈管内。彩色多普勒超声可明确胎盘种植范围。

确诊后可行宫颈管搔刮术或行宫颈管吸刮术，术前应做好输血准备或于术前行子宫动脉栓塞术以减少术中出血；术后用纱布条填塞宫颈管创面或应用小水囊压迫止血，若流血不止，可行双侧髂内动脉结扎。若效果不佳，应及时行全子宫切除术，以挽救生命。

为减少刮宫时出血并避免切除子宫，可于术前给予 MTX 治疗。MTX 每日肌内注射 20mg，共 5 日；或 MTX 单次肌内注射 $50mg/m^2$；或将 MTX 50mg

直接注入妊娠囊内。如已有胎心搏动，也可先注入 10％ KCl 2mL 到妊娠囊内。经 MTX 治疗后，胚胎死亡，其周围绒毛组织坏死，刮宫时出血量明显减少。

第三节　早产

早产是围生医学中的一个重要、复杂而又常见的妊娠并发症，根据世界卫生组织倡议凡妊娠满 28 周（孕 196 天）至 37 周（259 天）间分娩者定义为早产。此时娩出的新生儿称为早产儿，体重为 1000～2449g，各器官发育尚不够健全，早产儿存活率相对较低，并发症多，如呼吸窘迫综合征、坏死性小肠结肠炎、颅内出血、缺血缺氧性脑病、视听觉缺陷、脑性瘫痪等，尤其是出生体重低于 800g 的早产儿。全世界早产儿现象日益严重，在发展中国家，早产已成为新生儿发病及死亡的首要原因。对于离足月时间较长的低孕龄儿，昂贵的新生儿重症监护病房（NICU）抢救费用及不可估计的远期并发症等因素使家庭、社会、健康和教育服务系统陷入不断增长的负担和压力之中。因此，早产在全世界范围受到越来越多的重视和研究。

一、发病率

早产仍然是新生儿死亡的主要原因。每年全世界大约有 1300 万例早产发生，占分娩总数的 8％～12％，约 15％早产儿于新生儿期死亡。

二、病因

（一）孕妇因素

孕妇合并急性或慢性疾病：妊娠期高血压疾病、妊娠肝内胆汁淤积症（ICP）、前置胎盘、胎盘早剥、GDM、羊水过多等妊娠并发症为早产的高危因素，其中子痫前期、ICP、前置胎盘、胎盘早剥更是导致医源性早产的主要原因。

妊娠期高血压疾病是一种严重威胁母儿健康的妊娠特发性疾病。孕妇因子宫螺旋小动脉痉挛收缩导致狭窄，使子宫肌层放射动脉开口进入绒毛间隙的血流受阻，蜕膜层螺旋动脉血流减少，易发生胎儿生长受限及胎儿宫内窘迫。此外，妊娠期高血压疾病孕妇易发生累及心、脑、肝、肾等终末器官的严重并发症，因此为保证母婴安全而需要提前终止妊娠。妊娠肝内胆汁淤积症对胎儿的危害之一为早产。前置胎盘及胎盘早剥所致产前出血较多时，需要提前终止妊娠以保证母婴安全。

（二）胎儿、胎盘因素

双胎妊娠、羊水过多、胎膜早破、宫内感染、胎盘功能不全、母儿血型不合、前置胎盘及胎盘早剥等均可导致早产。羊水过多、双胎等可使子宫过度膨胀，宫腔压力逐渐增大，羊膜囊或胎先露压迫子宫下段反射性刺激下丘脑的垂体释放缩宫素，使子宫收缩，促进子宫下段逐渐延长，致使子宫下段与宫颈组织不能承受宫腔内压力而被动扩张，使宫颈闭锁功能消失，附着的羊膜和蜕膜错位性剥离，导致羊膜、蜕膜内前列腺素释放，致使子宫收缩发生早产。双胎并发妊娠期高血压疾病比单胎多3~4倍，且容易出现心肺并发症；双胎妊娠期肝内胆汁淤积症的发生率是单胎的2倍，贫血、产前出血、胎儿生长受限（FGR）等发生率也较单胎高，这些因素也增加了早产的发生率。

三、分类

根据早产发生的原因将早产分为医源性早产和自发性早产，再将自发性早产分为未足月胎膜早破（pPROM）和特发性早产。

医源性早产是指由于产科并发症或内外科并发症的存在，继续妊娠将严重危及母儿安全，需要早产终止妊娠者，多具有明确的导致早产的原因。医源性早产的主要原因有高血压、子痫前期、胎儿生长受限和多胎妊娠。未足月胎膜早破是造成早产的重要原因。在早产的孕妇中，约1/3并发胎膜早破。正常情况下妊娠中期以后，胎膜停止生长，到妊娠晚期胎膜变薄。维持胎膜弹性和张力主要依靠分布于胎膜的结缔组织中的胶原纤维和弹力纤维，多数学者认为感染是胎膜早破的主要原因，最常见的感染途径为来自下生殖道的上行性感染。常见的感染病原体有B族溶血性链球菌、解脲支原体、沙眼衣原体、生殖支原体、淋球菌和加德纳菌及阴道毛滴虫。微生物产生蛋白水解酶，水解胎膜的细胞外物质，降低了组织的张力强度，使胶原纤维Ⅲ减少，膜的脆性增加，感染的微生物内毒素也可诱导产生前列腺素，引起宫缩，致使胎膜早破而早产。

目前多将特发性早产同pPROM合为自发性早产进行研究，其高危因素主要包括既往早产史、年龄<18岁或>40岁的初产妇、体重过轻、吸毒、酗酒、妊娠期中重度贫血、宫颈功能不全、妊娠期孕妇外周血淋巴细胞计数的绝对值升高、多胎妊娠、不正规的产前检查、宫颈手术史、人种差异、体外受精-胚胎移植等因素；另外，营养缺乏、医疗卫生条件不足、使用了不当的药物、感受过大压力等在早产的发生中也扮演了一定的角色。pPROM是指在37周之前先出现胎膜早破，继而出现早产分娩，可有或无自发性早产临产。感染是胎膜早破发生的主要原因，其次有手术操作如羊膜腔穿刺术、诊断性胎儿镜术、手术性胎儿镜术；另外宫颈功能不全、年龄<18 岁或者>35 岁、工作紧张、体重指数<25 等也是 pPROM 的危险因素。特发性早产是指妊娠 28~37 周自发出现的临产，继而分娩，在入院分娩前胎膜完整。早产儿的预后主要与孕周，出生时体重有关。孕周越小、出生体重越低，其呼吸中枢和肺发育不全越明显，更容易发生严重窒息、肺透明膜病、肺出血等疾病而死亡。

四、临床症状

早产的主要临床表现是子宫收缩，最初为不规则宫缩，伴有少许阴道流血或血性分泌物，后逐渐发展成规则宫缩，胎膜早破，宫颈管逐渐消退，然后扩张。

五、诊断

妊娠满 28 周至不足 37 周出现至少 10min 1 次的规则宫缩，伴宫颈管缩短，可诊断先兆早产。子宫收缩较规则，间隔 5~6min 持续 30s 以上伴子宫管消退≥75%，进行性宫颈扩张 2cm 以上，诊断为早产临产。早产应与妊娠晚期出现的生理性子宫收缩相区别，生理性子宫收缩不规则、无痛感，不伴宫颈管消退等改变。

六、预测

(1) 阴道 B 型超声检查宫颈长度及宫颈内口漏斗形成情况。
(2) 阴道后穹棉拭子检测胎儿纤维连接蛋白，预测早产的发生。

七、治疗

(一) 抑制宫缩

目前，应用于临床的宫缩抑制药分为 6 大类，包括 β 受体激动药（代表药物为利托君、特布他林和沙丁胺醇）、硫酸镁、缩宫素受体拮抗药（代表药物为阿托西班）、钙离子通道阻滞药（代表药物为硝苯地平）、前列腺合成酶抑制药（代表药物为吲哚美辛）以及一氧化氮供体（代表药物为硝酸甘油）。硝苯地平、吲哚美辛以及硝酸甘油等在抑制宫缩方面临床应用较少。目前国内使用硫酸镁（<20 孕周）和利托君（>20 妊娠周）较多。硫酸镁负荷剂量是 5g/30min，然后 1.5~2.0g/h 维持，直至宫缩被抑制后再维持 10~24h，当血镁浓度达到 2.0~

3.5mmol/L 时，可有效抑制宫缩。缩宫素受体拮抗药能与缩宫素竞争受体而抑制宫缩，疗效较好且不良反应小，因其高效性和特异性是目前被认为最理想、最有前途的药物，在欧洲已用于临床，代表药物是阿托西班，商品名为依保，为合成多肽，是子宫内蜕膜及胎膜受体的环状肽缩宫素竞争性拮抗药，目前在国内上市不久，有恶心、呕吐、头痛等不良反应，但与 β 受体激动药相比，其不良反应明显减少。宫缩抑制药虽然种类较多，但依据循证医学的原则评价认为，所有的宫缩抑制药均有不同程度的不良反应，不宜长期应用，只能暂时抑制宫缩 48 小时至 10 天，以便给促胎儿肺成熟提供机会。

目前国内最常用的宫缩抑制药为利托君，又称羟氨苄羟麻黄碱，商品名有安宝和柔托巴，属 β₂-肾上腺素能受体兴奋药，是唯一被美国食品与药品管理局（FDA）批准用于抑制宫缩、预防早产的药物，在欧洲许多国家广泛应用。但加拿大的早产研究表明，与安慰剂相比，利托君并不能明显改善围生儿病死率和延迟分娩，不良反应多，心血管患者尤应慎用，其最严重的并发症是肺水肿。利托君的作用机制：一种高选择性 β₂ 受体激动药，作用于子宫平滑肌细胞膜受体，激活腺苷酸环化酶，抑制钙释放，从而抑制宫缩，改善胎盘灌流。研究结果表明，该药较硫酸镁抑制宫缩作用强，显效快，能有效延长孕周，减少宫缩复发，使胎儿有较长的时间生长发育，以赢得促胎肺成熟的时间，从而减少新生儿的患病率及病死率。由于硫酸镁抑制子宫肌活动作用温和，显效慢，不能立即有效地抑制宫缩，故用药后 24h 内的早产发生率明显高于安宝组。而且硫酸镁治疗的有效浓度非常接近其中毒浓度，治疗时较难掌握和调控。但安宝的安全阈值较宽，宫缩抑制与心血管反应可平衡调节，少量 β 受体激动作用常导致孕妇心率增快，但 β 受体衰减效应会使母胎心率趋于平稳，一般患者在静脉应用后 1~2h 后可耐受，真正因此不良反应而需要停药的孕妇仅占安宝治疗的 3.3%，当心率为 100~120 次/min 时宫缩会得到很好的抑制。因此，学者认为安宝是治疗先兆早产非常有效的药物之一，但应严格掌握适应证及禁忌证，从低剂量开始，应用过程应加强监测。

（二）抗生素

感染是早产的主要原因。前瞻性研究表明，对于胎膜完整的先兆早产者常规应用抗生素并不能降低早产发生率。因此，目前并不主张对胎膜完整的先兆早产孕妇常规应用抗生素。

（三）预防新生儿呼吸窘迫综合征（NRDS）

早产是新生儿病死率和发病率最重要的因素，其发生率为 5%~15%，占围生儿病死率（除外胎儿畸形）的 3/4。存活的早产儿，由于各器官发育不成熟，合并症极多。其中新生儿呼吸窘迫综合征（NRDS）是早产儿最常见的合并症之一，其病因主要是肺表面活性物质（PS）缺乏。许多研究表明，产前应用糖皮质激素能有效地预防 NRDS 的发生和降低早产儿的病死率，近年来已被广泛用于早产的治疗中，但其用法和剂量目前尚不统一。肺表面活性物质在孕 22～24 周由肺Ⅱ型细胞产生，孕 26～32 周肺表面活性物质仍分泌不足，但在孕 34～35 周，肺表面活性物质合成、分泌及肺泡内含量迅速增加，此时胎肺大多已成熟。目前认为孕周≥34 周，胎肺基本成熟，早产儿极少出现 NRDS，因此，建议此孕期产前不用糖皮质激素治疗，除非有胎肺不成熟的证据者才给予使用。有研究证实，孕周≥34 周、使用地塞米松者，其早产儿窒息率与未使用地塞米松者比较无统计学差异。但对于孕周＜34 周、有早产风险者，临床无感染证据时，产前均可应用糖皮质激素。

第四节　过期妊娠

一、概述

国际上推荐过期妊娠标准为：凡既往月经周期规律，妊娠达到或超过 42 周（≥294 天）尚未分娩者，称为过期妊娠。发生率占妊娠总数的 4%～19%，其围产儿（又称过期儿）发病率和病死率均显著升高，为足月分娩的 3～6 倍，而且随妊娠期延长而增加。过期儿产时病死率明显增加的主要原因有头盆不称引起的产程延长、宫内缺氧和畸形。

（一）病因

过期妊娠的病因尚不完全清楚，可能与下列因素有关。

1. 雌、孕激素比例失调

正常妊娠足月分娩时，雌激素增高，孕激素降低。内源性前列腺素和雌二醇分泌不足而孕酮水平增高，会导致孕激素优势，抑制前列腺素和缩宫素作用，延迟分娩发动，导致过期妊娠。高龄初产妇易出现过期妊娠，就可能与妊娠晚期其体内孕激素下降缓慢有关。

2. 头盆不称

部分过期妊娠胎儿较大，可导致头盆不称或胎位异常，胎儿先露部不能与子宫下段及宫颈密切接触，反射性子宫收缩减少，导致过期妊娠。复合先露时胎先露入盆困难，与头盆不称有相同效果。

3. 胎儿畸形

如无脑儿，促肾上腺皮质激素产生不足，胎儿肾上腺皮质萎缩，从而雌激素前身物质 16α-羟基硫酸脱氢表雄酮分泌不足，使雌激素形成减少，导致过期妊娠。

4. 遗传因素

某家族、某个体常反复发生过期妊娠，提示过期妊娠可能与遗传因素有关。如果第一胎为过期妊娠，那么第二胎过期妊娠发生率从 10％上升到 27％，如果前面连续两次过期妊娠，则过期妊娠发生率将上升至 39％。母亲为过期妊娠，则其女儿发生过期妊娠的危险性增加 2～3 倍。胎盘硫酸酯酶缺乏症是一种罕见的伴性隐性遗传病，亦可导致过期妊娠。

5. 其他危险因素

肥胖、高龄初产妇、过期妊娠孕产史、社会心理因素等。

（二）病理生理

1. 胎盘

过期妊娠的胎盘可能有老化现象，出现胎盘表面梗死及钙化，切片上见绒毛间隙血流量减少，合体细胞结节增多，绒毛紧密融合坏死纤维素样变化等。

2. 羊水

妊娠 42 周后约 30％羊水减至 300mL 以下，羊水胎粪污染率明显增高，是足月妊娠的 2～3 倍，若同时伴有羊水过少，羊水胎粪污染率达 71％。

3. 胎儿过熟综合征

过熟新生儿有特征性外观，包括皮肤多皱纹、瘢痕和蜕皮及身体瘦长等，提前成熟表现在胎儿已经睁开眼，通常很警觉，皮肤在手底和足底特别明显，指甲通常很长。过熟综合征一直被认为是继发于胎盘老化，但是目前研究者未能证实过期的胎盘在组织学上有变性，也没有发现存在形态学或量的变化。实际上，大多数情况下过期胎儿的体重仍在继续增长，虽然增长速度较之前慢，但还是有发生巨大儿的风险，因此说明胎盘功能在大多数过期妊娠中没有下降。

（三）并发症

1. 对母体的影响

因胎儿窘迫、巨大儿等使母体产伤及手术率增加。

2. 对围产儿的影响

除上述胎儿过熟外，胎儿窘迫、新生儿窒息、胎粪吸入综合征等发生率增高（表 4-2）。

表 4-2　过期妊娠的母胎并发症

母体的风险	围产儿的风险
引产率增加	胎粪吸入综合征
功能障碍性分娩	巨大儿及出生相关损伤
巨大儿相关的产伤	
产后出血	
羊水过少	

二、诊断

应正确核实孕周，并确定胎盘功能是否正常。

(一) 核实孕周

1. 以末次月经计算

对于平时月经规则、周期为 28～30 天的孕妇，以末次月经第一天计算，停经≥42 周（294 天）尚未分娩，可诊断为过期妊娠。

2. 根据排卵日计算

对于月经周期不规则、月经周期长、哺乳期受孕或末次月经不清的孕妇，可根据基础体温提示的排卵期推算预产期。若排卵后≥280 天以上仍未分娩者，可诊断为过期妊娠。

3. B 超检查

妊娠 20 周内，B 超检查对确定孕周有重要意义。妊娠 5～12 周内以测定妊娠囊直径、胎芽和胎心出现时间、胎儿顶臀径推算预产期较准确，妊娠 12～20 周内以胎儿双顶径、股骨长度推算预产期较好。

4. 其他

妊娠初期血及尿 hCG 增高的时间、早孕反应（孕 6 周左右出现）时间、胎动出现时间（孕 18～20 周）以及早孕期妇科检查发现的子宫大小均有助于推算预产期。

(二) 判断胎盘功能

1. 胎动 (FM) 计数

对妊娠 40 周后未分娩的孕妇，应计数胎动进行自我监护，如胎动每 12h ＜10 次或逐日下降超过 50%，而又不能恢复，应视为胎盘功能减退，提示胎儿宫内缺氧。这种孕妇自我检测方法简单易行，但假阳性率高。

2. 胎心率（FHR）电子监护仪检测

无应激试验（NST）每周2次，胎动减少时应增加检测次数。NST无反应型需进一步做缩宫素激惹试验（OCT），若多次反复出现胎心晚期减速（LD）或严重变异减速（VD），基线胎心率（BFHR）变异减少，胎动后无FHR加速为阳性，提示胎盘功能减退，胎儿明显缺氧。因NST存在较高假阳性率、相对较高假阴性，需结合B超检查，估计胎儿安危。

3. B超检查

观察羊水量、胎动、胎儿肌张力、呼吸样运动，每周2次。若羊水暗区（AFV）<3cm提示胎盘功能减退，<2cm提示胎儿宫内明显缺氧。有学者认为示羊水指数法（AFI）≤5.0cm预测胎儿预后的敏感度高于AFD≤2.0cm。通过彩超或脐血流仪测定胎儿脐动脉血流S/D比值和搏动指数（PI）的变化，协助判断胎盘功能与胎儿安危。

4. 孕妇尿雌三醇（E_3）及尿雌三醇/肌酐（E/C）比值测定

如连续多次 E_3<10mg/d、12h E/C<10或下降超过50%，提示胎盘功能不良。测定E/C值虽不精确，但能满足临床的需要，可作为筛选和连续监测方法。

5. 孕妇血清游离雌三醇（E_3）和人胎盘催乳素（hPL）测定

若 E_3<40nmol/L，hPL<4μg/mL或骤降50%，表示胎儿/胎盘功能减退。该方法是国际上普遍采用的检测方法，是判断胎盘功能最准确的检测手段。

6. 羊膜镜检测

观察羊水颜色，了解羊水有无胎粪污染。为有创性检查方法，临床应用不多。若已破膜可直接观察到羊水的性状。

三、治疗

（一）评估孕妇是否可阴道试产

1. 绝对禁忌证

合并严重合并症及并发症，不能耐受阴道分娩或不能阴道分娩者，如：①子宫手术史，主要是指古典式剖宫产，未知子宫切口的剖宫产术，穿透子宫内膜的肌瘤剔除术，子宫破裂史等。②前置胎盘和前置血管。③明显头盆不称。④胎位异常，横位，初产臀位估计不能经阴道分娩者。⑤宫颈浸润癌。⑥某些生殖道感染性疾病，如疱疹感染活动期等。⑦未经治疗的获得性免疫缺陷病毒（HIV）感染者。⑧对引产药物过敏者。

2. 相对禁忌证

（1）子宫下段剖宫产史。

（2）臀位。

（3）羊水过多。

（4）双胎或多胎妊娠。

（5）经产妇分娩次数≥5次者。

若无阴道试产禁忌，则评估宫颈是否成熟，若宫颈不成熟，则予促宫颈成熟。

（二）促宫颈成熟

宫颈 Bishop 评分<6分，引产前先促宫颈成熟。

1. 可控释地诺前列酮栓

可控释地诺前列酮栓是可控制释放的前列腺素 E_2（PGE_2）栓剂，置于阴道后穹窿深处，出现以下情况时应及时取出。

（1）出现规律宫缩（每3min 1次的宫缩）并同时伴随有宫颈成熟度的改善，宫颈 Bishop 评分≥6分。

（2）自然破膜或行人工破膜术。

（3）子宫收缩过频（每10min 5次及以上的宫缩）。

（4）置药24h。

（5）有胎儿出现不良状况的证据，如胎动减少或消失、胎动过频、电子胎心监护结果分级为Ⅱ类或Ⅲ类。

（6）出现不能用其他原因解释的母体不良反应，如恶心、呕吐、腹泻、发热、低血压、心动过速或者阴道流血增多。

取出至少30min后方可静脉点滴缩宫素。

2. 米索前列醇

米索前列醇是人工合成的前列腺素 E_1（PGE_1）制剂。

（1）每次阴道放药剂量为25μg，放药时不要将药物压成碎片。如6h后仍无宫缩，在重复使用米索前列醇前应行阴道检查，重新评价宫颈成熟度，了解原放置的药物是否溶化、吸收，如未溶化和吸收则不宜再放。每日总量不超过50μg，以免药物吸收过多。

（2）如需加用缩宫素，应该在最后1次放置米索前列醇后4h以上，并行阴道检查证实米索前列醇已经吸收才可以加用。

（3）使用米索前列醇者应在产房观察，监测宫缩和胎心率，一旦出现宫缩过频，应立即进行阴道检查，并取出残留药物。

3. 机械性促宫颈成熟

包括低位水囊、Foley导管、海藻棒等，需要在阴道无感染及胎膜完整时才可使用。缺点：有潜在的感染、胎膜早破、子宫颈损伤的风险。

(三) 引产术

1. 缩宫素静脉滴注

因缩宫素个体敏感度差异极大，静脉滴注缩宫素应从小剂量开始循序增量，起始剂量为 2.5U 缩宫素溶于乳酸钠林格注射液 500mL 中，即 0.5% 缩宫素浓度，从每分钟 8 滴开始，根据宫缩、胎心情况调整滴速，一般每隔 20min 调整 1 次，即从每分钟 8 滴调整至 16 滴，再增至 24 滴；为安全起见也可从每分钟 8 滴开始，每次增加 4 滴，直至出现有效宫缩。

有效宫缩的判定标准为 10min 内出现 3 次宫缩，每次宫缩持续 30~60s，伴有宫颈的缩短和宫口扩张。最大滴速不得超过每分钟 40 滴，如达到最大滴速，仍不出现有效宫缩时可增加缩宫素浓度，但缩宫素的应用量不变。增加浓度的方法是以乳酸钠林格注射液 500mL 中加 5U 缩宫素变成 1% 缩宫素浓度，先将滴速减半，再根据宫缩情况进行调整，增加浓度后，最大增至每分钟 40 滴，原则上不再增加滴数和缩宫素浓度。

注意事项：

(1) 要有专人观察宫缩强度、频率、持续时间及胎心率变化并及时记录，记录好后行胎心监护。破膜后要观察羊水量及有无胎粪污染及其程度。

(2) 警惕过敏反应。

(3) 禁止肌内、皮下、穴位注射及鼻黏膜用药。

(4) 输液量不宜过大，以防止发生水中毒。

(5) 宫缩过强应及时停用缩宫素，必要时使用宫缩抑制剂。

(6) 引产失败：缩宫素引产成功率与宫颈成熟度、孕周、胎先露高低有关，如连续使用 2~3 天，仍无明显进展，应改用其他引产方法。

2. 人工破膜术

适用于头先露并已衔接的孕妇。单独使用人工破膜术引产时，引产到宫缩发动的时间间隔难以预料。人工破膜术联合缩宫素的方法缩短了从引产到分娩的时间。人工破膜术相关的潜在风险包括：脐带脱垂或受压、母儿感染、前置血管破裂和胎儿损伤。

(四) 产程处理

产程中最好连续胎心监护，注意羊水情况，及早发现胎儿窘迫。过期妊娠常伴有羊水污染，分娩时做好气管插管准备。

(五) 剖宫产术

过期妊娠时，胎盘功能减退，胎儿储备力下降，可适当放宽剖宫产指征。

四、注意事项

（1）核准孕周和判断胎盘功能是处理的关键。

（2）根据胎儿情况选择分娩方式。引产前应做宫颈 Bishop 评分，若＜6 分先促宫颈成熟。

（3）对妊娠 41 周以后的孕妇可常规引产。

（4）孕期定期产检，减少过期妊娠发生。

（5）促宫颈成熟和引产方法注意应用指征及潜在风险，防止不良事件发生。

第五章　妊娠合并症

第一节　妊娠合并甲状腺疾病

一、妊娠合并甲状腺功能亢进（甲亢）

妊娠合并甲亢包括孕前已确诊的甲亢以及在妊娠期初次诊断的甲亢。由于甲亢所表现的许多症状在妊娠剧吐和子痫前期中也能见到，所以，妊娠期的诊断和处理可能会比较困难。妊娠期垂体激素和甲状腺激素水平的生理性变化可能会干扰甲状腺疾病的诊断，而在处理可疑或已确诊的妊娠期甲状腺疾病时也必须考虑到上述妊娠期生理性的变化。

导致甲亢的可能病因包括 Graves 病、结节性甲状腺肿伴甲亢（多结节性毒性甲状腺肿）、自主性高功能性甲状腺腺瘤、碘甲状腺功能亢进症（碘甲亢）、垂体性甲亢、hCG 相关性甲亢。

（一）甲亢对母儿影响

1. 心力衰竭和甲状腺危象

心力衰竭主要由 T_4 对心肌的长期毒性作用引起，子痫前期、感染和贫血将会加重心力衰竭。甲状腺危象是母体较严重的并发症，即使经过恰当处理，母体病死率仍高达 25%。

2. 不良妊娠结局增加

甲亢未控制的孕妇流产、胎儿生长受限、早产、胎盘早剥、子痫前期、感染和围生儿病死率增加。甲状腺功能正常的孕妇（甲亢控制良好者）低出生体重儿的相对危险增加。

3. 胎儿甲状腺功能减退（甲减）与甲亢

抗甲状腺药物透过胎盘引起的胎儿甲减以及孕妇 TSH 刺激胎儿甲状腺引起的胎儿甲亢。对胎儿的影响与孕妇疾病的严重程度并不相关，但伴有高水平甲状腺刺激免疫球蛋白（TSI）的孕妇其胎儿患甲亢的概率增加。胎儿的表现包括生长受限、胎儿心动过速、水肿或胎儿甲状腺肿。由于胎儿伴有甲状腺肿时颈部处于过度伸展位置，会在分娩过程中造成困难或出现呼吸道不通畅，因此应尽量在分娩前行超声检查明确胎儿的甲状腺肿大情况。高度怀疑胎儿甲状腺严重异常时，检测胎儿血样以明确诊断，还可进行宫内治疗。

（二）临床表现

1. 症状

通常发生在妊娠早期末和妊娠中期初，表现有新陈代谢亢进和类儿茶酚胺样全身反应，包括心悸、心动过速、畏热、多汗、神经过敏、精神衰弱、食欲亢进但消瘦、无力、疲乏、手指震颤、腹泻等。妊娠早期甲亢症状可一过性加重，妊娠中期以后渐趋稳定，但引产、分娩、手术及感染时，又可使症状加重。妊娠期基础代谢率增加，因此仅凭症状不能做出甲亢的诊断。

2. 体征

（1）休息时心率大于 100 次/min。

（2）弥漫性甲状腺肿，可触到震颤，听到血管杂音。

（3）浸润性突眼。

（4）手指震颤。

（5）有时血压增高。

（6）消瘦，往往易被妊娠期体重增加所掩盖，但体重不随孕周增长而增加时应给予重视。

（7）四肢近端肌肉消瘦和裂甲病。

（三）诊断

（1）多数妊娠合并甲亢者孕前有甲亢病史，诊断已经明确，但也有一些孕妇处在甲亢的早期阶段，其症状与妊娠反应不易鉴别。

（2）实验室检查

① 血清 TT_4：总甲状腺素（TT_4）不受检测方法的影响，在非妊娠人群 TT_4 的参考范围稳定。妊娠对 TT_4 的影响主要是甲状腺结合球蛋白（TBG）较非孕期增加 1.5 倍，TT_4 亦较非孕期增加 1.5 倍。甲亢时 TT_4 明显升高，达到

或超过非孕妇正常值上限的 1.5 倍。

② 血清总三碘甲状腺原氨酸（TT_3）：妊娠后稍增加，甲亢时明显增高。

③ 血清游离三碘甲状腺原氨酸（FT_3）、FT_4：为一组比较敏感的指标，直接反映体内甲状腺激素水平。正常妊娠时不增高，甲亢时明显升高。

④ 血清 TSH：一般将 2.5mIU/L 定为妊娠早期母体 TSH 水平的保守上限值，但因为 TSH 受不同检测试剂影响较大，最好建立地区、孕周特异的 TSH 切点。甲亢时 TSH 明显降低。

⑤ 血清甲状腺刺激性抗体（TSAb）：甲亢患者出现 TSAb 阳性时可诊断 Graves 病。

（四）治疗

妊娠合并甲亢的治疗，无论对母亲还是胎儿均十分重要，常用 ATD 疗法，也曾推荐应用 β 受体拮抗药和碘化物。必要时可以选择性甲状腺次全切除术。需要注意的是，妊娠期一过性甲亢以观察、监测病情和对症治疗为主，必要时使用抗甲状腺药治疗。

1. 抗甲状腺药（ATD）治疗

治疗甲亢的药物主要有两种：丙硫氧嘧啶（PTU）和甲巯咪唑（MMI）。丙硫氧嘧啶被推荐为妊娠合并甲亢治疗的一线用药，因为甲巯咪唑可能与胎儿发育畸形有关。另外，甲巯咪唑所致的皮肤发育不全较丙硫氧嘧啶多见，所以治疗妊娠期甲亢优先选择丙硫氧嘧啶，甲巯咪唑可作为第二线用药。无论母亲现有 Graves 病还是有既往患病史，对孕妇和胎儿都是一个风险因素。对孕妇 ATD 治疗可能导致胎儿甲减，孕妇促甲状腺素受体抗体（TRAb）通过胎盘可能导致胎儿甲亢。因此，孕妇 ATD 治疗的目标是确保血清 T_4 在正常非妊娠人群参考范围的上限，避免胎儿出现甲减。应密切监测孕妇 T_4 和 TSH 水平，检测 TRAb 滴度水平，必要时进行胎儿超声检查，一般很少需要进行胎儿血样检测。妊娠期 TRAb 滴度正常和未进行 ATD 治疗的孕妇，罕见胎儿甲亢。欧洲常用卡比马唑，它是甲巯咪唑的代谢衍生物，其临床疗效与甲巯咪唑相似。这些药物抑制碘的氧化过程和碘化甲状腺素在甲状腺的合成，使甲状腺素的合成与释放减少。丙硫氧嘧啶和甲巯咪唑对降低血清中甲状腺激素浓度有相似作用。另外，丙硫氧嘧啶还直接抑制外周组织中 T_4 转变为 T_3。甲巯咪唑的血清半衰期为 6～8h，而丙硫氧嘧啶为 1h，由于它们的半衰期不同，丙硫氧嘧啶应每 8h 给药一次，甲巯咪唑每天 1 次。甲巯咪唑为 5～10mg/片，丙硫氧嘧啶为 50mg/片。甲巯咪唑的效力是丙硫氧嘧啶的 10 倍，因为丙硫氧嘧啶与血浆蛋白结合比例高，胎盘通过率低于甲巯咪唑，丙硫氧嘧啶通过胎盘的量仅是甲巯咪唑的 1/4。

ATD 的不良反应出现在 5% 的患者（主要是皮疹、发热、恶心、瘙痒）。瘙痒可能是甲亢的症状，应详细慎重询问患者在开始 ATD 治疗前是否存在瘙痒，有些患者诉有金属性味觉，不中断治疗这些不良反应亦可消失。用丙硫氧嘧啶替代甲巯咪唑，交叉致敏者罕见，两种药物严重不良反应主要是粒细胞缺乏症，发生率约为 1：300，与用药剂量明显相关。每天甲巯咪唑剂量低于 25mg 不会出现粒细胞缺乏症。粒细胞减少症是指粒细胞数低于 $(1.8\sim2.0)\times10^9/L$（1800～2000/mm^3），而粒细胞缺乏症是指粒细胞数目少于 $(0.5\sim1.0)\times10^9/L$（500～100/mm^3）。多数病例症状急性发作，包括发热、咽痛、全身不适及龈炎。这种罕见并发症可见于开始用药治疗 10 天到 4 个月后。在开始治疗前有必要测定淋巴细胞计数，因为 Graves 病常能找到淋巴细胞。应让患者知道潜在的并发症，指导中断用药和一旦出现相应症状及时看医师。该症需要住院并应用抗生素、糖皮质激素、支持疗法等综合治疗措施。

其他罕见的药物毒性作用包括肝炎、与脑炎相似的症状和血管炎。丙硫氧嘧啶可产生细胞损害，由甲巯咪唑引起的黄疸是胆汁淤积型黄疸。有 ATD 严重并发症的患者，不提倡可选择药物的转换。在妊娠中，甲状腺次全切除术是适应证，术前准备需用 β 受体拮抗药或碘化物治疗。

妊娠时应用两种 ATD 有相似的治疗效果。使用甲巯咪唑后的新生儿并发症是先天性皮肤发育不全。皮损局限于头皮顶部，特征为先天性皮肤缺乏，齿状缘、"溃疡"损害常能自愈。

ATD 治疗妊娠期甲亢的目标是使用最小有效剂量，在尽可能短的时间内达到和维持血清 FT_4 在正常值的上限，避免 ATD 通过胎盘影响胎儿的脑发育。ATD 过量可能产生新生儿甲减及甲状腺肿。孕妇诊断为甲亢应治疗，可疑病例应密切观察，一出现症状或甲状腺试验恶化即开始治疗。有些孕妇随着妊娠进展，由于免疫学的改变，甲状腺试验可能自然转为正常，但甲亢常出现在产后期。

仔细观察疾病的临床发展和甲状腺试验对于妊娠合并甲亢的处理是很重要的。患者应定期随访，在治疗开始最好 2 周 1 次，每次均行甲状腺试验。妊娠早期控制甲亢可防止母亲严重的并发症，例如早产、毒血症、充血性心力衰竭、甲状腺危象等。甲亢未受控制的患者，会发生胎盘早剥，有严重症状的患者建议住院。

ATD 的起始剂量是丙硫氧嘧啶 50～100mg，每日 3 次；或甲巯咪唑 10～20mg，每日 1 次口服；监测甲状腺功能，及时减少药物剂量。大多数患者丙硫氧嘧啶不超过 150mg，每日 3 次；或甲巯咪唑不超过 20mg，每日 1 次。有较大甲状腺肿、较长病史及较多症状者可适当加量。患者每 2 周复查 1 次，血清 FT_4 和游离甲状腺素指数（FT_4I）的浓度将有改善，在首次治疗后 3～8 周，甲状腺试验可正常。血清 FT_4、FT_4I 是观测对 ATD 治疗反应最好的指标。据报道，

血清 FT_4 或 FT_3I 用于调整 ATD 剂量是不恰当的，因在母血中 FT_3 水平与脐带血中 FT_4、FT_3 的浓度无相关性，在经过硫脲类开始治疗后，母体内 FT_4 的正常化早于 FT_3，母血中 FT_4 和脐带血中 FT_4 有较大相关性。当母体内 FT_3 正常时，有 ATD 治疗过量的危险。在母血 FT_4 水平正常后几周到几个月，母血中 TSH 保持较低水平。所以在 ATD 治疗的前 2 个月测定血清 TSH 没有帮助。此后血清 TSH 的测定用于估计甲状腺功能状态与 ATD 剂量关系。正常的血 TSH 是对治疗反应良好的指标。此时 ATD 可减量，甚至可在妊娠最后几周停药。TSH 测定对应用 ATD 患者的首次随诊有帮助，若 TSH 正常可减少 ATD 剂量。

如前所述，症状轻，病程短者对治疗反应较快。体重增加，脉率降低是对治疗效果好的体征。然而，脉率的估计受使用 β 受体拮抗药的限制。

一旦甲状腺试验结果改善，ATD 剂量即可减半。如果甲状腺试验继续改善，随着患者症状改善，ATD 剂量可进一步减少。治疗目的是使用最小剂量的 ATD 保持血 FT_4I、FT_4 水平在正常上限范围内。当患者甲状腺功能正常，继续使用小剂量 ATD：丙硫氧嘧啶 50～100mg 或甲巯咪唑 5～10mg，几周后 ATD 可停药。约 30%甲亢者可于妊娠 32～36 周或再早些时间停药，为防复发连续治疗达妊娠 32 周是可取的。

2. 甲状腺素加抗甲状腺治疗

如前所述，妊娠合并甲亢需要联合治疗，即甲状腺素加抗甲状腺联合治疗，加入左甲状腺素可降低产后甲状腺炎发生率。确切效果尚需要证实。

3. β 受体拮抗药

β 受体拮抗药对控制高代谢综合征很有效，它在与 ATD 联合应用时，仅用几周即可使症状减轻。普萘洛尔的常用量为每 6～8h 服 20～40mg，阿替洛尔为 25～50mg，每天 2 次，治疗几天症状即改善，维持剂量要保持心率在 70～90 次/min。可单独应用或用于甲状腺次全切除术的术前准备。外科手术后必须应用 β 受体拮抗药，以防发生甲状腺危象。因为普萘洛尔能引起胎儿宫内发育迟缓、产程延长、新生儿心动过缓等并发症，故不提倡长期应用该药。应用 β 受体拮抗药也会使自发流产率增高。

4. 碘化物

妊娠期禁忌使用碘化物，因为它与新生儿甲减和甲状腺肿有关。仅在手术前准备的短时间内或处理甲状腺危象时应用碘化物对新生儿无危险。最近给一组轻度甲亢孕妇每天 6～40mg 碘化物，其中 70%碘化物仅用于妊娠晚期（7～9 个月），甲状腺试验保持在正常上限或轻微升高。出生的新生儿均正常，无明显新生儿甲减，胎儿中仅有 2 例出现短暂脐血 TSH 升高。

5. 外科

部分妊娠期甲亢需要手术治疗。妊娠期甲亢患者术前需要服用丙硫氧嘧啶、普萘洛尔和碘制剂。外科手术虽是控制甲亢的有效方法，但仅适用于 ATD 治疗效果不佳、对 ATD 过敏或者甲状腺肿大明显，需要大剂量 ATD 才能控制甲亢时。手术时机一般选择在妊娠 4～6 个月。妊娠早期和晚期手术容易引起流产和早产。术后要保持甲状腺功能正常。甲状腺次全切除术后提倡测 TRAb 的滴度，高滴度预示胎儿发生甲亢，如果胎儿甲亢诊断成立，给母亲的 ATD 将有效控制胎儿心动过速，使其生长正常化。

6. 母乳喂养

近 20 年的研究表明，哺乳期应用 ATD 对于后代是安全的，使用丙硫氧嘧啶 150mg/d 或甲巯咪唑 10mg/d 对婴儿脑发育没有明显影响，但是应当监测婴儿的甲状腺功能；哺乳期应用 ATD 进行治疗的母亲，其后代未发现有粒细胞减少、肝功损害等并发症。母亲应该在哺乳完毕后，服用 ATD，之后要间隔 3～4h 再进行下一次哺乳。甲巯咪唑的乳汁排泌量是丙硫氧嘧啶的 7 倍，所以哺乳期治疗甲亢，丙硫氧嘧啶应当作为首选。

妊娠期和哺乳期禁用放射性碘，特别是孕 12 周之后，因为此时胎儿甲状腺很易聚集碘化物。育龄妇女在行[131]I 治疗前一定确定未孕。如果选择[131]I 治疗，治疗后的 6 个月内应当避免受孕。偶有妊娠头 3 个月粗心应用[131]I 者，用药前做妊娠试验很有必要。建议患者在月经周期开始 2 周后接受治疗。如母亲在妊娠前 12 周内接受[131]I 治疗，会发生先天畸形和（或）先天性甲减。若治疗在 12 周后，则很可能发生甲减，若未终止妊娠，建议应用丙硫氧嘧啶 7～10 天，以减小碘化物循环的影响，降低胎儿的放射性暴露危险。

7. 甲亢发作或危象

甲状腺危象是一种危及生命的情况，患者在应激情况下发展为甲状腺毒症，例如严重感染、麻醉药物应用、劳累、外科手术、停用 ATD 或[131]I 治疗后，表现为甲亢症群的恶化，若存在甲亢的严重症状，应考虑本病；体温升高和脑神经系统的改变，包括易兴奋、严重震颤、焦急不安、智力状态改变、从定向力障碍到明显的精神失常或昏迷，若出现智力改变需做出甲状腺功能亢进症状发作的诊断。心血管系统症状包括心悸、充血性心力衰竭、快速心律失常或房颤。恶心、呕吐和腹泻也不少见。实验室检查对甲状腺功能亢进发作的诊断无帮助；可发现白细胞过多、肝酶升高、高钙血症等。妊娠合并甲亢发作的发病率为 1%～2%，它常由先兆子痫、胎盘早剥、充血性心衰、感染及劳累触发。未治疗的妊娠合并甲亢发生甲状腺危象的危险性增大以及应激状态下甲亢控制不良者易发甲状腺危象。

在应用 ATD 之前，甲状腺危象出现在甲状腺切除术后，若妊娠期行手术，则在应用 ATD 使甲状腺功能正常后手术，β 受体拮抗药与 ATD 合用或用于 ATD 过敏者。

甲亢发作治疗包括一般与特殊方法，患者应受特殊护理。首先弄清诱发因素，控制体温方法包括一条凉毛毯或海绵吸温水，酒精擦浴，不宜用水杨酸类，可用对乙酰氨基酚 $10\sim20g$ 直肠给药，每 $3\sim4h$ 1次，神经系统障碍用氯丙嗪 $25\sim50mg$，哌替啶 $25\sim50mg$，每 $4\sim6h$ 1次，体外物理降温防止颤抖。特殊 ATD 包括降低由甲状腺释放的甲状腺激素方法和阻止其在外周组织的作用。丙硫氧嘧啶因能阻止 T_4 转化为 T_3，$300\sim600mg$ 负荷量日服、鼻饲或直肠栓剂给药，以后每 $6h$ 给予 $150\sim300mg$。以前对丙硫氧嘧啶有变态反应者，可应用一半剂量的甲巯咪唑，碘化物对阻止甲状腺素的释放有速效，在应用 ATD 之后 $1\sim3h$ 给予，以防止激素存留在甲状腺内，复方碘化物每天 $30\sim60$ 滴，分 3 次给予或口服饱和碘化钾 3 滴，每天 3 次，连用几天。若口服不耐受，可静脉给予碘化钠 $0.5g$ 每 $12h$ 1次。另一种选择是通过口服碘化胆囊造影剂，例如碘泊酸钠。地塞米松磷酸盐 $8mg$，每天分次服用；或氢化可的松琥珀酸钠 $300mg/d$ 或同等剂量的泼尼松 $60mg$，对阻止外周组织的 T_4 转化为 T_3 有效，还可防止潜在的急性肾上腺功能不全。以 $1mg/min$ 的速度静脉滴注普萘洛尔用于控制脉率。若达到 $10mg$，应持续心电监护，若有耐受则给予口服 $40\sim60mg$，每 $6h$ 1次。在妊娠 $24\sim28$ 周后应持续胎儿心电监护到甲状腺危象纠正后，直到分娩或心血管系统及代谢功能达正常，在分娩后建议用 [131]I 部分破坏术。在妊娠 24 周前，甲状腺功能达正常者也可手术。通过积极处理，病死率降到小于 20%。

二、妊娠合并甲减

（一）对母儿的影响

1. 对母亲的影响

甲减患者产科并发症均明显增加：流产、早产、子痫前期、胎盘早剥、胎儿窘迫、心力衰竭发生率增加。亚临床甲减妊娠并发症尚无足够的临床资料。

2. 对胎儿的影响

（1）神经系统发育障碍　在胎儿甲状腺功能完全建立之前（即妊娠 20 周之前），胎儿脑发育所需甲状腺素（T_4）几乎全部来源于母体，母体 T_4 缺乏可导致后代神经智力发育障碍。

（2）胎儿甲减　孕期母亲甲状腺球蛋白抗体、甲状腺过氧化物酶抗体均可透过胎盘到达胎儿，导致胎儿甲减，影响胎儿发育。

（3）先天畸形　曾有研究提示甲减和先天畸形相关，但最近更多的研究显示两者无相关性。

（4）围产儿病死率增加　胎儿窘迫、胎死宫内、早产、低出生体重儿发生率增加。

（二）诊断

1. 高危人群的筛查

（1）妊娠前已服用甲状腺激素制剂者。

（2）有甲亢、甲减、产后甲状腺炎、甲状腺部分切除及^{131}I治疗史者。

（3）有甲状腺病家族史者。

（4）已知存在甲状腺自身抗体者。

（5）甲状腺肿大者。

（6）提示存在甲减症状或体征者。

（7）1型糖尿病患者。

（8）患有其他自身免疫疾病者。

（9）曾有颈部不适病史者。

（10）不育病史者。

2. 临床表现与辅助检查

（1）临床表现 主要有全身疲乏、困倦、记忆力减退、食欲减退、声音嘶哑、便秘、言语徐缓和精神活动迟钝等。水肿主要在面部，特别是眼眶周围的肿胀，眼睑肿胀并下垂，面部表情呆滞，头发稀疏，皮肤干燥，出汗少，低体温，下肢黏液性水肿、非凹陷性。严重者出现心脏扩大、心包积液、心动过缓、腱反射迟钝等。先天性甲减开始治疗较晚的患者，身材矮小。

（2）甲状腺功能检查 ①亚临床甲减：TSH＞2.5mU/L，FT$_4$正常。②临床甲减：TSH＞2.5mU/L，FT$_4$降低，结合症状可诊断。③低T$_4$血症：TSH正常（0.3～2.5mU/L），仅TT$_4$低于100nmol/L（7.8μg/dL）或FT$_4$降低。这里仍将2.5mIU/L定为妊娠早期母体TSH水平的保守上限值，最好用地区、孕周特异的TSH切点诊断。随孕程进展，FT$_4$水平逐渐下降，至妊娠晚期，血清FT$_4$水平通常低于非孕女性正常值。目前尚无孕期特异FT$_4$的参考范围及特异诊断方法，国际推荐应用TT$_4$评估孕妇甲状腺功能。

（三）治疗

1. 妊娠前

甲减患者常以不孕为主诉就诊。这些患者应推迟受孕直到药物水平达到维持量可以考虑受孕。缺碘地区孕妇适当补碘，以防止胎儿甲减发生。

2. 妊娠期

（1）妊娠前已经确诊的甲减 准备妊娠应调整左甲状腺素钠（L-T$_4$）剂量，使血清TSH达到妊娠期正常值范围后再考虑妊娠，妊娠期间密切监测甲状腺功能。

（2）既往无甲减病史，妊娠期间诊断的甲减 一旦诊断就需立即开始治疗，使血清 TSH 尽快（在妊娠 8 周之内）达到 2.5mU/L 以内。国外部分学者提出 TSH 应在 0.3～2.5mU/L。每 2～4 周测定 TSH、FT_4、TT_4，根据检验结果，调整左甲状腺素钠剂量。TSH 达标后，每 4～8 周监测甲状腺功能，以维持激素水平的稳定。

（3）亚临床甲减、低 T_4 血症和 TPOAb 阳性孕妇 尚无统一意见，有学者认为孕期亚临床甲减及低 T_4 血症也应积极干预，使 TSH＜2.5mU/L，FT_4 在正常范围。

3. 围生期

甲减孕妇常易合并过期妊娠，40 周后开始引产。临产分娩时，给予产妇氧气吸入，鼓励进食，产程中行胎心监护，第二产程时，先天性甲减孕妇多数有腹直肌力量不足，不能很好增加腹压，必要时应用器械助产。做好新生儿复苏准备，产时留脐带血检查甲状腺功能。注意产后出血，给予宫缩剂。产后继续进行甲状腺素治疗，甲状腺素基本不通过乳汁排泌，可以哺乳。

产褥期甲状腺功能变化较大，应及时调整药物剂量，抗甲状腺抗体阳性患者产后可能会有病情加重，亚临床状态转为临床阶段。

4. 新生儿出生后甲状腺功能的检查

孕妇血中 TGAb 和 TPOAb 均可通过胎盘，导致胎儿甲减，影响胎儿发育。大多数甲减患儿症状轻微，T_4 及 TSH 的测定是目前筛选甲减的主要方法，当出现 T_4 降低、TSH 升高时，则可确诊为新生儿甲减。确诊后需用甲状腺激素治疗，应使血清 TT_4 水平尽快达到正常范围，并维持在新生儿正常值上 1/3 范围，即 100～160μg/L。一过性新生儿甲减一般维持 2～3 年。

第二节 妊娠合并贫血

一、妊娠合并缺铁性贫血

贫血是妊娠期常见的并发症。世界卫生组织（WHO）标准为：孕妇外周血血红蛋白（Hb）≤110g/L 及血细胞比容＜0.33 为妊娠期贫血。目前越来越多的国家指南更推荐以时间依赖性的血红蛋白水平来进行定义妊娠期贫血，诊断标准为：妊娠早期血红蛋白＜11g/dL，妊娠中期血红蛋白＜10.5g/dL，妊娠晚期血红蛋＜11g/dL。根据 Hb 水平分为：轻度贫血（100～109g/L），中度贫血（70～99g/L），重度贫血（40～69g/L），极重度贫血（＜40g/L）。WHO 资料表明，50%以上孕妇合并贫血，主要为缺铁性贫血，占妊娠期贫血的95%。由于胎儿生长发育及妊娠期血容量增加而导致的生理性血液稀释，对铁的需要量增加，尤其在妊娠后半期，孕妇对铁摄取不足或吸收不良都可引起贫血。

（一）合成血红蛋白的主要原料

红细胞的主要功能是输送 O_2 和 CO_2，依靠其内的血红蛋白来完成。但合成大量血红蛋白，除骨髓等造血器官组织的功能必须正常、且有促红细胞生成素存在外，还需提供足量的原料——蛋白质和铁。

1. 蛋白质

血红蛋白是一种结合蛋白质，它由血红素与珠蛋白组成。珠蛋白的生物合成过程与一般蛋白质相似。就蛋白质来讲，日常膳食里所含蛋白质已足够供应机体造血的需要。但对于贫血患者，就应注意蛋白质的补充。食物中以肝、肾、瘦肉等含有较多的必需氨基酸，是合成血红蛋白必要的蛋白质原料。

2. 铁

铁与原卟啉结合形成血红蛋白，另外还可与各种不同蛋白结合，形成肌红蛋白和很多重要的酶类，如控制氧化的酶类——过氧化物酶、过氧化氢酶、细胞色素等氧化酶。在三羧酸循环中，有半数以上的酶，需铁的参与才能发挥生化作用。最近证明能量的释放与细胞线粒体聚集，均与铁的含量有关。

（1）铁的分布　血红蛋白含铁 $1\sim3g$，约占总铁量的 66.5%；储存铁 $600\sim1600mg$，约占总铁量的 30%，主要存在于肝、脾、骨髓及小肠上皮细胞内；组织铁 $100\sim300mg$，占总铁量的 3%～4%，主要存在于肌红蛋白内。

（2）铁的来源　正常人并不缺铁，因为红细胞的生存期限平均为 120 天，每天有 1/120 的红细胞被破坏（主要在脾脏）。血红蛋白分解为蛋白、铁与胆色素，其释放的铁，一部分以铁蛋白或含铁血黄素的形式保留于单核吞噬细胞系统内，以供再利用；另一部分则直接供应骨髓，合成新红细胞的血红蛋白。

（3）铁的吸收　通常摄取食物中可含有一定量的铁，每日为 $10\sim15mg$，但能被吸收的仅占 5%～10%。因此每日从食物中吸收的铁仅有 $1\sim1.5mg$。食物中所含的铁，主要为有机物中的三价铁（Fe^{3+}）化合物，需通过胃液的消化，将其还原成二价铁（Fe^{2+}）才能从小肠上段（主要是十二指肠）吸收入血。在铁的吸收过程中，一些还原物质，如维生素 C 和琥珀酸等，有助于铁的吸收；而另一些物质，如植酸盐和草酸盐等，可以和铁形成不溶解的羟化高铁，阻碍了机体对铁的吸收，四环素及碱性药物也可干扰铁的吸收。各类食物中含有大量植酸盐，所以植物性食物的铁较难被小肠吸收，而动物性食物中的铁则较易被吸收，其余大量未被吸收的铁都混在食物渣滓中随粪便排出体外。

（4）铁的输送　小肠对铁的吸收量常随机体缺铁的程度的加重而增加。当二价铁离子从肠腔进入小肠黏膜上皮细胞以后，即在此再被转化为三价铁离子。一部分高铁离子与细胞中含有的去铁蛋白结合成为铁蛋白而储存下来；另一部分高铁离子进入血液，与血浆中 β-球蛋白结合，成为运铁蛋白，作为组织间转运的运输工具，可把铁运进骨髓，供幼红细胞合成新的血红蛋白之用；也可把铁转运给肝、脾、骨髓的单核吞噬细胞。

(5) 铁的储存　铁主要以铁蛋白形式储存，还可以含铁血黄素（铁蛋白小颗粒，再加上脂质、多糖类、蛋白质、铜、钙等物质组成）储存起来。有 $600\sim$ 1600mg 铁以铁蛋白及含铁血黄素形式储存于肝、脾、骨髓、肠黏膜、肌肉等处。当机体铁需要量增加或丧失过多时，可由储存铁补充之。首先以铁蛋白补充，因含铁血黄素铁不如铁蛋白铁容易被利用。

(6) 铁的排泄　正常人铁的排泄甚微，每日排泄总量为 $0.5\sim1.5mg$。主要由胆汁和脱落的肠道黏膜上皮细胞通过粪便排出，也可见于乳汁、尿、剥脱的表皮、毛发及指甲。

（二）病理生理

在正常情况下，微量铁的排泄量和代偿的摄取量保持着一定的平衡。然而妇女由于月经的损失，平时易有缺铁。妊娠后，随着胎儿的发育，胎盘与脐带的生长，需要的铁量亦增加。据 WHO 调查，在妊娠的前半期，铁的需要量并不多（0.77mg/d），140 天的总量为 110mg。在妊娠后半期，需铁 7mg/d，总量为 980mg。即使吸收率最高（40%），从饮食中摄取这样多的铁也是不可能的，必须动用贮备铁。若贮备充足，很容易再达到平衡；若贮备不足，则易发生缺铁性贫血。

缺铁性贫血的病理基础和一般贫血一样，是血液摄氧能力降低，它可使机体各器官、各组织出现不同程度的缺氧。当机体处于平静状态时，由于能量消耗较少，对氧的需要也较少，即使贫血较重（例如血红蛋白浓度减至正常平均值的一半）也可不出现明显的症状；但当机体从事强体力劳动或运动时，由于能量消耗增加，氧的需要量就要成倍地增加，机体即得通过增加肺的通气量和心排血量进行代偿，于是会出现呼吸急促，心跳过速、过强等症状。缺氧严重时，由于大脑供氧不足，会有头晕、目眩、耳鸣、四肢软弱无力等表现，内脏活动也发生障碍，甚至导致心力衰竭。

（三）临床表现

1. 有引起缺铁性贫血的原发病史和并发症的表现

缺铁性贫血可因许多慢性病引起，例如慢性胃炎、胃酸缺乏、慢性肝病、慢性失血（肠钩虫病）等。缺铁时，肝的生长发育减慢，肝内 DNA 合成受抑制，无机盐代谢紊乱，导致滞留铅，增加镁、钴的吸收；血内维生素 C 含量减少。患者免疫力降低，易受感染等。

2. 贫血本身的表现

初期仅组织贮备的铁蛋白及含铁血黄素减少，但红细胞数量、血红蛋白含量及血清铁均维持在正常范围内。细胞内含铁酶类亦不减少，故无任何贫血的临床表现，称为隐性缺铁阶段。当消耗贮存铁后，血清铁开始下降，红细胞数与血红蛋白量亦减少后，骨髓幼红细胞可利用的铁减少，则呈正细胞性贫血，可有轻度贫血表现，称早期缺铁性贫血。当骨髓幼红细胞可利用铁完全缺乏，各种细胞内含铁酶类亦渐缺乏，骨髓中红细胞系呈代偿性增生，出现细胞低色素性贫血。血清铁显著下降，则出现明显的贫血表现，例如头昏、头痛、乏力、倦怠、耳鸣、眼花、记忆减退甚或活动后心悸气短、水肿，严重者可发生充血性心衰，即为重度缺铁性贫血。

3. 细胞含铁酶类减少，引起细胞功能改变的临床表现

（1）如果胃黏膜功能低下，胃酸分泌则减少或呈萎缩性胃炎，使铁质吸收困难，而贫血进一步加重。

（2）如果皮肤上皮细胞功能降低，同时伴有胱氨酸缺乏，则出现指（趾）甲扁平、不光泽、脆薄易裂及反甲等。皮肤干燥、皱褶、萎缩，头发蓬松、干燥少泽、易脱落。还有人可有异食癖，喜食生米、泥土、煤渣等。给予铁剂后，症状好转或消失。

（四）实验室检查

1. 血常规

外周血涂片呈小细胞低色素性贫血，可见红细胞体积小，中央淡染区扩大。Hb、平均红细胞体积（MCV）、平均红细胞血红蛋白含量（MCH）和平均红细胞血红蛋白浓度（MCHC）均降低。Hb 低于 110g/L，MCV 低于 80fl，MCH 小于 27pg，MCHC 小于 32%。网织红细胞计数多正常或轻度增高。白细胞和血小板计数可正常或减低。

2. 骨髓象

红系造血呈轻度或中度活跃，以中晚幼红细胞增生为主。骨髓铁染色是评估铁储存量的金标准，可见细胞内外铁均减少，尤以细胞外铁减少明显。但该方法为有创性检查，仅适用于难以诊断贫血原因的复杂案例。

3. 铁代谢

血清铁蛋白是一种稳定的糖蛋白，不受近期铁摄入影响，能较准确地反映铁储存量，是评估铁缺乏最有效和最容易获得的指标。建议有条件的医疗机构对所有孕妇进行血清铁蛋白检测。血清铁蛋白浓度<20μg/L 诊断铁缺乏。缺铁性贫

血根据储存铁的水平分为 3 期。①铁减少期：体内储存铁下降，血清铁蛋白＜20μg/L，转铁蛋白饱和度及 Hb 正常。②缺铁性红细胞生成期：红细胞摄入铁降低，血清铁蛋白＜20μg/L，转铁蛋白饱和度＜15％，Hb 水平正常。③缺铁性贫血期：红细胞内 Hb 明显减少，血清铁蛋白＜20μg/L，转铁蛋白饱和度＜15％，Hb＜110g/L。血清铁蛋白＜30μg/L 即提示铁耗尽的早期，需及时治疗。但在感染时血清铁蛋白也会升高，可通过检测 C 反应蛋白进行鉴别诊断。

4. 红细胞内卟啉代谢

当组织铁储存减少时，红细胞游离原卟啉（FEP）水平升高，大于 0.9mmol/L（全血），锌原卟啉（ZPP）水平升高，大于 0.9μmol/L（全血）。其不受血液稀释影响，受炎症和感染的影响也较小。

（五）诊断与鉴别诊断

根据以上临床表现与实验室检查以及患者对补充铁剂效果好等即可诊断，但需进一步追查缺铁原因，并与下列疾病鉴别。

1. 慢性感染性贫血

慢性感染性贫血多为正色素性小细胞性贫血，血清铁及总铁结合力均降低，但骨髓铁增多，骨髓幼红细胞常有中毒性改变。

2. 铁粒幼细胞性贫血

由于血红素在幼红细胞线粒体内的合成发生障碍，引起铁利用障碍，而致贫血。血涂片上有的红细胞为正色素性，有的为低色素性。血清铁升高，总铁结合力下降，铁饱和度增高，骨髓内细胞外铁增加，出现环形铁粒幼细胞。

3. 地中海贫血

有家族史，脾大，血涂片上见较多靶细胞以及血清及骨髓铁均增多，血红蛋白电泳及地中海贫血基因检测异常。

（六）妊娠与分娩对缺铁性贫血的影响

妊娠期体内贮铁的代谢变化较少。在妊娠的前半期，胎儿发育慢，需铁量少，一般食物中的铁已足够需要，不需动用孕妇的贮备铁。但在妊娠的后半期，胎儿迅速发育，胎儿的红细胞及血红蛋白量亦增加，特别是妊娠足月时，胎儿需铁量大增，可至 275mg（孕妇的血浆需铁 500mg）。若饮食中铁的补充不足，势必动用贮备铁。如果从饮食中可摄取 17mg 铁，则需用贮备铁 258mg。实际上从饮食中是很难摄取 17mg 铁的。那么，需用的贮备铁则大大增加。同时分娩时的失血（有人统计，平均约失铁 175mg）及胎盘血量含铁 150mg，总共丧失铁 325mg，使原无缺铁性贫血的孕妇发生了缺铁性贫血，而原有缺铁性贫血者的病情则加重。

（七）缺铁性贫血对孕妇及胎儿的影响

缺铁性贫血对孕妇及胎儿的影响与其他血红蛋白量低、携氧量少的贫血大致相同。

1. 贫血对孕妇的影响

（1）影响孕妇最大者，为贫血所致的循环系统的改变，严重时可引起心力衰竭。当血红蛋白下降时，为了代偿组织的缺氧，血浆容量、心排血量及血流迅速均增加，周围阻力下降，血红蛋白氧分离曲线向右移。当血红蛋白下降至机体不能继续代偿时，则要求更大的心排血量，而出现心力衰竭。若孕妇除贫血外，无其他并发症，一般在血红蛋白下降至 $40\sim50g/L$ 时始发生心力衰竭。如果并发感染、妊娠高血压综合征以及分娩负担，则血红蛋白虽在 $40\sim50g/L$ 以上，亦可发生心力衰竭。若同时伴有任何原因的出血，极易导致休克，甚至死亡。在全血减少，血小板 $<5.0\times10^9/L$，血细胞比容 $<12\%$ 时，发生流产或分娩者很少能存活。当即死亡的原因是出血、感染与低钾血症。如果并发子痫前期、子痫或静脉血栓形成，其预后将更差。

（2）贫血孕妇不能耐受出血。失血可影响贫血孕妇的组织氧化过程。如遇有出血，贫血孕妇比一般孕妇易发生休克。因贫血出血致死亡者占孕产妇死亡的 $20\%\sim30\%$。

（3）贫血孕妇的妊娠高血压综合征发生率较非贫血者高出两倍。

（4）贫血与感染的关系　贫血使孕妇抵抗力降低，将增加产褥感染率。近年来认为伴有严重蛋白质缺乏者，其抗体形成与巨噬细胞的活力均减低，是其抵抗力下降的原因之一。其次，贫血者的组织灌注不足与缺氧，亦可降低抗御细菌入侵的能力。故严重贫血者，手术无菌切口亦易感染。

（5）贫血者对产时与手术时的失血与麻醉的耐受性亦较差。

2. 贫血对胎儿的影响

（1）胎儿宫内发育迟缓、早产、血或尿雌三醇（E_3）低值、围生儿病死率增高。胎儿宫内病死率增多 6 倍，50% 由于缺氧死亡。

（2）临产时，胎儿窘迫率可高达 36.5%。羊水氧张力下降，故妊娠期贫血者，胎儿在宫内窘迫的基础上，在出生时发生新生儿窒息也增多，有时甚至发生死产。胎盘为了代偿宫内的贫血缺氧而有组织增生，重量明显增加，故巨大胎盘率亦增高。

（八）治疗

原则是补充铁剂和去除导致缺铁性贫血的原因。对有特殊病因者，应同时针对原因治疗。例如因肠钩虫病引起的贫血者，应同时驱虫；因疟疾引起的贫血，亦应抗疟治疗。但应用的药物应注意选用对胎儿影响较少者。

一般性治疗包括增加营养和食用含铁丰富的饮食，对胃肠道功能紊乱和消化不良给予对症处理等。在产前检查时，每个孕妇必须检测血常规，尤其在妊娠的后期应重复检查。妊娠4个月起应常规补充铁剂，每日口服硫酸亚铁0.3g，直至妊娠足月。

1. 补充铁剂

首选口服铁剂，如硫酸亚铁0.3g，每日3次，或右旋糖酐铁50mg，每日2～3次。餐后服用胃肠道反应小且易耐受。应注意，进食谷类、乳类和茶等会抑制铁剂的吸收，鱼、肉类、维生素C可加强铁剂的吸收。口服铁剂有效的表现先是外周血网织红细胞增多，高峰在开始服药后5～10天，2周后血红蛋白浓度上升，一般2个月左右恢复正常。铁剂治疗应在血红蛋白恢复正常后至少持续4～6个月，待铁蛋白正常后停药。若口服铁剂不能耐受或吸收障碍，可用右旋糖酐铁肌内注射，每次50mg，每日或隔日1次，缓慢注射，注意过敏反应。注射用铁的总需量（mg）＝（需达到的血红蛋白浓度－患者的血红蛋白浓度）×0.33×患者体重（kg）。

服用硫酸亚铁时，需注意以下几点：①先从小剂量开始，由于孕中、后期，铁的吸收率增加，可持续用小剂量（0.1～0.2g/d）分两次服，即可满足预防与治疗需要。②饭后服用，同时服胃蛋白酶合剂，以减少反应。③同时服用维生素C 100mg，每日3次或用胃蛋白酶合剂，可促进铁的吸收。④服药前后1h禁喝茶。⑤如有胃溃疡，并用抗酸药时，须与铁剂交错时间服用。⑥应向患者说明服某些铁剂后，将出现黑便。⑦治疗3个月，血红蛋白仍低，应考虑是否误诊、服用错误或有其他出血与合并症。⑧胃肠反应重不能耐受或贫血严重者，可改用右旋糖酐铁或山梨醇铁注射用铁剂。维铁缓释片（福乃得）是一种含多种促进铁吸收剂的铁剂，临床应用不良反应少，效果较可靠。

2. 中医中药

中医辨证的汤剂，用于急性失血所致的缺铁性贫血，效果迅速，对改善症状提升血红蛋白与红细胞数均很好。中药补血丸对一般缺铁性贫血的疗效也快而好。

3. 输血

当血红蛋白＜60g/L时，接近预产期或短期内需行剖宫产术者，应少量多次输血，以避免加重心脏负担诱发急性左心衰竭。有条件者输浓缩红细胞。

4. 产时及产后的处理

中、重度贫血产妇临产后应配血备用。酌情给维生素K_1、肾上腺色腙、维生素C等。严密监护产程，防止产程过长，可阴道助产缩短第二产程，但应避免产伤的发生。积极预防产后出血，当胎儿前肩娩出后，肌内注射或静脉注射缩宫素 10U 或麦角新碱 0.2mg 或当胎儿娩出后肛门置入卡前列甲酯栓 1mg。出血多时应及时输血。产程中严格无菌操作，产后应用广谱抗生素预防感染。

二、妊娠合并再生障碍性贫血

妊娠合并再生障碍性贫血（PAAA）指患者既往无贫血病史，仅在妊娠期发生的再生障碍性贫血，是一种罕见而又严重的疾病，发病率为 0.029% ～ 0.080%。本病以贫血为主，同时伴有血小板减少、白细胞减少和骨髓细胞增生明显低下。

（一）再生障碍性贫血与妊娠的相互影响

妊娠合并再生障碍性贫血，患者表现为妊娠期的血红蛋白减少和骨髓增生低下，而妊娠前和妊娠终止后血常规正常，再次妊娠时复发。本病是一种免疫疾病，又称妊娠特发性再生障碍性贫血。孕产妇多死于出血或败血症。妊娠合并再生障碍性贫血还易引发妊娠期高血压疾病，孕妇较易发生心力衰竭和胎盘早剥。孕妇贫血还可引起胎儿宫内慢性缺氧、生长受限和宫内死胎等并发症。

一般认为，妊娠期血红蛋白＞60g/L 对胎儿影响不大。分娩后能存活的新生儿一般血常规正常，极少发生再障。妊娠期血红蛋白≤60g/L 对胎儿不利，可导致流产、早产、胎儿生长受限、死胎和死产。

（二）临床表现及诊断

PAAA 为既往无贫血史、无不良环境和有害物质接触史，仅在妊娠期出现的再生障碍性贫血。表现为妊娠期的血常规减低和骨髓增生低下，而妊娠前及妊娠终止后的血常规是正常的。临床上主要表现为不明原因的、进行性加重的、不易治愈的贫血，可在妊娠期的各阶段发病。随着贫血的加重，患者会出现牙龈出血、鼻出血、皮下出血点和紫癜等，严重者感全身乏力、头晕、头痛和反复感染。外周末梢血检查呈现全血细胞减少，主要特点是血小板的减少最为明显，但确诊必须有赖于骨髓穿刺涂片检查。

（三）治疗

对合并再生障碍性贫血孕妇的治疗，主要包括支持疗法、免疫抑制疗法、骨髓和造血干细胞移植治疗妊娠不同时期的治疗。

1. 支持疗法

根据孕妇血细胞降低的程度，采取输全血或成分输血。患者的血红蛋白＜60g/L，对母儿会产生严重的影响，此时应采用少量、多次输红细胞悬浮液或全血，使临产前血红蛋白达到 80g/L，增加对产后出血的耐受力。对于严重感染患者，在使用抗生素的同时，可输入粒细胞成分血，增加机体抗感染能力，粒细胞最好在采血后 6h 内输入。如孕妇血小板<20×10^9/L，应在临产前或术前输血小板成分血，使血小板至少达到<50×10^9/L 以防止产时和产后大出血。

2. 免疫抑制疗法

该疗法主要适用于未找到合适的骨髓移植供体的患者，应用的药物包括抗胸腺细胞球蛋白、环孢素 A、甲泼尼龙等。

3. 骨髓和造血干细胞移植治疗

骨髓移植在免疫抑制疗法几个月之后实施，目前已有骨髓移植后患者成功妊娠的报道，但还缺乏孕期造血干细胞移植治疗再生障碍性贫血成功的资料。

4. 妊娠不同时期的治疗

（1）妊娠早期　重型再生障碍性贫血患者应考虑终止妊娠，并在人工流产前应对各种并发症有所准备。不依赖输血而血红蛋白水平能经常维持在 70g/L 以上者，如患者坚持，可考虑继续妊娠，仅采用单纯支持和对症治疗，妊娠结束后若无自发缓解，立即开始正规治疗。

（2）妊娠中期　此期治疗最为棘手。若此时终止妊娠，并不能减少再生障碍性贫血病死率，主要是由于中期引产出血、感染机会远较自然分娩为多。此阶段支持治疗是主要选择。通过输血使血红蛋白水平维持在 80g/L 以上，避免对胎儿生长发育产生严重影响。单纯支持治疗难以维持者可考虑抗胸腺细胞球蛋白或抗淋巴细胞球蛋白（ATG/ALG）合并甲泼尼龙的免疫抑制治疗，尤其是治疗前免疫球蛋白水平较高或既往的再生障碍性贫血加重者。有些学者主张加用胎肝细胞输注，可有部分疗效，减少对输血的依赖。加用环孢素应谨慎，一般作为二线药物或终止妊娠后用药。

（3）妊娠晚期　以支持为主，严格定期随访血常规，一旦胎儿成熟情况允许，应予以终止妊娠。剖宫产应较自然分娩更为理想。出血明显时，应同时切除子宫。自然分娩者应缩短第二产程，避免过度用力导致重要脏器出血；胎头娩出后可适当加用缩宫素。产后观察期不宜过长，一般 2 个月以后无自发性缓解者应给予包括骨髓移植在内的各种积极治疗。

（四）注意事项

（1）为了保证胎儿的氧供，血红蛋白应维持在 80g/L 以上，严重的贫血易导致胎儿宫内生长迟缓以致胎死宫内。

（2）粒细胞集落刺激因子（G-CSF）升白细胞，对于尚有部分造血功能的患者取得了良好的效果，但对粒细胞缺乏或粒细胞严重减少的重症病例无效。

（3）只有在确实发生了严重感染的病例，白细胞输注才是适应证。

（4）由于再生障碍性贫血患者于产后最易发生感染，给予预防感染的经验是预防性使用大剂量静脉注射免疫球蛋白（IVIG）0.8g/(kg·d)，结束分娩前连用 3 天，配以合理的抗生素使用，可取得较好的疗效，且未发现不良反应。

（5）外周血血小板计数低于 20×10^9/L 时就有自发性出血的危险性，所以输单采血小板也是必需的。如果输注由单一供者提供的血小板或 HLA 配型相符的血小板则更好，可减少血小板抗体的产生，提高以后骨髓移植的成功率。

（6）环磷酰胺等免疫抑制药因致畸作用不能用于未终止妊娠者，ATG/ALG 已被证实可以安全地用于孕妇。环孢素由于缺乏对胎儿长期影响的资料，目前多作为二线药物，在 ATG/ALG 治疗无效时加用。

（7）剖宫产术中一旦出现子宫不可控制的出血时，可考虑行子宫切除术。

三、妊娠期巨幼细胞贫血

妊娠期巨幼细胞贫血又称为营养性巨幼细胞贫血，占所有贫血的 7%～8%。主要由于叶酸和维生素 B_2 缺乏而成。正常非妊娠期叶酸每日需要量 400μg，妊娠晚期 800μg，哺乳期 600μg。由于妊娠时胃酸分泌减少，胃肠蠕动减少，功能降低而影响叶酸摄取。加之妊娠期肾小管重吸收叶酸减少，致使尿中叶酸排出量增加，故妊娠期血清叶酸含量减少，易发生巨幼细胞贫血。

（一）诊断

1. 症状

（1）贫血症状　常在妊娠中、后期发病，多为中度或重度。临床症状随贫血程度加重而加重，表现为软弱无力、头晕、眼花、表情淡漠，活动后心悸气短，严重时甚至可发生心力衰竭。

（2）消化道症状　食欲缺乏、恶心、呕吐、腹泻、腹胀等消化不良的症状，严重者可见急性舌炎，舌部有灼痛感，味觉异常，尤其在进食时可有舌尖和舌边缘疼痛明显。

（3）周围神经炎症状　因维生素 B_{12} 缺乏而发生。表现为乏力、手足麻木、感觉障碍、行走困难等周围神经炎及亚急性或慢性脊髓后束、侧束联合病变等神经系统症状。

（4）精神症状　有的患者可有精神症状，如妄想、忧郁等。

（5）其他　妊娠期重症患者可引起流产、早产、胎儿宫内发育不良或死胎，有明显的出血和感染的倾向，胎儿的神经管畸形发生率明显增加。

2. 体征

(1) 皮肤黏膜苍白、干燥，水肿，低热，表情淡漠，活动后有气急、心动过速甚至可发生心力衰竭。常可触及肿大的脾。

(2) 有急性舌炎的患者，整个舌面呈鲜红色，即所谓"牛肉样舌"，有时可有小的溃疡。病情迁延可见舌乳头萎缩光滑，呈现所谓"镜面舌"。

3. 辅助检查

(1) 外周血常规　红细胞呈大细胞贫血，红细胞平均体积（MCV）$>94n$，平均血红蛋白（MCH）$>32Pg$，红细胞直径曲线高峰后移，红细胞大小不均及有异型红细胞，网织红细胞大多减少。白细胞轻度或中度减少，中性粒细胞分叶过多出现 $5\sim6$ 叶核或 4 叶以上核占 $15\%\sim20\%$，粒细胞胞体增大，核肿胀。血小板通常减少，可见 Ⅱ 型血小板。

(2) 叶酸水平　血清叶酸 $<6.8mmol/L$（$3ng/mL$），红细胞叶酸 $<27mmol/L$（$100ng/mL$）表示叶酸缺乏。

(3) 维生素水平　血清维生素 $B_2<90pg/mL$，放射性核素维生素 B_1 吸收试验 $<7\%$ 则可诊断为维生素 B_{12} 缺乏，但后者在妊娠期应避免进行。

(4) 骨髓穿刺　骨髓象红细胞呈巨幼红细胞增生，不同成熟期的巨幼红细胞可占骨髓有核细胞的 $30\%\sim50\%$，核染色质呈细网状或筛状、微粒样，常可见核分裂，幼红细胞较多，血红蛋白合成加快，胞质比较成熟而核发育较慢，呈现核与浆发育不平衡状态。贫血越严重，巨幼红细胞越多。粒细胞系主要是中幼粒细胞以下的晚幼和杆状核粒细胞的胞体增大，核形肿胀，染色质疏松，可有畸形分叶核，粒细胞分叶过多。有时可见 6 个或 10 个以上的分叶。巨核细胞系可见形态多增大，亦可正常。核分叶过多，常有断裂，胞质内颗粒减少。

4. 诊断要点

(1) 多见于妊娠后期，贫血程度较严重，且进行性加重。

(2) 红细胞及血红蛋白明显降低，但红细胞体积增大，平均红细胞内血红蛋白含量增多，血色指数大于正常。

(3) 骨髓涂片呈典型的巨幼红细胞增生，幼红细胞成熟不佳。

5. 鉴别诊断

(1) 缺铁性贫血　贫血程度轻重不等，$Hb<100g/L$，红细胞 $<3.5\times10^{12}/L$，血细胞比容 <0.30，血清铁 $<6.5\mu mol/L$。骨髓象为红细胞系统增生活跃，以中、晚期幼红细胞增生为主，可见红细胞分裂象，无可染色铁，各期幼红细胞体积较小，胞质少，染色较正常深，偏蓝或呈嗜多色性。边缘不规则，核小而致密，粒细胞及巨核细胞系多无明显变化。

（2）再生障碍性贫血　常呈重度贫血，周围血常规除了红细胞少，白细胞及血小板也少，红细胞大小及形态尚在正常范围，网织红细胞也减少，骨髓象各类细胞均减少，骨髓增生极度低下。

（二）治疗

1. 一般治疗

治疗原发疾病，去除病因。给予支持及对症治疗，改变不良饮食习惯，增加营养，进食高蛋白、高热量及含叶酸、维生素 B_2、铁丰富的饮食，对于有高危因素的孕妇，早期进行预防。

2. 药物治疗

主要补充缺乏的物质。由于叶酸和维生素 B_{12} 作用部位不同，故用维生素 B_{12} 治疗无效的巨幼红细胞性贫血，叶酸常可奏效，而用叶酸治疗维生素 B_{12} 缺乏的患者，则神经系统症状无法改善。

（1）叶酸　每日口服 10～20mg，如因胃肠道反应而造成叶酸吸收不良者，可肌内注射 10～30mg，每日 1 次，直至血常规完全恢复正常。叶酸用量不必过大，否则可从尿中排出而造成药物浪费。

（2）维生素 B_{12}　100～2000g，每日肌内注射，3～6 日即可见效，可连续用 2 周以后改为每周 2 次，再连续用 4 周，以充分补充造血所需，并且使机体内有足够的贮存量。

（3）其他　适当补充铁剂、维生素 C，部分重症患者可给予激素，以恢复胃肠道的功能并促进各种维生素的吸收。对维生素 B_{12} 缺乏者，因抗感染能力降低，应积极预防感染。此外，有报道重症患者在治疗开始的 48h 内，血钾可突然下降，偶可因低钾及心肌缺氧变性而突然死亡，故治疗时应同时监测血钾的情况，必要时可给予氯化钾 1～2g，每日 3 次口服。严重贫血需输血时，宜输浓缩红细胞或新鲜血，少量慢滴，以免诱发心力衰竭。

第三节　妊娠期糖尿病

妊娠期糖尿病可以分为两种情况，一种是原来已确诊糖尿病，妊娠发生在糖尿病确诊之后，称之为糖尿病合并妊娠；另一种是妊娠期发现或发生的糖耐量异常引起的不同程度的高血糖，当血糖异常达到一定诊断标准时，称为妊娠期糖尿病（GDM）。在诊断标准以下时，则称之为妊娠期糖耐量减低（IGT）。

一、诊断

（一）临床表现

1. 无症状期

患者多肥胖，一般情况良好，GDM 患者孕晚期每周平均体重增长超过0.5kg，胎儿多较大，羊水量可过多，可能并发妊娠高血压综合征、外阴瘙痒或外阴阴道念珠菌病。

2. 症状期

主要有不同程度的"三多"症状，即多饮、多食、多尿或反复发作的外阴阴道念珠菌病。由于代谢失常，能量利用减少，患者多感到疲乏无力、消瘦，若不及时控制血糖，易发生酮症酸中毒或视网膜、心、肾等严重并发症。依病情程度可分为隐性糖尿病和显性糖尿病，后者又可分为 1 型糖尿病（胰岛素依赖性糖尿病，IDM）、2 型糖尿病（非胰岛素依赖性糖尿病，NIDDM）和营养不良型糖尿病三大类。

（二）辅助检查

1. 尿糖及酮体测定

尿糖阳性者应排除妊娠期生理性糖尿，需做糖筛查试验或糖耐量试验。由于糖尿病孕妇妊娠期易出现酮症，故在测定血糖时应同时测定尿酮体以便及时诊断酮症。

2. 糖筛查试验（GCT）

常用方法为 50g 葡萄糖负荷试验：将 50g 葡萄糖粉溶于 200mL 水中，5min内喝完，从开始服糖水时计时，1h 抽静脉血测血糖值，若≥7.8mmo/L 为筛查阳性，应进一步行口服葡萄糖耐量试验（OCTT）；GCT 血糖值在 7.2～7.8mmol/L，则患有 GDM 的可能性极大，这部分孕妇应首先检查空腹血糖，空腹血糖正常者再行 OGTT，而空腹血糖异常者，不应再做 OGT，这样既减少了不必要的 OGT，又避免给糖尿病孕妇增加一次糖负荷。

3. 口服葡萄糖耐量试验（OGTT）

糖筛查异常血糖<11.1mol/L 或者糖筛查血糖≥11.2mmol/L，但空腹血糖正常者，应尽早做 OGTT，以便及早确认妊娠期糖尿病。空腹血糖值上限为5.8mmol/L、1h 为 10.6mmol/L、2h 为 9.2mmol/L、3h 为 8.1mm/L。此 4 项中若有 2 项≥上限则为糖耐量异常，可做出糖尿病的诊断。现国内也有部分医院采用口服 75g 葡萄糖耐量试验，其诊断标准上限分别为空腹血糖 5.3mmol/L、1h 为 10.2mmo/L、2h 为 8.1mmol/L、3h 为 6.6mmol/L。

4. 糖化血红蛋白（HbA1c）测定

HbA1c<6%或 HbA1c>8%为异常。HbA1c 测定是一种评价人体内长期糖代谢情况的方法，早孕期 HbA1c 升高反映胚胎长期受高血糖环境影响，胎儿畸形及自然流产发生率明显增高。产后应取血测定 HbA1c，可了解分娩前 8 周内的平均血糖值。

5. 其他检查

（1）肾功能　糖尿病孕妇应定期检查肾功能，以便及时了解糖尿病孕妇有无合并糖尿病肾病、泌尿系统感染。

（2）果糖胺测定　果糖胺是测定糖化血清蛋白的一种方法，正常值为0.8%～2.7%，能反映近 2～3 周血糖控制情况，对管理 GDM、监测需要胰岛素的患者和识别胎儿是否处于高危状态有意义，但不能作为 GDM 的筛查方法。

（3）羊水胰岛素（AFI）及羊水 G 肽（AF-CP）测定　可直接反映胎儿胰岛素分泌水平，判断胎儿宫内受累程度，指导临床治疗较孕期血糖监测更有价值。

（三）诊断

（1）常有糖尿病家族史、异常妊娠分娩史以及久治不愈的真菌性阴道炎、外阴炎、外阴瘙痒等病史。

（2）妊娠期有多饮、多食、多尿症状，随妊娠体重增加明显。

（3）妊娠早期易发生真菌感染、妊娠剧吐。

（4）尿糖检查阳性。

（5）葡萄糖筛选试验：空腹口服 50g 葡萄糖 1h 后抽血糖≥7.8mmo/L（140mg/dL）者做糖耐量试验确诊。

（6）眼底检查视网膜有改变。

（7）糖尿病按国际通用 White 分级法分类，以估计糖尿病的严重程度。

A 级：空腹血糖正常，葡萄糖耐量试验异常，仅需饮食控制，年龄及病程不限。

B 级：成年后发病，年龄>19 岁，病程<10 年，饮食治疗及胰岛素治疗。

C 级：10～19 岁发病，病程 10～19 年。

D 级：<10 岁发病，病程>20 年或眼底有背景性视网膜病变或伴发非妊娠期高血压。

E 级：盆腔血管病变。

F 级：肾脏病变。

R 级：增生性视网膜病变。

RF 级：R 和 F 级指标同时存在。

（四）鉴别诊断

主要与糖尿病合并妊娠相鉴别，妊娠期糖尿病是妊娠期首次发生或发现的糖尿病，一般多无明显的临床症状，通常在孕期做糖筛查时发现。

二、治疗

（一）饮食治疗

饮食治疗是 GDM 治疗的基本方法也是主要手段，目的是保证孕妇和胎儿的营养摄入充足的情况下，保持孕妇的血糖控制在正常范围，减少围产儿的并发症及病死率。80%的患者可以通过饮食治疗将血糖控制在理想范围。可以由产科医师、营养科医师或从事健康教育的护士对孕妇进行饮食的宣教和指导。

1. 治疗方法

少量多餐是 GDM 饮食治疗的基本原则。早、中、晚三餐的碳水化合物量应控制在 10%～15%、20%～30%、20%～30%，加餐点心或水果的能量控制在5%～10%，有助于预防餐前的过度饥饿感。饮食治疗要与胰岛素治疗密切配合，对于使用胰岛素治疗者加餐中的碳水化合物摄入量应加以限制。重要的是通过加餐防止低血糖的发生。例如，使用中效胰岛素的患者可在下午 3～4 点加餐；如果夜间或晚餐后经常出现低血糖，可在睡前半小时适当加餐。同时饮食计划必须实现个体化，要根据文化背景、生活方式、经济条件和教育程度进行合理的膳食安排和相应营养教育。

2. 推荐营养摄入量

（1）总能量的计算　参考妊娠妇女孕前体重和合适的体重增长速度。对于孕前理想体重的妇女，妊娠期能量需求在前 3 个月为 30～38kcal/(kg·d)（约为2200kcal/d），4～9 个月可逐渐增加到 35～40kcal/(kg·d)（约为 2500kcal/d），以增加血容量和维持胎儿生长，理想的体重增加为 11～15kg，而超重孕妇则建议体重增加 7～11kg。仍应避免能量过度限制（<1200kcal/d），尤其是碳水化合物摄入不足（<130g）可能导致酮症的发生，对母亲和胎儿都会产生不利影响。

（2）碳水化合物　推荐摄入占总能量的 40%～50%，每日主食不低于150g。对维持妊娠期血糖正常更为合适。应尽量避免食用精制糖。等量碳水化合物食物选择时可优先选择低血糖指数食物。

（3）蛋白质　推荐摄入量为 1.0～1.2g/(kg·d) 或者蛋白质占总热能的12%～20%。

（4）脂肪　推荐摄入脂肪占总能量的 30%～35%。应适当限制动物脂肪、红肉类、椰子油、全牛奶制品中的饱和脂肪量，橄榄油等富含单不饱和脂肪酸应占总热量的 1/3 以上。

（5）膳食纤维　膳食纤维是一种不产生热量的多糖。水果中的果胶、海带、紫菜中的藻胶、某些豆类中的胍胶和魔芋粉等有控制餐后血糖上升幅度，改善葡萄糖耐量和降低血胆固醇的作用。推荐每日摄入 20～35g。可在饮食中多选些富含膳食纤维的燕麦片、苦荞麦面等粗杂粮、海带、魔芋粉和新鲜蔬菜等。

（6）维生素及矿物质　妊娠期有计划地增加富含维生素 B_6、钙、钾、铁、锌、铜的食物（如瘦肉、家禽、鱼、虾和奶制品、新鲜水果和蔬菜等）。

（二）GDM 的运动疗法

运动疗法可降低妊娠期基础的胰岛素抵抗，是 GDM 的综合治疗措施之一，每天 30min 的中等强度的运动对母儿无不良影响。可以选择一种低等至中等强度的有氧运动或耐力运动，主要是由机体中大肌肉群参加的持续性运动。常见的一些简单可用的有氧运动包括步行、上肢运动、原地跑或登楼梯等。运动时间可自 10min 开始，逐步延长至 30～40min，其中可穿插必要的间歇时间。建议餐后进行运动。一般认为适宜的运动的次数为 3～4 次/周。

GDM 运动治疗的注意事项包括运动前行 EKG 检查以排除心脏疾患，并需筛查出大血管和微血管的并发症。有以下并发症者视为 GDM 运动疗法的禁忌证：1 型糖尿病合并妊娠、心脏病、视网膜病变、双胎妊娠、宫颈功能不全、先兆早产或流产、胎儿宫内发育受限、前置胎盘、慢性高血压病、妊娠期高血压等。

运动时要防止低血糖反应和延迟性低血糖，预防措施包括进食 30min 后进行运动，时间控制在 30～45min，运动后休息 30min。血糖水平低于 3.3mmol/L 或高于 13.9mmol/L 者停止运动。运动时应随身带些饼干或糖果，有低血糖先兆时可及时食用。避免清晨空腹未注射胰岛素之前进行运动。运动期间以下情况出现及时就医：阴道流血、流水、憋气、头晕眼花、严重头痛、胸痛、肌无力、宫缩痛。

（三）胰岛素治疗

当饮食和运动治疗不能将血糖控制在理想范围时，需及时应用胰岛素控制血糖。GDM 患者经饮食治疗 3～5 天后，测定孕妇 24h 的末梢血糖（血糖轮廓试验），包括夜间血糖、三餐前 30min 血糖及三餐后 2h 血糖及尿酮体。如果夜间血糖≥5.6mmol/L，餐前 30min 血糖≥5.8mmol/L 或餐后 2h 血糖≥6.7mmol/L 或控制饮食后出现饥饿性酮症，增加热量摄入血糖又超过妊娠期标准者，应及时加用胰岛素治疗。

1. 妊娠期常用的胰岛素制剂及其特点（表 5-1）

表 5-1　妊娠期常用胰岛素制剂和作用特点

胰岛素制剂	起效时间/h	达峰值时间/h	有效作用时间/h	最大持续时间/h
超短效人胰岛素类似物	0.25～0.5	0.5～1.5	3～4	4～6
短效胰岛素（R）	0.5～1	2～3	3～6	6～8
中效胰岛素（NPH）	2～4	6～10	10～16	14～18
预混型胰岛素				
70/30 （70% NPH 30% R）	0.5～1	双峰	10～16	14～18
50/50 （50% NPH 50% R）	0.5～1	双峰	10～16	14～18

（1）超短效人胰岛素类似物　门冬胰岛素的特点是起效迅速，皮下注射后5～15min起效，作用高峰在注射后30～60min，药效维持时间短，为2～4h。具有最强或最佳的降低餐后高血糖的作用，用于控制餐后血糖水平，不易发生低血糖，而且使用方便，注射后可立即进食。

（2）短效胰岛素　其特点是起效快，剂量易于调整，可以皮下、肌内和静脉内注射使用。皮下注射后30min起效，作用高峰在注射后2～4h，药效持续时间6～8h。静脉注射胰岛素后能使血糖迅速下降，半衰期为5～6min，故可用于抢救糖尿病酮症酸中毒。

（3）中效胰岛素（NPH）　中效胰岛素是含有鱼精蛋白、短效胰岛素和锌离子的混悬液，只能皮下注射而不能静脉使用。注射后必须在组织中蛋白酶的分解作用下，将胰岛素与鱼精蛋白分离，释放出胰岛素再发挥生物学效应。其特点是起效慢，注射后2～4h起效，作用高峰在注射后6～10天，药效持续时间长达16～20天，其降低血糖的强度弱于短效胰岛素。

（4）长效胰岛素　关于长效胰岛素使用的相关实验结果较为不确定。在其安全性被完全证实之前，不推荐用于GDM患者。

2. 胰岛素治疗方案

最符合生理要求的胰岛素治疗方案为基础胰岛素联合餐前胰岛素。基础胰岛素的替代作用能够长达24h，而餐前胰岛素能快起快落，控制餐后血糖。根据血糖监测的结果，选择个体化的胰岛素治疗方案。

（1）基础胰岛素治疗　选择中效胰岛素（NPH）睡前皮下注射适用于FPG高的孕妇，早餐前和睡前2次注射适用于睡前注射NPH的基础上早餐前FPG达标而晚餐前血糖控制不好者。

（2）餐前短效胰岛素治疗　仅为餐后血糖升高的孕妇三餐前30min注射超

短效人胰岛素类似物或短效胰岛素。

（3）混合胰岛素替代治疗　中效胰岛素和短效胰岛素混合，是目前应用最普遍的一种方法，即三餐前注射短效胰岛素，睡前注射 NPH。

（4）持续皮下胰岛素输注（胰岛素泵）　使用短效胰岛素或超短效胰岛素类似物，在经过一段时间多次皮下注射胰岛素摸索出一日所需的适当剂量后，采用可调程序的微型电子注射泵，模拟胰岛素的持续基础分泌和进餐前的脉冲式释放，将胰岛素持续皮下输注给患者。妊娠期间如需应用胰岛素泵，必须收治住院，在内分泌医师和产科医师的严密监护下进行，其适应证如下：①糖尿病合并妊娠血糖水平波动大，难以用胰岛素多次注射稳定血糖者。②1 型糖尿病患者应用胰岛素泵获得良好血糖控制者，可在妊娠期持续使用。③糖尿病急性并发症抢救期间。对于有发生低血糖危险因素、知识和理解能力有限的孕妇不宜应用胰岛素泵。

3. 妊娠期应用胰岛素期间的注意事项

胰岛素应从小剂量开始，$0.3 \sim 0.8U/(kg \cdot d)$，用量早餐前＞晚餐前＞中餐前，每次调整后观察 2～3 天判断疗效，每次以增减 2～4U 或不超过胰岛素用量的 20% 为宜，直至达到血糖控制目标。胰岛素治疗时清晨或空腹高血糖的处理：这种高血糖产生的原因有三方面，即夜间胰岛素作用不足、黎明现象和 Somogyi 现象。前两者必须在睡前加强中效胰岛素的使用，而 Somogyi 现象应减少睡前中效胰岛素的用量。

4. 口服降糖药在糖尿病孕妇中的应用

对于妊娠期间口服降糖药物一直都有很大的争议。大多数政府药监部门不赞成使用，糖尿病相关组织也建议在计划妊娠期间就应当停用口服降糖药。关于格列苯脲和二甲双胍随机对照试验，证明在短期之内无不良反应。口服降糖药物的应用见表 5-2。

表 5-2　口服降糖药物的应用

药物名称	作用部位	孕期安全性分级	胎盘通透性	乳汁分泌
第二代磺酰脲类（格列苯脲、格列	胰腺	B	极少量	未知
吡嗪、格列美脲）	胰腺	C	未知	
双胍类（二甲双胍）	肝、肌细胞、脂肪细胞	B	是	动物
α-葡萄糖苷酶抑制剂（拜糖平）	小肠	B	未知	未知
噻唑烷二酮类（吡格列酮）	肝、肌细胞、脂肪细胞	C	未知	动物
非磺酰类胰岛素促分泌剂瑞格列奈	胰腺	C	未知	未知

格列本脲是目前临床上最广泛应用于 GDM 治疗的口服降糖药,其作用的靶器官为胰腺,99％以蛋白结合形式存在,不通过胎盘。目前的临床研究表明该药使用方便和价格便宜,其疗效与胰岛素治疗一致。治疗期间子痫前期和新生儿光疗率升高,少部分有恶心、头痛、低血糖反应,未发现明显的致畸作用。

二甲双胍是另一个应用较为广泛的口服降糖药,主要通过增加胰岛素的敏感性来达到降低血糖的作用。该药孕期临床使用经验仍不充分,目前资料显示无致畸性（FDA 为 B 类）,在 PCOS 的治疗过程中对早期妊娠的维持起重要作用。对宫内胎儿远期的安全性有待进一步证明。

(四) GDM 的妊娠期监测

妊娠期血糖控制目标（ADA 标准）:FPG 维持在 3.3～5.6mmol/L;餐后 2h 血糖控制在 4.4～6.7mmol/L;夜间血糖水平不低于 3.3mmol/L。糖化血红蛋白反映取血前 2～3 个月的平均血糖水平,可作为糖尿病长期控制的良好指标,应在 GDM 的初次评估和胰岛素治疗期间每 1～2 个月检查一次,正常值应维持在 5.5％左右。用微量血糖仪测定末梢毛细血管全血血糖水平。血糖轮廓试验是了解和监测血糖水平的常用方法。小轮廓是指每日四次（空腹及三餐后 2h）末梢血糖监测;对于血糖控制不良或不稳定者以及妊娠期应用胰岛素治疗者,应加强监测的频率,可采用大轮廓即每日七次（空腹、三餐前半小时、三餐后 2h,午夜）血糖监测;血糖控制稳定至少应每周行血糖轮廓试验监测一次,根据血糖监测结果及时调整胰岛素的用量。不主张使用连续血糖检测仪作为常规监测手段。

妊娠中晚期尿糖阳性并不能真正反映患者的血糖水平,尿糖结果仅供参考。检测尿酮体有助于及时发现孕妇摄取碳水化合物或热量不足,也是早期糖尿病酮症酸中毒的一个敏感指标,应定期监测。

(五) 孕妇并发症的监测

每 1～2 周监测血压及尿蛋白,一旦并发先兆子痫,按先兆子痫原则处理;注意患者的宫高曲线,如宫高增长过快或子宫张力增大,及时行 B 超检查,了解羊水量。妊娠期出现不明原因恶心、呕吐、乏力、头痛甚至昏迷者,注意检查患者的血糖、尿酮,必要时行血气分析,明确诊断。

在妊娠早中期开始进行超声波胎儿结构筛查,尤其要注意检查中枢神经系统和心脏的发育（复杂性先天性心脏病、无脑儿、脊柱裂、骨骼发育不全等）。妊娠中期后应每月一次超声波检查,了解胎儿的生长情况。自妊娠 32～34 周起根据孕妇的情况,可开始行 NST,每周 1 次;同时可行超声多普勒检查了解脐动脉血流情况。足月后应结合宫高和超声测量充分评估胎儿的体重以及宫内的安全性，制订分娩时机和分娩方式，减少分娩期并发症的发生。

（六）围手术期及产程中的治疗

分娩期及围手术期胰岛素的使用原则：产程中、术中、产后非正常饮食期间停用所有皮下注射胰岛素，改用胰岛素静脉滴注，避免出现高血糖或低血糖。供给足够葡萄糖，以满足基础代谢需要和应激状态下的能量消耗。供给胰岛素以防止酮症酸中毒的发生，控制高血糖，并有利于糖的利用。保持适当血容量和电解质代谢平衡。产前或手术前必须测定血糖、尿酮体及尿糖。选择性手术还要行电解质、血气、肝肾功能检查。每1～2h监测一次血糖，根据血糖值维持小剂量胰岛素静脉滴注。

具体方案：产前需胰岛素控制血糖者计划分娩时，产前一日睡前中效胰岛素正常使用；生产当日停用早餐前胰岛素；给予静脉内滴注普通生理盐水；一旦正式临产或血糖水平减低至3.9mmol/L以下时，静脉滴注从生理盐水改为5%葡萄糖液并以100～150mL/h的速度输注，以维持血糖水平在5.6mmol/L左右；若血糖水平超过5.6mmol/L，则采用5%葡萄糖液250mL/h加短效胰岛素，按1.25U/h的速度静脉输注；血糖水平采用快速血糖仪每小时监测1次，调整胰岛素或葡萄糖输注的速度。

（七）GDM的产后处理

未恢复正常饮食前要密切监测血糖水平及尿酮体，根据检测结果调整胰岛素的用量。术后鼓励患者尽早起床活动，鼓励母乳喂养，尽早恢复进食，一旦恢复正常饮食，停止静脉滴注胰岛素，并及时行血糖大轮廓试验。血糖大轮廓试验异常者，应用胰岛素皮下注射，根据血糖水平调整剂量，所需胰岛素的剂量往往较妊娠期明显减少为1/2～2/3。产后恢复正常血糖者无须继续胰岛素治疗。若产后FPG反复≥7.0mmol/L，应视为糖尿病合并妊娠，即转内分泌专科治疗。新生儿出生后及时喂糖水以预防新生儿低血糖，生后半小时应查血糖，如出现低血糖，及时转儿科。

（八）GDM的产后随访

出院前要进行产后随访的宣教，指导生活方式、合理饮食及适当运动。了解产后血糖的恢复情况。产后6～12周，行OGTT口服75g葡萄糖，测空腹及服糖后2h血糖，以明确有无糖代谢异常及种类。糖代谢正常：FPG＜6.11mmol/L，服糖后2h血糖＜7.8mmol/L；空腹血糖受损（IFG）：7.0mmol/L＞FPG≥6.11mmol/L；糖耐量受损（IGT）：11.1mmol/L＞服糖后2h血糖≥7.8mmol/L；糖尿病：FPG≥7.0mmol/L和（或）服糖后2h血糖≥11.1mmol/L。建议有条件者每年随访一次。

（九）糖尿病教育

自我管理是 GDM 治疗中至关重要的环节。因此，对于糖尿病护理团队而言，对育龄女性进行知识普及和健康教育是十分必需的。其中包括提供 GDM 和血糖监测的相关知识，饮食方面的咨询以及提供产后的健康生活方式。因此可见营养师和糖尿病宣教者在 GDM 患者的治疗过程中占有十分重要的地位。ADA近期发布了有关女性糖尿病患者妊娠期间医疗保健的专家建议，其主要内容包括进行妊娠前相关教育、评价并积极治疗伴发的糖尿病并发症和心血管等疾病、建议患者血糖水平稳定达标后再考虑妊娠、妊娠前建议进行强化胰岛素治疗以获得最佳临床疗效、妊娠前积极控制血压和血脂等危险因素等。

有证据表明，对于糖耐量异常的人群来说，减轻体重的 5%～7%将会有效地预防和延缓糖尿病的发生。严格的干预手段，包括生活方式、运动监督和热量管理是十分有效的。这两个组织中 15%的研究对象为 GDM 患者，这种管理模式在 GDM 患者中同样被推荐，但是目前对于放宽标准的干预方案是否能产生同样的效果尚无定论。

总之，GDM 是一种发病率很高的常见疾病，在发病的初期就需要进行干预和治疗。在正确的干预治疗方案下，GDM 对妊娠带来的风险和危害将会被降到最低。但 GDM 患者同样拥有远期糖尿病发生的高风险因素。因此在顺利分娩之后，健康的生活方式和定期的糖尿病筛查仍然是必需的，这样才能有效降低糖尿病的发病率。

第四节　妊娠合并心脏病

妊娠期、分娩期及产褥期均可能使心脏病患者的心脏负担加重而诱发心力衰竭，是孕产妇死亡的重要原因之一。妊娠合并心脏病（包括孕前已有心脏病及妊娠后发现或发生心脏病）在我国孕产妇死因顺位中高居第 2 位，位居非直接产科死因的首位。我国发病率约为 1%。

一、妊娠对心血管系统的影响

（一）妊娠期

随着妊娠进展，子宫逐渐增大，胎盘循环建立，母体代谢率增高，内分泌系统发生许多变化，母体对氧及循环血液的需求量增加，在血容量、血流动力学等方面均发生一系列变化。

1. 血容量

孕妇的总血容量较非妊娠期增加，一般自妊娠第 6 周开始，32～34 周达高峰，较妊娠前增加 30％～45％。此后维持在较高水平，于产后 2～6 周逐渐恢复正常。

2. 心输出量

血容量的增加引起心输出量增加和心率加快。妊娠早期主要引起心输出量增加，妊娠 4～6 个月时增加最多，较妊娠前增加 30％～50％。并且孕妇体位对心输出量影响较大，约 5％孕妇可因体位改变使心输出量减少出现不适，如 "仰卧位低血压综合征"。妊娠中晚期需增加心率以适应血容量增多，至分娩前 1～2 个月心率较非孕时每分钟平均约增加 10 次。血流限制性损害的心脏病，如二尖瓣狭窄及肥厚型心肌病患者，可能会出现明显症状甚至发生心力衰竭。

3. 心脏

妊娠晚期子宫增大、膈肌上升使心脏向左向上移位，心尖搏动向左移位 2.5～3cm。由于心输出量增加和心率加快，心脏负担加重，导致心肌轻度肥大。心尖第一心音和肺动脉瓣第二心音增强，并可有轻度收缩期杂音。这种妊娠期心脏生理性改变有时与器质性心脏病难以区别，增加了妊娠期心脏病诊断的难度。

（二）分娩期

分娩期为心脏负担最重的时期，每次宫缩时有 250～500mL 的血液被挤入体循环，因此，回心血量增加。每次宫缩时心输出量约增加 24％，同时有血压增高、脉压增大及中心静脉压增加。第二产程除子宫收缩外，腹肌与骨骼肌亦收缩，周围循环阻力增加，加上产时用力屏气，肺循环压力显著增高，同时腹压加大，使内脏血涌向心脏，此外宫缩疼痛和焦虑情绪可引起交感神经兴奋、心率增快，故心脏负担此时最重。先天性心脏病孕妇有时可因肺循环压力增加，使原来左向右分流转为右向左分流而出现发绀。第三产程胎儿胎盘娩出后，子宫突然缩小，血窦关闭，胎盘循环停止，存在于子宫血窦内的大量血液突然进入血液循环中，使回心血量增加。此外，腹腔内压骤减，大量血液向内脏灌注，造成血流动力学急剧波动。此时，患心脏病的孕妇极易发生心力衰竭。

（三）产褥期

产后 3 天内仍是心脏负荷较重的时期。子宫收缩使大量血液进入体循环，并且妊娠期组织间潴留的液体也回流入体循环，这不仅造成血容量的进一步增加，也使血液进一步稀释，加重妊娠贫血。妊娠期出现的一系列心血管变化，在产褥期尚不能立即恢复到妊娠前状态。心脏病产妇此时仍应警惕心力衰竭的发生。

综上所述，妊娠 32～34 周后、分娩期（第一产程末及第二产程）、产后 3 天内（尤其是产后 24h 内）是心脏负担较重的时期，也是心脏病孕妇最易发生心力衰竭的时期，因此应加强监护。

二、妊娠合并心脏病的种类及其对妊娠的影响

妊娠合并心脏病的种类在不同的地区差别较大。我国在 1975 年以前以风湿性心脏病最多见，但随着人民生活水平的提高及广谱抗生素的应用，风湿热及风湿性心脏病的发病率已显著下降。近年来，随着心血管外科的发展，先天性心脏病已可能获得早期根治或部分纠正，从而使越来越多的先天性心脏病女性获得妊娠及分娩的机会。目前在妊娠合并心脏病患者中，先天性心脏病占 35％～50％，位居第一。其余依次为风湿性心脏病、妊娠期高血压疾病性心脏病、围生期心肌病以及心肌炎等。

（一）先天性心脏病

1. 左向右分流型先天性心脏病

（1）房间隔缺损　为最常见的先天性心脏病，占先天性心脏病的 20％左右。对妊娠的影响取决于缺损的大小。缺损面积<1cm^2 者一般无症状，多能耐受妊娠及分娩。若缺损面积较大，妊娠期及分娩期由于肺循环阻力增加、肺动脉高压、右心房压力增加，妊娠期体循环阻力下降、分娩期失血、血容量减少，可引起右向左分流出现发绀，且极易发生心力衰竭。房间隔缺损面积>2cm^2 者，最好在孕前手术矫治后再妊娠。

（2）室间隔缺损　可单独存在或与其他心脏畸形并存。缺损大小及肺动脉压力的改变将直接影响血流动力学变化。缺损面积<1.25cm^2，若既往无心力衰竭史及其他并发症者，一般能顺利妊娠及分娩。若室间隔缺损较大，常较早出现症状，多在儿童期肺动脉高压出现前已行手术修补。若缺损较大且未修补的成年人，易出现肺动脉高压和心力衰竭，且细菌性心内膜炎发生率也较高。妊娠可耐受轻、中度的左向右分流，但当肺动脉压接近或超过体循环水平时，将发展为右向左分流或艾森门格综合征，孕产妇病死率将高达 30％～50％。后者应禁止妊娠，如果避孕失败，应于妊娠早期行治疗性人工流产。

（3）动脉导管未闭　为较常见的先天性心脏病。多数患者在儿童期已手术治愈，故妊娠合并动脉导管未闭者并不多见。较大分流的、未行手术矫治的动脉导管未闭，由于大量动脉血流向肺动脉，肺动脉高压使血流逆转而出现发绀并诱发心力衰竭。对于孕早期已有肺动脉高压或有右向左分流者，宜终止妊娠。若未闭

动脉导管口径较小、肺动脉压正常者，对妊娠的耐受能力一般较好。

2. 右向左分流型先天性心脏病

临床上最常见的是法洛四联症及艾森门格综合征。一般多有复杂的心血管畸形，若未行手术治疗，很少存活至生育年龄。此类患者对妊娠耐受力极差，妊娠后母儿病死率可高达30%～50%，若发绀严重，自然流产率可高达80%，艾森门格综合征遗传率高达27.7%。故此类心脏病妇女不宜妊娠或已妊娠也应尽早终止。若经手术矫治后心功能为Ⅰ～Ⅱ级者，可在严密观察下妊娠。

3. 无分流型先天性心脏病

(1) 肺动脉口狭窄 单纯肺动脉口轻度狭窄者预后一般较好，多能耐受妊娠。重度狭窄（瓣口面积减少60%以上）者，孕产期易发生右心衰竭，故宜手术矫治后再妊娠。

(2) 主动脉缩窄 虽为常见的心血管异常，但女性少见，所以，妊娠合并主动脉缩窄较少见。此病常伴有其他心血管畸形，合并妊娠时母儿预后较差，孕产妇病死率为3.5%～9%，围生儿预后也较差，胎儿病死率为10%～20%。新生儿患主动脉缩窄发生率为3.6%～4%。因此，中、重度缩窄者即使经手术矫正治疗，也应劝告其避孕或在孕早期终止妊娠。轻度主动脉缩窄，心脏代偿功能良好者，可在严密观察下继续妊娠。

(3) 马方综合征 患本病妇女应劝其避孕，因为本病表现为结缔组织遗传性缺陷所导致的主动脉中层囊性改变，特别是伴有主动脉根部扩大者，容易形成夹层动脉瘤及血管破裂，妊娠时病死率高达4%～50%。已经妊娠者妊娠期间必须严格限制活动，控制血压，必要时使用β受体阻滞药以降低心肌收缩力。若超声心动图发现主动脉根部直径>40mm时，应劝其终止妊娠。马方综合征遗传率高达50%。胎儿病死率超过10%。

(二) 风湿性心脏病

1. 二尖瓣狭窄

最多见，占风湿性心脏病的2/3～3/4。其对妊娠的影响主要取决于瓣膜口狭窄的程度。当瓣膜口面积<2.5cm^{2}时，血流从左心房流入左心室已经受阻，瓣膜口面积<2cm^{2}为轻度狭窄，瓣膜口面积<1.5cm^{2}为中度狭窄，瓣膜口面积<1cm^{2}为重度狭窄。由于血流从左心房流入左心室受阻，妊娠期血容量增加和心率加快，舒张期左心室充盈时间缩短，可发生肺瘀血和肺水肿，从而出现症状，特别是中度以上的狭窄。轻度狭窄，心功能Ⅰ～Ⅱ级的孕妇，通常母儿预后良好，可在严密监护下妊娠和分娩。中度以上的狭窄，心功能为Ⅲ～Ⅳ级者，妊娠病死率高达4%～19%，因此，病变较严重、伴有肺动脉高压者，应在妊娠前纠正二尖瓣狭窄，已妊娠者宜早期终止妊娠。

2. 二尖瓣关闭不全

由于妊娠期外周阻力降低，使二尖瓣反流程度减轻，故一般情况下单纯二尖瓣关闭不全能较好耐受妊娠。

3. 主动脉瓣狭窄及关闭不全

妊娠期外周阻力降低可使主动脉瓣关闭不全者反流减轻，一般可以耐受妊娠。主动脉瓣狭窄可影响妊娠期血流动力学，严重者应手术矫正后再考虑妊娠。

（三）妊娠期高血压疾病性心脏病

妊娠期高血压疾病性心脏病指妊娠期高血压疾病的孕妇，以往无心脏病病史及体征，而突然发生以左心衰竭为主的全心衰竭。病因是妊娠期高血压疾病时冠状动脉痉挛、心肌缺血、周围小动脉阻力增加、水钠潴留及血黏度增加，从而导致低排高阻型心力衰竭。这种心脏病在发生心力衰竭之前，常有干咳且夜间明显，易误认为上呼吸道感染或支气管炎而延误诊疗时机。若能诊断及时、治疗得当，常能度过妊娠期及分娩期，产后病因消除，病情会逐渐缓解，多不遗留器质性心脏病变。

（四）围生期心肌病

围生期心肌病（PPCM）指发生于妊娠晚期至产后 6 个月内的扩张性心肌病，其特征为既往无心血管疾病史的孕妇，出现心肌收缩功能障碍和充血性心力衰竭。发生于妊娠晚期占 10%，产褥期及产后 3 个月内最多，约占 80%，产后 3 个月以后占 10%。国际上认为本病总体发病率为 1∶300～1∶15000（妊娠总数），发病率存在地区差异性，亚洲和欧洲国家发病率相对较低，而非洲裔人群发病率高，可能与种族及其相关的社会经济发展水平差异有关。随着我国晚婚晚育以及多胎多产比例的升高，PPCM 发病率近年也明显上升。临床医师对 PPCM 的认识和重视程度普遍不够，漏诊率和误诊率也高，导致我国 PPCM 致死率和致残率居高不下。

1. 病因

确切病因不清。可能与病毒感染、免疫、高血压、肥胖、营养不良及遗传等因素有关。PPCM 的主要危险因素还包括多胎多产、吸烟、糖尿病、高龄妊娠、长时间使用 β 受体兴奋剂类的保胎药等。

2. 病理

心脏扩大，以左心室扩张为主，室壁多变薄，心肌纤维瘢痕形成，心内膜增厚，常有附壁血栓。

3. 临床表现

患者的临床表现和起病方式均呈现复杂性和多样性。多数 PPCM 患者发病时出现心力衰竭的症状和体征，包括劳力性气短、乏力、夜间阵发性呼吸困难、心悸、咳嗽、咯血、端坐呼吸、胸痛、肝大、水肿等。25%～40%的患者出现相应器官栓塞症状。少数 PPCM 患者发病即为心源性休克、严重心律失常、血栓栓塞性并发症或心脏性猝死。也有部分患者主要表现为咳嗽、气喘，临床上容易被误诊为哮喘。

4. 辅助检查

B 型超声心动图显示心脏扩大，以左心室、左心房扩大为主，室壁运动普遍减弱，射血分数减少，可见附壁血栓。胸部 X 线摄片见心脏普遍增大、肺瘀血。心电图示心房纤颤、传导阻滞等各种心律失常，其他还有 ST 段以及 T 波异常等多种改变。心内膜或心肌活检可见心肌细胞变性坏死伴炎性细胞浸润。

5. 诊断

诊断 PPCM 必须排除其他原因导致的心力衰竭。目前本病缺乏特异性诊断手段，主要根据病史、症状、体征及辅助检查，包括心电图、利钠肽、胸部 X 线和超声心动图检查。心内膜及心肌活检有助于确诊。但目前不推荐临床可疑的 PPCM 患者常规行心内膜及心肌活检。产后发病者如需排除急性心肌炎、自体免疫性心肌炎、沉积性或代谢性心肌病时可以考虑行心内膜及心肌活检。

6. 治疗

本病无特效治疗方法，治疗原则主要是针对心力衰竭和心律失常。

(1) 休息、增加营养和低盐饮食。

(2) 纠正心力衰竭　给予强心、利尿、扩张血管等处理。

(3) 抗栓塞　多数专家建议所有的 PPCM 患者均需接受抗凝治疗，并至少维持至产后 2 个月或心功能恢复正常。

(4) 应用肾素-血管紧张素转换酶抑制药以及醛固酮拮抗药　对本病有效，应坚持长期治疗达 2 年之久。

(5) 预后　本病病死率较高，孕产妇病死率约 16%，主要死因是心力衰竭、肺栓塞或心律失常。且再次妊娠复发风险高达 30%～50%，若患围生期心肌病、心力衰竭且遗留心脏扩大者，应避免再次妊娠。

(五) 心肌炎

心肌炎是心肌本身局灶性或弥散性炎性病变，可发生于妊娠任何阶段。

1. 病因

主要与病毒感染（柯萨奇病毒、埃可病毒，流行性感冒病毒和疱疹病毒等）有关，其他还可由细菌、真菌、原虫、药物、毒性反应或中毒所致。

2. 病理

心肌细胞溶解，间质水肿，炎症细胞浸润。

3. 临床表现

无特异性，且差异很大，从无症状到致命性心力衰竭、严重心律失常和猝死都有可能发生。常在发病 1～3 周前有发热、咽痛、咳嗽、恶心、呕吐、乏力等病毒感染的前驱症状，之后出现心悸、胸痛、呼吸困难和心前区不适。检查可见心率加快与体温不成比例，心律失常，心界扩大或有颈静脉怒张、肺部啰音、肝大等心力衰竭的体征。

4. 辅助检查

白细胞增高、红细胞沉降率加快、C-反应蛋白增加、心肌酶谱增高，发病 3 周后血清抗体滴度增高 4 倍等。心电图 ST 段以及 T 波异常改变和各种心律失常，特别是房室传导阻滞和室性期前收缩等。

5. 处理及预后

没有特异治疗方法。急性期休息、补充营养，通常症状在数周后可消失，而后完全恢复。急性心肌炎病情控制良好者可在密切监护下妊娠。心功能严重受累者，妊娠期发生心力衰竭的危险性很大，治疗主要针对出现的并发症。柯萨奇 B 组病毒感染所致的心肌炎，病毒有可能导致胎儿宫内感染，发生胎儿及新生儿先天性心律失常及心肌损害，但确切发生率还不十分清楚。

三、对胎儿的影响

不宜妊娠的心脏病患者一旦妊娠或妊娠后心功能恶化，流产、早产、死胎、胎儿生长受限、胎儿窘迫及新生儿窒息的发生率均明显增高。围产儿病死率是正常妊娠的 2～3 倍。心脏病孕妇心功能良好者，胎儿相对安全，剖宫产机会多。某些治疗心脏病的药物对胎儿也存在潜在的毒性反应，如地高辛可通过胎盘到达胎儿体内。多数先天性心脏病为多基因遗传，双亲中任何一方患有先天性心脏病，其后代先天性心脏病及其他畸形的发生机会较对照组增加 5 倍，如室间隔缺损、肥厚型心肌病、马方综合征等均有较高的遗传性。

四、诊断

由于正常妇女妊娠期可出现心悸、气促、踝部水肿、乏力、心动过速等症状，检查可有心脏稍扩大、心尖区轻度收缩期杂音等体征。以上症状和体征酷似心脏病，所以增加了心脏病诊断的难度。当出现以下症状和体征时，应警惕器质性心脏病。

（一）病史

孕前已诊断器质性心脏病或有风湿热病史，有心悸、气短、心力衰竭史。

（二）症状

本次妊娠期有心功能异常的表现，如经常性夜间端坐呼吸、胸闷、胸痛、劳力性呼吸困难、咯血等。

（三）体征

心界明显增大；心脏听诊有 2 级以上舒张期或粗糙的 3 级以上收缩期杂音，严重的心律失常、心包摩擦音等；有发绀、杵状指、持续性颈静脉怒张等。

（四）辅助检查

1. 心电图

严重心律失常，如心房颤动、心房扑动、Ⅲ度房室传导阻滞、ST 段及 T 波异常改变等。

2. 超声心动图

超声心动图具有无创性的优点，临床上广泛用于心脏结构及传导方面的检测，当显示心腔扩大、心肌肥厚、瓣膜运动异常、心脏结构畸形等，应警惕心脏病。

3. X 线检查

X 线检查显示心脏明显扩大。

4. 心导管检查

心导管检查能准确了解心脏结构的改变及心脏各部分压力的变化。由于是一种有创性检查，在妊娠期较少应用。

5. 生化指标

B 型尿钠肽等。

五、心脏病孕妇心功能分级

（一）主观功能分级

纽约心脏病学会（NYHA）依据心脏病患者对日常体力活动的耐受力，对心脏主观功能进行评估，将心脏功能分为 4 级，此分级方法同样适用于孕产妇。

Ⅰ级：一般体力活动不受限制。

Ⅱ级：一般体力活动轻度受限，休息时无症状，活动后出现心悸、气短等症状。

Ⅲ级：一般体力活动明显受限制，休息时无不适，轻微日常工作即感不适、心悸、呼吸困难或既往有心力衰竭史。

Ⅳ级：一般体力活动严重受限制，休息时存在心悸、呼吸困难等心力衰竭症状，不能进行任何体力活动。

此种心功能分级简单易行，妊娠期也可适用，主要适用于慢性心力衰竭患者。但因个体差异和主观因素则对分级结果影响较大。

（二）客观严重程度分级

将客观检查手段评估心脏病严重程度作为并列分级，此类将心脏病分为4级。

A级：无心血管病的客观依据。

B级：客观检查表明属于轻度心血管病患者。

C级：客观检查表明属于中度心血管病患者。

D级：客观检查表明属于重度心血管病患者。

其中轻、中、重没有做出明确规定，由医师根据检查进行判断。可将患者的两种分级并列，如心功能Ⅱ级C、Ⅰ级B等。

六、孕前咨询

心脏病患者进行孕前咨询十分必要。心脏病患者能否安全度过妊娠期、分娩期及产褥期与心脏病的种类、严重程度、是否手术矫治、心功能级别及医疗条件等多种因素有关。

（一）可以妊娠

患者心脏病变较轻，NYHA心功能Ⅰ～Ⅱ级，既往无心力衰竭史，亦无其他并发症者可以妊娠。

（二）不宜妊娠

心脏病变较重，NYHA心功能Ⅲ～Ⅳ级、既往有心力衰竭史、有肺动脉高压、右向左分流型先天性心脏病、严重心律失常、风湿热活动期、心脏病并发细菌性心内膜炎、急性心肌炎等，妊娠期极易发生心力衰竭，不宜妊娠。年龄大于35岁，心脏病病程较长者，发生心力衰竭的可能性极大，不宜妊娠。

七、常见并发症

（一）心力衰竭

心力衰竭是妊娠合并心脏病患者孕产期死亡的主要原因，妊娠32～34周、分娩期以及产褥期早期，由于血容量的急剧增多，血流动力学改变，极易发生心力衰竭，是妊娠合并心脏病患者的危险时期。心脏代偿功能在Ⅲ级以上者，常发生严重心力衰竭，因此早期诊断和及时处理尤为重要。

1. 心力衰竭早期表现

（1）轻微活动后即出现胸闷、心悸、气短。

（2）休息时心率超过 110 次/min，呼吸超过 20 次/min。

（3）夜间常因胸闷不能平卧，需坐起或到窗前呼吸新鲜空气。

（4）肺底部出现少量持续性湿啰音，咳嗽后不消失。

2. 心力衰竭晚期表现

（1）可出现端坐呼吸。

（2）有气急、发绀、咳嗽、咯血等。

（3）颈静脉怒张，肝大，肝颈静脉回流征阳性。

（4）肺底部持续性湿啰音。

（二）亚急性感染性心内膜炎

妊娠期、分娩期及产褥期易发生菌血症，如泌尿生殖道感染，已有缺损或病变的心脏易发生亚急性感染性心内膜炎，感染得不到及时控制易诱发心力衰竭。

（三）缺氧和发绀

妊娠时外周血管阻力降低，使发绀型先天性心脏病发绀加重，非发绀型可因肺动脉高压及分娩失血，发生暂时性的右向左分流引起缺氧和发绀。

（四）肺静脉栓塞和肺栓塞

妊娠时血液呈高凝状态，若合并心脏病伴静脉压增高和静脉血流淤滞或长时间卧床等，可诱发深部静脉血栓形成，一旦栓子脱落导致肺栓塞可致孕产妇死亡。

八、治疗

妊娠合并心血管疾患孕产妇的主要死亡原因是心力衰竭和严重感染。因此，心血管疾病的妇女一经受孕或妊娠合并心血管病者，应根据妊娠、分娩和产褥期不同阶段时的病情做出恰当的处理。凡允许继续妊娠者，必须加强妊娠期保健，定期进行产科、内科检查与监测。定期产前检查可降低孕妇心力衰竭的发生率和孕产妇的病死率。

（一）孕期保健

要严密观察心功能及各种症状，防止病情加重以预防心力衰竭的发生。

1. 休息

安排好工作与生活，保证充分恰当的休息，每日至少 10h 睡眠，避免从事体力劳动和情绪波动。

2. 饮食

合理补充蛋白质、维生素及铁剂，适当限制食盐，避免体重增长过多，防止贫血。以体重每周增长不超过 0.5kg，整个妊娠期不超过 12kg 为宜。

3. 积极预防各种影响心功能的疾病

如感染、妊娠期高血压疾病等，有并发症应及时治疗。

4. 定期产前检查

发现心功能Ⅲ级或Ⅲ级以上，应及时住院治疗；心功能良好者亦应于预产期前 2 周住院待产，以保证孕妇休息，便于观察。

5. 洋地黄的应用

一般认为无心力衰竭症状和体征时，不主张预防性应用洋地黄。对有早期心力衰竭表现的孕妇，可用地高辛 0.25mg，每日 2 次，口服。2～3 日后若脉率＜80 次/min 可改为每日 1 次，不要求达到饱和量，万一病情加重有加大剂量的余地，也不要长期使用维持剂量，病情好转后即可停药。应用洋地黄期间，应注意监测洋地黄类药物的血药浓度。

6. 降压药物的选择

高血压合并妊娠使用抗高血压药物仍有争论。虽然降压对母亲有利，但是血压下降可减少子宫胎盘的灌注，胎儿会遭受到更大的损害。如果舒张压持续在 110mmHg 以上时，则应给予适当的治疗。如果血压迅速升高，达到 200/100mmHg 或以上，卧床休息不能缓解或视网膜动脉进一步硬化、肾功能下降、以前妊娠有过颅内出血或者先兆子痫、心脏增大及心电图明显改变则应考虑终止妊娠。常用的抗高血压药物有：①甲基多巴，兴奋血管运动中枢的 α 受体，抑制外周交感神经，使血压下降。常规给予 250mg 口服，每日 3 次或 4 次，直至血压达到满意水平。②拉贝洛尔，为 α 受体和 β 受体拮抗剂，对胎儿无致畸作用，常规给予 100mg 口服，每日 2 次或 3 次。③硝苯地平，为钙拮抗剂，常规给予 10mg 口服，每日 3 次。④肼屈嗪，直接松弛小动脉平滑肌，常规给予 50mg，每日 3 次。⑤产程中血压升高可给予肼屈嗪、硝酸甘油、酚妥拉明或硝普钠。

（二）分娩期

心功能Ⅰ、Ⅱ级的孕妇，无产科手术指征多数能经阴道分娩，但必须仔细观察产程进展和产妇心功能情况，适当放宽剖宫产指征。

1. 第一产程

（1）吸氧，严密监测生命体征，心率超过 120 次/min，无其他原因解释时，应考虑是心力衰竭征象，及时给予处理。

（2）若出现心力衰竭，取半坐卧位，高浓度面罩吸氧，给予乙酰毛花苷 0.4mg 加于 25% 葡萄糖液 20mL 缓慢静脉推注，必要时每隔 4～6h 重复给药 1 次，每次 0.2mg。

（3）加强胎儿的监护。

（4）适当给予镇痛或镇静药，如哌替啶 100mg 肌内注射或地西泮 10mg 肌内注射，连续硬膜外麻醉有良好的镇痛效果。

（5）预防性使用抗生素　临产后即开始给予抗生素以预防感染，直到产后 1 周。首选青霉素类，可同时加用甲硝唑预防厌氧菌感染，注意控制输液速度及输液量。

（6）产程进展不顺利时及早手术终止产程，主张心脏病产妇放宽剖宫产指征，预后更好。

2. 第二产程

（1）继续监测心率、呼吸，取半卧位，给氧，减少孕妇和胎儿缺氧。

（2）尽量缩短第二产程，避免产妇用力屏气，宫口开全后可行侧切或用低位产钳助产。

（3）胎儿娩出后，立即在产妇腹部放置沙袋，防止腹压骤然下降，血液流向内脏，造成回心血量暂时减少而诱发心力衰竭。

3. 第三产程

（1）及时娩出胎盘胎膜，注意子宫收缩，可肌内或静脉注射缩宫素 10～20U，禁用麦角新碱，以防血管阻力增加，引起心力衰竭。

（2）保持产妇安静，可给予地西泮 10mg 或苯巴比妥钠 0.3g 肌内注射。

（3）若有产后出血应及时输血、输液，但要注意输血、输液的速度。

（三）产褥期

（1）产后 3 天内，特别是产后 24h 内是重点期，应防止心力衰竭的发生，必要时可行心电监护。

（2）充分卧床休息，严密观察心率、呼吸、血压等变化。视病情指导产妇早期行床上活动，避免发生下肢深静脉血栓。产后无心力衰竭表现，1 周后逐渐下床活动，至少观察 2 周，病情稳定后方可出院。

（3）继续应用抗生素预防感染至产后 1 周左右，若无感染可停药。

（4）心功能 Ⅰ～Ⅱ 级者可哺乳，心功能 Ⅲ 级或 Ⅲ 级以上者不宜哺乳。

（5）指导避孕，不宜再妊娠者，可在产后1周行绝育术。

（四）心脏手术治疗

妊娠期尽量不做心脏手术。若孕妇心功能Ⅲ～Ⅳ级，妊娠早期发生肺水肿等情况，孕妇又不愿意终止妊娠，内科治疗效果不佳，心脏矫治手术操作不复杂，可考虑手术治疗，手术时间宜在妊娠12周以前进行。

（五）心血管疾病产妇的剖宫产

因手术创伤和麻醉时血流动力学的改变，可加重心脏负担，故过去多主张无剖宫产指征者，以阴道分娩为宜。随着手术和麻醉技术的提高以及先进的监护措施，加之剖宫产能减少产妇长时间宫缩引起的血流动力学改变，可减轻心脏负担，故近年来对有心血管疾患产妇分娩方式的选择主张放宽剖宫产指征。胎儿偏大，产道条件差及心功能Ⅱ级以上或心功能Ⅰ～Ⅱ级但有产科并发症者，以剖宫产分娩为宜。如有心力衰竭，应先控制心力衰竭后再手术。手术以硬膜外持续阻滞麻醉为好，手术时手术者应动作轻巧熟练以缩短手术时间，且应采取严密监护措施。

第六章　异常分娩

第一节　产力异常

产力是指将胎儿及其附属物通过产道排出体外的力量，是保证胎儿正常娩出的重要因素之一，包括子宫收缩、腹压和肛提肌的收缩力。子宫收缩是临产后的主要力量，贯穿于分娩的全过程，在产道和胎儿等因素无异常的情况下，使子宫颈口逐渐扩张，胎先露逐渐下降。如果子宫收缩失去了节律性、极性和对称性或者其收缩的强度或频率过强或过弱，都称为子宫收缩力异常，简称产力异常。

一、正常产力

（一）子宫收缩力

子宫收缩力简称宫缩，是临产后的主要产力，为子宫不随意的、规律的阵发性收缩，贯穿于整个分娩过程。临产后宫缩的作用是使宫颈管消失和宫口扩张、先露部下降及胎儿胎盘娩出。临产后正常宫缩具有节律性、对称性、极性及缩复作用等特点。

1. 节律性

宫缩的节律性是临产的重要标志。每次宫缩都是从弱到强（进行期），维持一段时间（极期），再由强到弱（退行期），直到消失进入间歇期。宫缩时宫内压力增高，子宫肌壁血管及胎盘受压，子宫血流量减少，宫缩间歇时恢复。临产开始时宫缩持续约 30s，间歇 5～6min，随着产程的进展，宫缩持续时间逐渐延长，宫内压力逐渐升高，间歇时间逐渐缩短（表 6-1）。

表 6-1　宫缩强度的表现

宫口开大程度/cm	4～6	7～8	9～宫口开全
平均宫内压/mmHg	30	45	50
平均宫缩周期/min	3	2.5	2
平均宫缩持续时间/s	40	70	60

2. 对称性和极性

正常宫缩起自两侧子宫角部，左右对称地迅速向子宫底中线集中，再以 2cm/s 速度向子宫下段扩散，约 15s 均匀协调地遍及整个子宫，称为宫缩的对称性。宫缩以子宫底部最强最持久，向下逐渐减弱，子宫底部收缩力的强度是子宫下段的 2 倍，称为子宫收缩的极性。

3. 缩复作用

宫缩时子宫体部肌纤维缩短变宽，间歇期肌纤维松弛，但不能完全恢复到原来的长度，反复收缩使肌纤维越来越短，宫腔容积逐渐缩小，这种现象称缩复作用。其目的是迫使先露部持续下降和宫颈管逐渐消失。

（二）腹肌及膈肌的收缩力

腹肌及膈肌的收缩力是第二产程的主要辅助力量，又称腹压。进入第二产程后，胎先露部已降至阴道，每当宫缩时，前羊膜囊或胎先露部压迫盆底组织及直肠，反射性地引起不随意的屏气，腹肌及膈肌强有力地收缩使腹压增高，与宫缩同步，直至胎儿娩出并促使胎盘娩出。必须注意，如腹压运用不当或过早使用腹压，则易造成产妇疲劳和宫颈水肿，使产程延长造成难产。

（三）肛提肌收缩力

在分娩机制中，肛提肌收缩可协助胎先露部进行内旋转；当胎头枕部位于耻骨弓下时，肛提肌收缩还能协助胎头仰伸和娩出。此外，肛提肌收缩有助于胎盘娩出。

二、子宫收缩力异常

子宫收缩力异常临床上分为子宫收缩乏力和子宫收缩过强两类，每类又分为协调性子宫收缩和不协调性子宫收缩（图 6-1）。

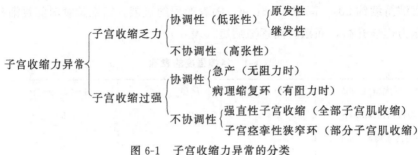

图 6-1 子宫收缩力异常的分类

（一）子宫收缩乏力

1. 病因

（1）头盆不称（CPD）或胎位异常 盆骨大小和形态的异常，导致产道狭窄；胎儿过大或胎位异常，形成头盆不称。胎儿先露部因下降受阻，不能紧贴子宫下段及宫颈而刺激局部神经节，因而不能引起反射性子宫收缩，导致继发性子宫收缩乏力。

（2）子宫因素 子宫发育不良、子宫畸形（如双角子宫等）、宫壁过度膨胀（如双胎、巨大儿、羊水过多等）使肌纤维过度伸展、经产妇子宫肌纤维变性及结缔组织增生、子宫肌瘤等，均能引起子宫收缩乏力。

（3）精神因素 产妇怕痛或对妊娠及分娩生理认识不足，过早兴奋与疲劳及对胎儿预后过分担心等，尤其是 35 岁以上高龄初产妇，精神过度紧张使大脑皮质功能紊乱、睡眠少、临产后往往不能进食甚至呕吐、体力消耗较大，可导致子宫收缩乏力。

（4）内分泌、电解质失调 临产后，产妇体内雌激素、催产素、前列腺素、乙酰胆碱等分泌不足，子宫对乙酰胆碱的敏感性降低等，均可影响子宫肌兴奋阈，致使子宫收缩乏力。产程延长后引起的电解质紊乱（如钾、钠、钙、镁等）可加重子宫收缩乏力。

（5）药物影响 临产后不适当地使用大剂量镇静药与镇痛药，如吗啡、氯丙嗪、哌替啶、苯巴比妥等，可以使子宫收缩受到抑制。

另外，由于膀胱充盈时能阻碍胎先露下降，产妇尿潴留亦是影响子宫收缩不能忽略的因素之一。

2. 对母儿影响

（1）对产妇的影响 由于子宫收缩乏力，产程延长，产妇休息不好，进食少，精神与体力消耗，可出现疲乏无力、肠胀气、排尿困难等，影响子宫收缩，严重时可引起脱水、酸中毒、低钙血症。由于第二产程异常，膀胱被压迫于胎先露部与耻骨联合之间，可导致组织缺血、水肿、坏死，形成膀胱阴道瘘或尿道阴道瘘。多次肛诊或阴道检查增加感染机会。产后宫缩乏力容易引起产后出血。

(2) 对胎儿的影响　协调性宫缩乏力容易造成胎头在盆腔内旋转异常，使产程延长，增加胎头及脐带受压机会，手术助产率增加，使新生儿窒息、颅内出血及吸入性肺炎等发病率增加。不协调性宫缩乏力，不能使子宫壁完全放松，对子宫胎盘血液循环影响大，容易发生胎儿窘迫。

3. 临床表现及诊断

宫缩乏力可以分成协调性宫缩乏力和不协调宫缩乏力；根据宫缩乏力发生的时机分为原发性和继发性两种。原发性宫缩乏力是指从产程一开始子宫收缩功能就低下，宫口不能如期扩张、胎先露不能如期下降，导致产程延长；继发性宫缩乏力是指产程开始时子宫收缩正常，只有在产程较晚阶段（多在活跃期后期或第二产程），子宫收缩减弱，产程进展缓慢甚至停滞。

(1) 协调性宫缩乏力（低张性宫缩乏力）　最为常见。子宫收缩具有正常的节律性、对称性和极性，但收缩力弱，宫腔内压力低，小于 15mmHg，持续时间短，间歇期长且不规律，宫缩＜2 次/10min。宫缩高峰时，宫体隆起不明显，用手指按压宫底部肌壁仍可出现凹陷，此种宫缩乏力，多属继发性宫缩乏力。常见于中盆骨与骨盆出口平面狭窄、胎先露部下降受阻、持续性枕横位或枕后位等头盆不称时。由于宫腔内压力低，对胎儿影响不大。但如产程拖延时间久，对母儿仍有不良影响。

(2) 不协调性宫缩乏力（高张性宫缩乏力）　子宫收缩的极性倒置，宫缩的兴奋点不是起自两侧宫角部，而是来自子宫下段的一处或多处冲动，子宫收缩波由下向上扩散，收缩波小而不规律，频率高，节律不协调；宫缩时宫底部宫腔内压力不强，而是子宫下段强，宫缩间歇子宫壁也不完全松弛，表现为子宫收缩不协调，这种宫缩不能使宫口扩张及胎先露下降，属无效宫缩。此种宫缩乏力多为原发性宫缩乏力，需与假临产鉴别。鉴别方法是给予强镇定药哌替啶 100mg 肌内注射，能使宫缩停止者为假临产，不能使宫缩停止者为原发性宫缩乏力。这些产妇往往有头盆不称和胎位异常，使胎头无法衔接，不能紧贴子宫下段及宫颈内口，不能引起反射性子宫收缩。产妇自觉下腹部持续疼痛，拒按，烦躁不安，严重者出现脱水、电解质紊乱、肠胀气、尿潴留；胎儿胎盘循环障碍，出现胎儿宫内窘迫。产科检查：下腹部有压痛，胎位触不清，胎心不规律，宫口扩张早期缓慢或停止扩张，胎先露部下降缓慢或停止，潜伏期延长。不协调性宫缩乏力多发生于临产初期的潜伏期。

4. 处理

(1) 协调性宫缩乏力　一旦出现协调性宫缩乏力，无论是原发性还是继发性，首先应寻找原因，检查有无头盆不称及胎位异常，阴道检查宫颈扩张和胎先露下降情况。发现有头盆不称，估计不能经阴道分娩者，应及时行剖宫产术；若判断无头盆不称和胎位异常，估计能经阴道分娩者，应采取加强宫缩的措施。

① 第一产程

A. 一般处理：消除产妇紧张情绪，指导其休息、进食及大小便，注意营养和水分的补充。不能进食者静脉补充营养。产妇过度疲劳，缓慢静脉推注地西泮10mg。排尿困难者，先行诱导法，无效时导尿，因排空膀胱能增宽产道，且有促进宫缩的作用。破膜12h以上者给予抗生素预防感染。

B. 加强子宫收缩：经上述处理，子宫收缩力仍弱，确诊为协调性宫缩乏力者，产程无明显进展，应采取措施加强宫缩。临床上常用Bishop宫颈成熟度评分法（表6-2），判断宫颈成熟度，评估引产或加强宫缩措施的效果。

表 6-2　Bishop 宫颈成熟度评分法

分数	指标				
	宫口开大/cm	宫颈管消退/% 未消退为3cm	先露位置 坐骨棘水平为0	宫颈硬度	宫口位置
0	0	0～30	−3	硬	后
1	1～2	40～50	−2	中	中
2	3～4	60～70	−1～0	软	前
3	≥5	80～100	＋1～＋2		

注：该评分法满分为13分。若产妇得分≤3分引产多失败，4～6分的成功率约为50%，7～9分的成功率约为80%，≥10分均成功。

a. 人工破膜：宫口扩张≥3cm，无头盆不称，胎头已衔接而产程进展缓慢者，可行人工破膜。破膜后，胎头直接紧贴子宫下段及宫颈内口，引起反射性子宫收缩，加速产程进展，同时通过破膜可以观察羊水的量及性状。人工破膜应在宫缩间歇期进行，以减少或避免羊水栓塞的发生。破膜时必须检查有无脐带先露，破膜后术者手指应停留在阴道内，经过1～2次宫缩待胎头入盆后，再将手指取出，以避免发生脐带脱垂。对于羊水过多的患者，还应警惕胎盘早剥的发生。人工破膜可以缩短产程，减少缩宫素应用，但会增加绒毛膜羊膜炎风险。人工破膜后宫缩仍不理想，可用缩宫素静脉滴注加强宫缩。

b. 缩宫素静脉滴注：适用于协调性宫缩乏力、宫口扩张≥3cm、胎心良好、胎位正常、头盆相称者。应用缩宫素的目的是产生足够使宫颈变化和胎儿下降的子宫收缩，应注意避免子宫过度刺激和胎儿窘迫。如果宫缩小于10min内3次，强度超过基线不足25mmHg或两者都有，应当考虑缩宫素催产。

因缩宫素个体敏感度差异极大，静脉滴注缩宫素应从小剂量开始循序增量。中华医学会产科学组推荐低剂量缩宫素方案，即2.5U缩宫素加入氯化钠注射液500mL中，从每分钟8滴即约2.5mU/min开始，根据宫缩、胎心情况调整滴速，一般每隔 30min 调节一次，直至出现有效宫缩。有效宫缩的判定为 10min 内出现 3 次宫缩，每次宫缩持续 30～60s，子宫收缩压力达 50～60mmHg，伴有宫口扩张。在调整滴速时，每次递增 6 滴约 2mU，最大滴速不得超过 30 滴/min，即 10mU/min。如达到最大滴速，仍不出现有效宫缩时可增加缩宫素浓度。增加浓度后，如增至每分钟 20mU 仍无有效宫缩，原则上不再增加滴数和浓度，一般以此为剂量上限。

缩宫素静脉滴注过程中，应有专人观察宫缩，测量血压、胎心及产程进展等情况。若出现宫缩持续 1min 以上或胎心率有变化，应立即停止静脉滴注。外源性缩宫素在母体血中的半衰期为 1～6min，故停药后能迅速好转，必要时加用镇静药。若滴注过程中发现血压升高，应减慢滴注速度。由于缩宫素有抗利尿作用，可出现少尿，需警惕水中毒的发生。结合人工破膜及能量支持，可以获得更好的效果。

c. 地西泮静脉推注：地西泮能使宫颈平滑肌松弛，软化宫颈，促进宫口扩张，适用于宫口扩张缓慢及宫颈水肿的情况。同时，其镇静、催眠作用可缓解孕妇的紧张情绪及疲惫状态，进而减少产妇体内儿茶酚胺的分泌而有助于子宫收缩。常用剂量为 10mg 静脉注射，2～3min 推注完毕，间隔 4～6h 可重复应用，与缩宫素联合应用效果更佳。

② 第二产程：对于第二产程发生的宫缩乏力应予重视。宫口开全 1h 产程无进展，应再次评估骨盆情况、胎方位、胎头变形及有无产瘤、先露骨质部分高低以及宫缩时先露下降情况，做出经阴道分娩、阴道助产或剖宫产的正确判断。若胎头仍未衔接或伴有胎儿窘迫征象，应行剖宫产术。胎头双顶径尚未越过中骨盆平面，无头盆不称者，可静脉滴注缩宫素加强宫缩，同时指导产妇在宫缩时屏气用力，争取经阴道分娩机会。胎头双顶径已通过坐骨棘平面而无明显颅骨重叠者，可行低位或出口产钳术或胎头吸引术助产分娩。胎先露若达＋3 或以下可等待自然分娩或行会阴后-侧斜切开助产分娩。

③ 第三产程：积极处理第三产程，以预防产后出血。胎儿前肩娩出后预防性应用缩宫素，使用方法为缩宫素 10U 肌内注射或加入 500mL 液体中，以 100～150mL/h 静脉滴注；胎儿娩出后及时钳夹并剪断脐带，有控制地牵拉脐带协助胎盘娩出；胎盘娩出后按摩子宫。产后 2h 是发生产后出血的高危时段，应密切观察子宫收缩情况和出血量变化，并应及时排空膀胱。若产程长、破膜时间长，应给予抗生素预防感染。

（2）不协调性宫缩乏力　处理原则是调节子宫收缩，恢复其极性，可给予强镇静药。常用的有哌替啶 100mg 或吗啡 10～15mg 肌内注射、地西泮 10mg 静脉推注，使产妇充分休息，醒后不协调性宫缩多能恢复为协调性宫缩。在宫缩恢复为协调性之前，严禁应用缩宫素。若伴有胎儿窘迫征象，头盆不称或经上述处理，不协调性宫缩未能得到纠正者，均应行剖宫产术。若不协调性宫缩已被控制，但宫缩仍弱时，可用协调性宫缩乏力时加强宫缩的各种方法处理。

5. 预防

应对孕妇进行产前教育，进入产程后，解除产妇不必要的顾虑和恐惧心理，使孕妇了解分娩是生理过程，增强其对分娩的信心。开设陪伴待产室（让其丈夫及家属陪伴）和家庭化病房，有助于消除产妇的紧张情绪，可预防精神紧张所致的宫缩乏力。分娩前鼓励多进食，必要时静脉补充营养。注意及时排空直肠和膀胱，必要时可导尿。避免过多使用镇静药物，注意检查有无头盆不称等，均为预防宫缩乏力的有效措施。

（二）子宫收缩过强

1. 协调性子宫收缩过强

协调性子宫收缩过强指子宫收缩的节律性、对称性和极性均正常，但收缩力过强、过频。若无胎位异常及头盆不称，分娩可在短时间内结束。总产程不足3h，称急产，多见于经产妇。

（1）临床表现及诊断　协调性子宫收缩过强的节律性、对称性和极性均正常，但子宫收缩力过强、过频，10min 以内有 5 次或 5 次以上宫缩，羊膜腔内压＞50mmHg。如产道无阻力，宫口可迅速开全，分娩在短时间内结束。若宫口扩张速度＞5cm/h（初产妇）或＞10cm/h（经产妇），总产程＜3h 结束分娩，称为急产，经产妇多见。若伴有头盆不称、胎位异常或瘢痕子宫，有可能出现病理性缩复环或发生子宫破裂。

（2）急产对母儿的影响

① 对产妇的影响

a. 产道损伤：子宫收缩过强、过频，产程过快，可致初产妇宫颈、阴道及会阴撕裂伤，若有梗阻则可发生子宫破裂，危及母体生命。

b. 产后出血：子宫收缩过强，产程过快，使产后子宫肌纤维缩复不良，易发生胎盘滞留或产后出血。

c. 产褥感染：急产来不及消毒造成。

② 对胎儿及新生儿的影响

a. 胎儿宫内窘迫或死亡：宫缩过强、过频影响子宫胎盘的血液循环，胎儿在子宫内缺氧，易发生胎儿窘迫，甚至胎死宫内。

b. 新生儿窒息：胎儿宫内窘迫未及时处理或手术损伤导致。

c. 产伤：胎儿娩出过快，在产道内受到的压力突然解除可致新生儿颅内出血。如果来不及消毒即分娩，新生儿易发生感染。若坠地可致骨折、外伤等。

d. 新生儿感染：来不及消毒而接产或手术产引起。

（3）预防及处理　有急产史的孕妇，需在预产期前 1～2 周提前住院待产。临产后不应灌肠。提前做好接产及抢救新生儿窒息的准备。胎儿娩出时，勿使产妇向下屏气。若急产来不及消毒及新生儿坠地者，新生儿应肌内注射维生素 K_1 1mg 预防颅内出血，并尽早肌内注射精制破伤风抗毒素 1500U。产后应仔细检查宫颈、阴道、外阴，若有撕裂应及时缝合。若属未消毒的接产，应给予抗生素预防感染。

此类异常强烈的宫缩很难被常规剂量的镇静药抑制，剂量过大又对胎儿不利。若因严重头盆不称、胎先露或胎位异常出现梗阻性难产并导致子宫收缩过强时，子宫下段过度拉长变薄，子宫上下段交界部明显上移形成病理性缩复环。此为先兆子宫破裂的征象，应及时处理，可予乙醚麻醉紧急抑制宫缩而尽快行剖宫产术，否则将发生子宫破裂，危及母儿生命。

2. 不协调性子宫收缩过强

因频繁、粗暴地操作、滥用缩宫素等因素，引起子宫壁局部肌肉呈痉挛性不协调性收缩，形成狭窄环，称子宫痉挛性狭窄环或子宫进一步呈强直性收缩，可引起病理性缩复环、血尿等子宫破裂的征象。

（1）临床表现　产妇持续性腹痛、拒按，烦躁不安，产程停滞，胎儿窘迫。阴道检查可触及局部收缩甚紧的狭窄环，环的上下肌肉不紧张。此环不随宫缩而上升，因而与病理性缩复环不同。

（2）处理措施　一经确诊，应立即停止操作或停用缩宫素，及时给宫缩抑制药或镇静药，松解狭窄环。不能缓解时，应立即行剖宫产术。

第二节　产道异常

一、骨产道异常

骨盆径线过短或形态异常，致使骨盆腔小于胎先露部可通过的限度，阻碍胎先露部下降，影响产程顺利进展，称为骨盆狭窄。骨盆狭窄可以为一个径线或多个径线小于正常，也可以为一个平面狭窄或多个平面同时狭窄。当一个径线短小时需要观察同一个平面其他径线的大小，再结合整个骨盆的大小与形态进行综合分析，做出正确判断。在临床实践中常遇到的问题是临界或轻度狭窄是否会造成难产。这与胎儿的大小及位置、胎头的可塑性、产力、软组织的阻力和处理是否及时、正确都有密切的关系。

(一) 骨盆狭窄的分类

1. 骨盆入口平面狭窄

我国妇女较常见。可分三级，见表 6-3。

表 6-3　骨盆入口平面狭窄的分级

分级	骶耻外径/cm	对角径/cm	入口前后径/cm	分娩方式
Ⅰ级（临界性）	18	11.5	10	多数自然分娩
Ⅱ级（相对性）	16.5～17.5	10～11	8.5～9.5	可以试产
Ⅲ级（绝对性）	≤16	≤9.5	≤8	剖宫产

常见的骨盆入口平面狭窄有以下两种。

(1) 单纯扁平骨盆　骨盆入口呈横扁圆形，骶岬向前下突出，使骨盆入口前后径缩短而横径正常。

(2) 佝偻病性扁平骨盆　骶岬被压向前，骨盆入口前后径明显缩短，使骨盆入口呈横的肾形，骶骨下段向后移，失去骶骨的正常弯度，变直向后翘。尾骨呈钩状突向骨盆出口平面，骨盆出口横径变宽。

2. 中骨盆及骨盆出口平面狭窄

我国妇女常见以下两种类型。

(1) 漏斗骨盆　骨盆入口各径线值正常。由于两侧骨盆壁向内倾斜，状似漏斗，故称漏斗骨盆。特点是中骨盆及骨盆出口平面均明显狭窄，使坐骨棘间径、坐骨结节间径缩短，坐骨切迹宽度（骶棘韧带宽度）<2 横指，耻骨弓角度<90°。坐骨结节间径与出口后矢状径之和<15cm，常见于男型骨盆。

(2) 横径骨盆狭窄　与类人猿型骨盆类似。骨盆入口、中骨盆及骨盆出口的横径均缩短，前后径稍长，坐骨切迹宽。测量骶耻外径值正常，但髂棘间径及髂嵴间径均缩短。

3. 骨盆三个平面狭窄

骨盆外形属女型骨盆，但骨盆入口、中骨盆及骨盆出口平面均狭窄，每个平面径线均小于正常值 2cm 或更多，称为均小骨盆，多见于身材矮小、体形匀称的妇女。

4. 畸形骨盆

指骨盆丧失正常形态及对称性所致的狭窄。如骨软化症骨盆、偏斜骨盆等。

5. 骨盆其他异常

骨盆骨折、骨盆肿瘤等。

（二）骨盆狭窄的临床表现

1. 骨盆入口平面狭窄的临床表现

（1）胎头衔接受阻　一般情况下初产妇在预产期前1~2周、经产妇于临产后胎头已衔接，即胎头双顶径进入骨盆入口平面。若入口狭窄，即使已经临产而胎头仍未入盆，经检查胎头跨耻征阳性。胎位异常如臀先露、面先露或肩先露的发生率是正常骨盆的3倍。

（2）若已临产，根据骨盆狭窄程度、产力强弱、胎儿大小及胎位情况不同，临床表现也不尽相同。①骨盆临界性狭窄，若胎位、胎儿大小及产力正常，胎头常以矢状缝在骨盆入口横径衔接，多取后不均倾势，即后顶骨先入盆，后顶骨逐渐进入骶凹处，再使前顶骨入盆，则矢状缝位于骨盆入口横径上呈头盆均倾势。临床表现为潜伏期及活跃期早期延长，活跃期后期产程进展顺利。若胎头迟迟不入盆，此时常出现胎膜早破，胎头又不能紧贴宫颈内口诱发反射性宫缩，常出现继发性宫缩乏力。②骨盆绝对性狭窄，即使产力、胎儿大小及胎位均正常，但胎头仍不能入盆，常发生梗阻性难产。

2. 中骨盆平面狭窄的临床表现

（1）胎头能正常衔接　潜伏期及活跃期早期进展顺利。当胎头下降达中骨盆时，由于内旋转受阻，胎头双顶径被阻于中骨盆狭窄部位之上，常出现持续性枕横位或枕后位。同时出现继发性宫缩乏力，活跃期后期及第二产程延长甚至第二产程停滞。

（2）当胎头受阻于中骨盆时，有一定可塑性的胎头开始变形，颅骨重叠，胎头受压，使软组织水肿，产瘤较大，严重时可发生颅内出血及胎儿宫内窘迫。若中骨盆狭窄程度严重，宫缩又较强，可发生先兆子宫破裂及子宫破裂。强行阴道助产，可导致严重软产道裂伤及新生儿产伤。

3. 骨盆出口平面狭窄的临床表现

骨盆出口平面狭窄与中骨盆平面狭窄常同时存在。若单纯骨盆出口平面狭窄者，第一产程进展顺利，胎头达盆底受阻，第二产程停滞，继发性宫缩乏力，胎头双顶径不能通过出口横径，强行阴道助产，可导致严重软产道裂伤及新生儿产伤。

（三）骨盆狭窄的诊断

1. 病史

询问孕妇幼年有无佝偻病、脊髓灰质炎、脊柱和髋关节结核以及外伤史，经产妇了解有无难产史及新生儿有无产伤。

2. 一般检查

身高在145cm以下，应警惕均小骨盆。体格粗壮，颈部较短，骨骼有男性化倾向者，不但因为骨质厚而影响各径线，而且易形成漏斗骨盆。注意观察孕妇的体形，步态有无跛足，有无脊柱及髋关节畸形，有无尖腹及悬垂腹等。病态性下肢提示有严重的佝偻病骨盆存在。

3. 腹部检查

（1）一般检查　观察腹形，测量子宫长度及腹围，四步触诊法了解胎先露、胎方位及先露是否衔接。B超检查测量胎儿双顶径、腹径及股骨长，预测胎儿体重，判断能否通过骨产道。

（2）估计头盆关系　初孕妇一般在预产期前 1~2 周、经产妇于临产后，胎头应入盆。临产后若胎头不入盆，需充分估计头盆关系，检查头盆是否相称的具体方法：孕妇排空膀胱，仰卧，两腿伸直，检查者将一手放在耻骨联合上方，另一手将浮动的胎头向骨盆腔方向推压。若胎头低于耻骨联合平面，表示胎头可以入盆，头盆相称，称为跨耻征阴性；若胎头与耻骨联合在同一平面，表示可疑头盆不称，称为跨耻征可疑阳性；若胎头高于耻骨联合平面，表示头盆不称（CPD），称为跨耻征阳性。对出现跨耻征阳性的孕妇，应让其取两腿屈曲半卧位，再次检查胎头跨耻征，若转为阴性，提示为骨盆倾斜度（非孕期为 50°~55°，孕期增加 3°~5°，超过 70° 为骨盆倾斜度过大）异常，而不是头盆不称。

4. 骨盆测量

骨盆外测量各径线＜正常值 2cm 为均小骨盆，骶耻外径＜18cm 为扁平骨盆。坐骨结节间径＜8cm，坐骨结节间径与出口后矢状径之和＜15cm，耻骨弓角度＜90°，为漏斗型骨盆。骨盆两侧斜径（以一侧髂前上棘至对侧髂后上棘间的距离）及同侧直径（从髂前上棘至同侧髂后上棘间的距离），两者相差＞1cm 为偏斜骨盆。骨盆内测量：入口平面狭窄为对角径＜11.5cm；中骨盆平面狭窄为坐骨棘间径＜10cm、坐骨切迹宽度＜2 横指；骨盆出口平面狭窄为坐骨结节间径＜8cm，应加测出口后矢状径，坐骨结节间径与出口后矢状径之和＜15cm 为骨盆出口平面狭窄。

（四）骨盆狭窄对母儿影响

1. 对母体的影响

可导致胎位异常、宫收缩乏力、产后出血、持续性枕横位或枕后位、生殖道瘘、产褥感染，甚至子宫破裂。

2. 对胎儿及新生儿的影响

可导致胎儿窘迫、死亡、颅内出血、新生儿产伤及感染。

（五）骨盆狭窄分娩时处理原则

明确骨盆狭窄的类别和程度，了解胎位、胎儿大小、胎心、宫缩强弱、宫颈扩张程度、破膜与否，结合年龄、产次、既往分娩史综合判断，决定分娩方式。

1. 骨盆入口平面狭窄的处理

（1）绝对性骨盆狭窄　对角径≤9.5cm，骨盆入口前后径≤8.0cm，跨耻征阳性者，足月活胎应行剖宫产。

（2）相对性骨盆狭窄　对角径 10.0～11.0cm，骨盆入口前后径 8.5～9.5cm，跨耻征可疑阳性者，足月活胎体重<3000g，产力、产道及胎心率均正常，应在严密监护下试产。骨盆入口狭窄的试产可等到宫口扩张至 4cm 以上。胎膜未破者可在宫口扩张≥3cm 时行人工破膜。试产过程中出现宫缩乏力，可用缩宫素静脉滴注加强宫缩。试产后胎头仍迟迟不能入盆，宫口扩张停滞或出现胎儿窘迫征象，应及时行剖宫产术。

2. 中骨盆平面狭窄的处理

胎儿在中骨盆平面完成俯屈及内旋转动作。若中骨盆平面狭窄，易发生持续性枕横位或枕后位。若宫口开全，胎头双顶径达坐骨棘水平或更低，可经阴道助产。若胎头双顶径未达坐骨棘水平或出现胎儿窘迫征象，应行剖宫产术结束分娩。

3. 骨盆出口平面狭窄的处理

明显的骨盆出口平面狭窄，不应进行试产。出口横径与出口后矢状径之和＞15cm 时，多数可经阴道分娩；两者之和小于 15cm，足月胎儿一般不能经阴道分娩，应行剖宫产术。

4. 骨盆三个平面均狭窄的处理

在胎儿小、产力好、胎位及胎心正常的情况下可试产，通常可通过胎头变形和极度俯屈，以胎头最小径线通过骨盆腔，可能经阴道分娩；若胎儿较大，合并头盆不称以及出现胎儿窘迫征象时，应及时行剖宫产术。

5. 畸形骨盆的处理

应根据畸形骨盆的种类、狭窄程度、胎儿大小、产力等情况进行具体分析。若畸形严重，头盆不称明显者，应及时行剖宫产术。

二、软产道异常

软产道异常包括子宫下段、子宫颈、阴道、外阴的病变和先天畸形。

（一）病因

软产道异常多由先天性发育异常以及后天性疾病引起，主要包括以下几个方面。

1. 外阴异常

（1）外阴水肿　常继发于重度子痫前期、重度贫血、心脏病及慢性肾炎等疾病。静脉瘤和静脉曲张也可表现为外阴水肿。

（2）外阴感染或肿瘤　靠近会阴的炎性包块或肿瘤，若体积大也可阻挡分娩。

（3）外阴瘢痕　一般外阴大的手术后和会阴撕裂伤后瘢痕，分娩时容易撕裂，阴道分娩困难。

2. 阴道异常

（1）阴道闭锁　完全性阴道闭锁几乎全部是先天性的，不完全性闭锁可由发育异常或产伤、腐蚀药物、手术感染造成的瘢痕挛缩狭窄引起。不严重者妊娠后瘢痕软化，临产后胎头下降，对瘢痕有持续扩张作用，多能通过障碍，完成分娩。

（2）阴道纵隔　阴道纵隔有完全和不完全之分。完全纵隔一般不导致难产，胎头下降过程中能逐渐将半个阴道充分扩张后通过；部分纵隔常可妨碍胎头下降，有时其会自然破裂，但纵隔较厚时需将其剪断，待胎儿娩出后再切除剩余的纵隔。

（3）阴道横隔　阴道横隔多位于阴道上中段，临产后做肛门检查可将不完全性横隔中央孔认为扩张停滞的宫颈外口，特别是在临产一段时间后，胎头位置较低者，应考虑先天异常的可能。肛门检查可感到宫颈位于此横隔水平以上，再仔细进行阴道检查，在中央孔上方可查到宫颈外口。

（4）阴道肿瘤　较小的阴道壁囊肿可以移到先露部的后方，不妨碍分娩的进行；囊肿较大时可阻碍先露部下降，则需在消毒情况下行囊肿穿刺吸出其内容物，待产后再处理。阴道肿瘤如纤维瘤、上皮瘤、肉瘤会阻碍胎头下降，一般需行选择性剖宫产。

（5）肛提肌痉挛性收缩　虽然少见，但由于在阴道中段出现硬的环状缩窄，严重妨碍胎头下降，一般需用麻醉解除痉挛。

3. 宫颈异常

（1）宫颈病变　宫颈上皮内瘤变（CIN）和宫颈癌的发病率呈逐年上升趋势，且年龄趋向年轻化，其中育龄期女性占多数。多数研究证实，妊娠并不是加速宫颈病变进展的危险因素，绝大多数病变均于产后自行缓解或无进展，仅有 6%～7% 的患者病变升级。为预防宫颈病变恶化，大多数育龄期患者采取宫颈锥切术进行治疗，而宫颈锥切术后长时间出血、感染，加上宫颈瘢痕挛缩，常导致术后宫颈管粘连、狭窄以及宫颈功能不全等并发症。宫颈锥切术的深度、手术至妊娠间隔时间以及手术持续时间等均可影响妊娠结局。研究表明，对于患有 CIN 的育龄期女性，锥切深度不宜超过 15mm，锥切过深会增加自发性早产的风险性；有学者认为宫颈组织的再生一般是在锥切术后 3～12 个月内，避免在这段时间内受孕能够减少早产的风险；手术时间长者，其创面将扩大、出血及形成局部血肿，机体抵御致病菌的能力减弱，妊娠后易发生上行性感染。

宫颈锥切术常导致宫颈功能不全，另外对于术后预防性宫颈环扎的问题尚未达成共识。宫颈长度的测量常在14~28周，宫颈长度<2.5cm称为宫颈短，常常导致早产。有学者认为锥切术后患者早产的风险率高，应该进行预防性宫颈环扎，但有些学者则反对这种观点，认为应该避免环扎术，因为环扎术并没有减少锥切术后早产的发生率，相反，缝线作为一种异物刺激，可导致子宫兴奋和收缩，诱发早产。另外，环扎术会增加上行性感染的机会，可能会引起绒毛膜羊膜炎、胎膜早破等。因此，进行宫颈环扎术需谨慎。

（2）宫颈管狭窄　因前次分娩困难造成宫颈组织严重损伤或感染，呈不规则裂伤瘢痕、硬结，引起宫颈管狭窄，一般妊娠后宫颈软化，临产后宫颈无法扩张或扩张缓慢者应行剖宫产。

（3）宫颈口黏合　分娩过程中宫颈管已消失但宫口不开大，宫颈包着胎头下降，先露部与阴道之间有一薄层的宫颈组织，如胎头下降已达坐骨棘下2cm，多数可经手有效扩张宫颈口，也可在子宫口边缘相当于时针10点、2点及6点处将宫颈切开1~2cm，如行产钳助产有宫颈撕裂的危险。

（4）宫颈水肿　一般常见于扁平骨盆、骨盆狭窄、骨盆壁与胎头之间压迫而发生的宫颈下部水肿。此为胎头受压，血流障碍而引起宫口开大受阻，长时间的压迫使分娩停滞，如为轻度水肿，可穿刺除去张力，使宫口开大而顺产；严重者选择行剖宫产。

（5）宫颈坚韧　由于宫颈缺乏弹性或者孕妇精神过度紧张，宫颈常呈痉挛性收缩状态，多见于高龄初产妇。

4. 子宫异常

（1）子宫畸形　常见的子宫畸形有纵隔子宫、双角子宫、残角子宫、单角子宫、双子宫及马鞍形子宫。子宫畸形、子宫肌层发育不良和宫腔容受性降低能影响胎盘和宫内胎儿正常发育，导致胎儿生长受限、低体重儿及早产等；子宫内腔容积和形态异常可引起产轴、胎位异常和胎盘位置异常等；子宫畸形合并存在宫颈和阴道畸形者易阻塞软产道，影响正常产程进展而致难产。

（2）子宫脱垂　子宫脱垂者妊娠后受胎盘激素的影响，盆膈和子宫韧带松弛，从早期妊娠即可出现原有脱垂症状加重，如宫颈显露于阴道口或脱出，膀胱膨出伴有排尿困难，脱出部黏膜溃疡和出血。中期妊娠后，脱垂子宫可不同程度地回缩、上升，直至晚期分娩。足月妊娠时，尤其当临产后，受产力的逼迫，症状反复又加重，故应行剖宫产分娩。

（3）子宫扭转　子宫扭转可因子宫发育不良、胎位异常、盆腹腔内病变使子宫倾斜或旋转。子宫扭转可发生于妊娠期或分娩期，可引起胎儿窘迫，母体急性腹痛、出血。

（4）子宫肌瘤　子宫肌瘤为性激素依赖性良性肿瘤，其对分娩的影响取决于肌瘤大小、生长部位及类型。

（5）瘢痕子宫　瘢痕子宫产生的原因有剖宫产术、子宫肌瘤挖除术、输卵管间质部及宫角切除术、子宫畸形矫治术等，其中以剖宫产术最为常见。瘢痕子宫是分娩过程中子宫破裂的高危因素之一。近年来，剖宫产后再孕分娩者增加，但并非所有曾行剖宫产的妇女再孕后均需剖宫产。

5. 盆腔肿瘤

（1）卵巢囊肿　妊娠合并卵巢囊肿，多发生在妊娠 3 个月，如果卵巢囊肿阻塞产道，可导致卵巢囊肿破裂或使分娩发生梗阻，偶可导致子宫破裂。

（2）盆腔肿块　临床上比较少见，偶可有重度膀胱充盈、阴道膀胱膨出、阴道直肠膨出或下垂的肾等阻塞盆腔，妨碍分娩进行，此时可行剖宫产。

（二）软产道异常对母儿的影响

1. 对母体的影响

软产道异常可使分娩时间延长，使孕妇疲劳，对有合并症的孕妇，手术产率将增加；如胎位异常或胎头旋转异常，分娩停滞，可导致难产和产伤；还可导致胎膜早破，产程延长，引起宫内感染；软产道扩展受阻，导致阵痛异常，不利于分娩。

2. 对胎儿的影响

软产道异常时，产道的扩展开大受阻，产程延长，引起胎儿缺氧、酸中毒，新生儿窒息，生存者后遗症较多。频繁的检查包括肛门检查和阴道检查，可引起宫内感染而危及胎儿生命。

（三）诊断

详细询问病史。软产道异常应于孕前或妊娠早期行阴道检查，以了解生殖道及盆腔有无异常。孕期有阴道出血时应做阴道检查，以了解外阴、阴道及宫颈情况以及盆腔有无其他异常等，尤其是注意宫颈情况，避免宫颈癌漏诊，可预防软产道异常导致的难产。

（四）处理

1. 外阴异常

外阴水肿者临产前可局部应用 50％乙醇局部湿敷。临产后可在严格消毒下进行多点针刺皮肤放液。分娩时，可行会阴侧切。产后加强局部护理，预防感染。对于外阴瘢痕者，若瘢痕范围不大，分娩时可做会阴后-侧切开或对侧瘢痕切开；若瘢痕过大，应行剖宫产术。会阴坚韧者分娩时，应做预防性会阴侧切。

2. 阴道异常

阴道瘢痕影响阴道的扩张性和弹性，严重者可导致阴道闭锁，这些均影响先露下降和胎儿娩出，对于严重患者，应考虑剖宫产术。先天性阴道横隔，若隔膜薄弱而且不完全，由于先露的作用其仍能扩张，不影响胎儿娩出；若当宫颈口开全，横隔仍不退缩时，可用手指扩张或作 X 线切开，待胎儿娩出后再将切缘锁边缝合。横隔高且厚者需行剖宫产。阴道尖锐湿疣，体积大、范围广泛的疣可阻碍分娩，易发生裂伤、血肿及感染，为预防新生儿喉乳头瘤发生，应行剖宫产术。

3. 宫颈异常

因已经临产，只做适当试产，密切观察产程，产程进展缓慢，危及母婴健康时可行剖宫产尽快终止妊娠。

妊娠合并 CIN Ⅰ 的孕妇，孕期可不进行任何治疗，不必再复查阴道镜及细胞学检查，常规进行产前检查至足月。组织学诊断为 CIN Ⅱ 及 CIN Ⅲ 者，至少每12 周复查阴道镜及细胞学检查，当病变加重或细胞学怀疑为浸润性宫颈癌时，建议再次活检。如果病变无明显发展，可继续妊娠并定期常规产前检查至足月。对 CIN Ⅲ 病情进展或高度可疑宫颈原位癌的孕妇，治疗应个体化，根据孕周、病变位置、范围和孕妇的态度等综合考虑。

妊娠合并宫颈癌的处理方式取决于宫颈癌的分期、组织学分型、有无淋巴结转移、孕周及患者意愿。应兼顾母儿情况，选择治疗的最佳方案和最佳时机。

妊娠合并宫颈病变的分娩方式与宫颈癌前病变及原位癌的稳定状态无关。分娩方式的选择取决于产科指征，无特殊指征的患者仍可以阴道分娩。宫颈原位癌的患者，阴道分娩后病变稳定率仍为 88%，阴道分娩有利于病变缓解。但妊娠期宫颈癌患者阴道分娩可能增加癌细胞的扩散概率，应选择剖宫产分娩，根据病变情况决定手术的方式及范围。

4. 子宫异常

肌瘤在妊娠期及产褥期可发生红色退行性变、局部出现疼痛和压痛，并伴有低热及白细胞中度升高，一般对症处理，症状在数天内缓解。若肌瘤不阻塞产道，可经阴道试产，产后再处理肌瘤。肌壁间肌瘤在临产后可致子宫收缩乏力，产程延长；生长于宫颈或子宫下段的肌瘤或嵌顿于盆腔内的浆膜下肌瘤，阻碍产道时，应行剖宫产术。瘢痕子宫再次受孕分娩时子宫破裂的风险增加。剖宫产后阴道分娩（VBAC）应根据前次剖宫产术式、指征、术后有无感染、术后再孕时间间隔、既往剖宫产次数、有无紧急剖宫产的条件以及本次妊娠胎儿的大小、胎位、产力产道等情况综合分析决定。瘢痕子宫阴道试产过程中发现子宫破裂征象，应紧急剖宫产同时修补子宫破口，必要时需切除子宫。

5. 卵巢囊肿

妊娠合并卵巢囊肿大多数属良性病变，确诊后根据患者情况进行随诊观察或择期手术，可于妊娠 4 个月或产后行卵巢囊肿摘除术；生理性囊肿直径多在 6 cm 以内，属功能性，不必切除；如疑为恶性，确诊后立即手术，手术范围与非妊娠时一样；如至妊娠晚期发现恶性肿瘤，胎儿已初具生存能力，可在保全母亲安全的条件下，支持数周以期得到活婴；足月临产时发现卵巢肿瘤，只要不引起阻塞性分娩仍可自然分娩；如果临产后卵巢囊肿嵌顿在盆腔内影响产道时须行剖宫产术。

第三节 胎位异常

一、持续性枕后位、枕横位

在分娩过程中，胎头以枕后位或枕横位衔接，在下降过程中，胎头枕部因强有力宫缩绝大多数能向前转 135°或 90°，转成枕前位而自然分娩。若胎头枕骨持续不能转向前方，直至分娩后期仍然位于母体骨盆的后方或侧方，致使分娩发生困难者，称为持续性枕后位或持续性枕横位。临产早期 15％的胎儿是枕后位，5％分娩中仍然是枕后位。

(一) 原因

1. 骨盆异常

常发生于男型骨盆或类人猿型骨盆。这两类骨盆的特点是入口平面前半部较狭窄，不适合胎头枕部衔接，后半部较宽，胎头容易以枕后位或枕横位衔接。这类骨盆常伴有中骨盆狭窄，影响胎头在中骨盆平面向前旋转而成为持续性枕后位或持续性枕横位。此外，扁平骨盆前后径短小，均小骨盆各径线均小，容易使胎头以枕横位衔接，胎头俯屈不良，旋转困难，使胎头枕横位嵌顿在中骨盆形成持续性枕横位。

2. 胎头俯屈不良

持续性枕后（横）位胎头俯屈不良，以较枕下前囟（9.5 cm）增加 1.8 cm 的枕额径（11.3 cm）通过产道，影响胎头在骨盆腔内旋转。若以枕后位衔接，胎儿脊柱与母体脊柱接近，不利于胎头俯屈，胎头前囟成为胎头下降的最低部位，而最低点又常转向骨盆前方，当前囟转至前方或侧方时，胎头枕部转至后方或侧方，形成持续性枕后位或枕横位。

3. 子宫收缩乏力

影响胎头下降、俯屈及内旋转，容易造成持续性枕后位或枕横位。反过来，持续性枕后（横）位使胎头下降受阻，也容易导致宫缩乏力，两者互为因果关系。

4. 其他

前置胎盘、膀胱充盈、宫颈肌瘤、头盆不称、胎儿发育异常等均可影响胎头内旋转，形成持续性枕后（横）位。

（二）临床表现及诊断

1. 临床表现

临产后胎头衔接较晚及俯屈不良，由于枕后位的胎先露部不易紧贴宫颈及子宫下段，常导致协调性子宫收缩乏力及宫颈扩张缓慢。因枕骨持续位于骨盆后方压迫直肠，产妇自觉肛门坠胀及排便感，致使宫口尚未开全时，过早使用腹压，容易导致宫颈前唇水肿和产妇疲劳，影响产程进展。持续性枕后位常致第二产程延长。若在阴道口虽已见到胎发，但历经多次宫缩时屏气却不见胎头继续顺利下降时，应想到可能是持续性枕后位。

2. 腹部体征

胎背偏向母体后方或侧方，前腹壁容易触及胎儿肢体，且在胎儿肢体侧容易听及胎心。

3. 肛门检查或阴道检查

枕后位时感到盆腔后部空虚，胎头矢状缝位于骨盆左斜径上，前囟在骨盆右前方，后囟（枕部）在骨盆左后方则为枕左后位。查明胎头矢状缝位于骨盆横径上，后囟在骨盆左侧方，则为枕左横位。若出现胎头水肿、颅骨重叠、囟门触不清，需行阴道检查。借助胎儿耳郭、耳屏位置及方向判定胎位，若耳郭朝向骨盆后方，即可诊断为枕后位；若耳郭朝向骨盆侧方，则为枕横位。

4. B型超声检查

根据胎头眼眶及枕部位置，能准确探清胎头位置。

（三）分娩机制

在无头盆不称的情况下，多数枕后位及枕横位在强有力的宫缩作用下，可使胎头枕部向前旋转 90°～135° 成为枕前位。在分娩过程中，若不能转成枕前位时，其分娩机制如下。

1. 枕后位

枕后位内旋转时向后旋转 45°，使矢状缝与骨盆前后径一致。胎儿枕部朝向骶骨呈正枕后位，其分娩机制：①胎头俯屈好，前囟抵达耻骨联合下时，以前囟为支点，胎头继续俯屈，先娩出顶、枕部，随后仰伸，相继娩出额、鼻、口、颏。②胎头俯屈不良，当鼻根出现在耻骨联合下时，以鼻根为支点，胎头先俯屈，前囟、顶、枕部娩出后，胎头仰伸，相继娩出鼻、口、颏。

2. 枕横位

部分枕横位于下降过程中内旋转受阻或枕后位的胎头枕部仅向前旋转 45°成为持续性枕横位时，虽能经阴道分娩，多数需要用手或胎头吸引术将胎头转成枕前位娩出。

(四) 对母儿影响

1. 对产程的影响

持续性枕后（横）位容易导致第二产程延缓及胎头下降停滞，若未及时处理常导致第二产程延长，甚至滞产。

2. 对产妇的影响

胎头长时间压迫软产道，可发生缺血坏死脱落，形成生殖道瘘。胎位异常导致继发性宫缩乏力，使产程延长，常需手术助产，容易发生软产道损伤，增加产后出血及感染机会。

3. 对胎儿的影响

第二产程延长和手术助产机会增多，常出现胎儿窘迫和新生儿窒息，围产儿病死率增高。

(五) 处理

若骨盆无异常、胎儿不大时，可以试产。试产时严密观察产程，注意胎头下降、宫口扩张程度、宫缩强弱及胎心有无变化。

1. 第一产程

潜伏期：应保证产妇充分营养和休息。若情绪紧张、睡眠不好可给予哌替啶或地西泮。让产妇向胎儿肢体方向侧卧，以利胎头枕部转向前方。若宫缩欠佳，应尽早使用缩宫素。

活跃期：宫口开大 6cm 产程停滞，除外头盆不称可行人工破膜，使胎头下降，压迫宫颈，增强宫缩，推动胎头内旋转。若产力欠佳，静脉滴注缩宫素。若宫口开大速度＞1cm/h，伴胎先露部下降，多能经阴道分娩。在试产过程中，出现胎儿窘迫征象，应行剖宫产术。宫口开全之前，嘱产妇勿过早屏气用力，以免引起宫颈前唇水肿，影响产程进展。

2. 第二产程

若第二产程进展缓慢，初产妇已近 2h，经产妇已近 1h，应行阴道检查。当胎头双顶径已达坐骨棘平面或以下时，可徒手将胎头枕部转向前方，使矢状缝与骨盆出口前后径一致或自然分娩或阴道助产（低位产钳术或胎头吸引术）。若转成枕前位有困难时，也可向后转成正枕后位，再以产钳助产。若以枕后位娩出时，需做较大的会阴侧切，以免造成会阴裂伤。若胎头位置较高，疑有头盆不称，则需行剖宫产术，中位产钳不宜使用。

3. 第三产程

因产程延长，容易发生产后子宫收缩乏力，故胎盘娩出后应立即肌内注射子宫收缩剂，以防发生产后出血。有软产道裂伤者，应及时修补。新生儿应重点监护。凡行手术助产及有产道裂伤者，产后应给予抗生素预防感染。

二、面先露

胎头以颜面为先露时，称为面先露，多于临产后发现。常由额先露继续仰伸形成，以颏骨为指示点有颏左前、颏左横、颏左后、颏右前、颏右横、颏右后 6 种胎位，以颏左前、颏右后多见。

（一）病因

1. 骨盆狭窄

骨盆入口狭窄时，胎头衔接受阻，阻碍胎头俯屈，导致胎头极度仰伸。

2. 头盆不称

临产后胎头衔接受阻，造成胎头极度仰伸。

3. 腹壁松弛

经产妇悬垂腹时胎背向前反屈，颈椎及胸椎仰伸形成面先露。

4. 脐带过短或脐带绕颈

使胎头俯屈困难。

5. 胎儿畸形

无脑儿因无顶骨，可自然形成面先露。先天性甲状腺肿，胎头俯屈困难，也可导致面先露。

（二）诊断

1. 临床表现

潜伏期延长、活跃期延长或停滞，胎头迟迟不能入盆。

2. 腹部检查

因胎头极度仰伸入盆受阻，肢体伸直，宫底位置较高。颏后位时，在胎背侧触及极度仰伸的枕骨隆突是面先露的特征，于耻骨联合上方可触及胎儿枕骨隆突与胎背之间有明显凹沟，胎心较遥远而弱。颏前位时，胎体伸直使胎儿胸部更贴近孕妇腹前壁，使胎儿肢体侧的下腹部胎心听诊更清晰。

3.肛门及阴道检查

触不到圆而硬的颅骨，可触及高低不平、软硬不均的颜面部。若宫口开大时可触及胎儿口、鼻、颧骨及眼眶，并依据颏部所在位置确定其胎位。

4.B型超声检查

根据胎头枕部及眼眶位置，可以明确面先露并确定胎位。

（三）分娩机制

很少发生在骨盆入口上方，通常是额先露在胎头下降过程中胎头进一步仰伸而形成面先露。分娩机制包括：仰伸、下降、内旋转及外旋转。

颏右前位时，胎头以前囟颏径衔接于母体骨盆入口左斜径上，降至中骨盆遇到盆底阻力，胎头极度仰伸，颏成为先露部，颏部向左旋转45°呈颏前位，使颏部抵达耻骨弓下，形成颏前位。当先露部达盆底，颏部抵住耻骨弓，胎头逐渐俯屈，使口、鼻、眼、额、顶、枕相继自会阴前缘娩出，经复位及外旋转，使胎肩及胎体相继娩出（图6-2）。

颏后位时，若能向前内旋转135°，可以颏前位娩出；若内旋转受阻，成为持续性颏后位，足月活胎不能经阴道自然娩出。

颏横位时，多数可向前转90°以颏前位娩出，而持续性颏横位不能自然娩出。

（四）对母儿影响

1.对产妇的影响

颏前位时，因胎儿颜面部不能紧贴子宫下段及宫颈内口，常引起宫缩乏力，导致产程延长；颜面部骨质不能变形，容易发生会阴裂伤。颏后位时，导致梗阻性难产，若不及时处理，造成子宫破裂，危及产妇生命。

2.对胎儿及新生儿的影响

由于胎头受压过久，可引起颅内出血、胎儿窘迫、新生儿窒息。胎儿面部受压变形，颜面皮肤紫绀、肿胀，尤以口唇为著，影响吸吮，严重时可发生会厌部水肿，影响吞咽及呼吸。新生儿于出生后保持仰伸姿势达数日之久，产后需加强护理。

（五）处理

面先露均在临产后发生。如出现产程延长及停滞时，应及时行阴道检查。颏

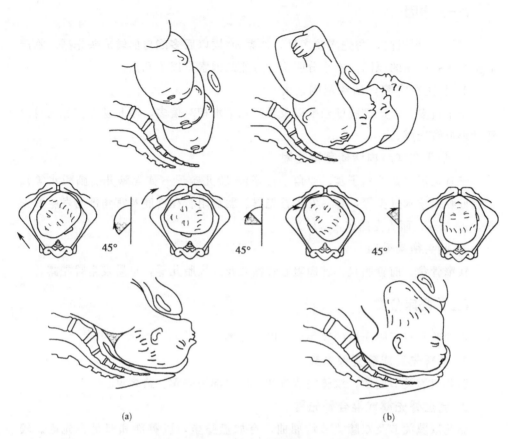

(a) 颏前位可以自娩；(b) 持续性颏后位不能自娩

图 6-2　面先露的分娩机制

前位时，若无头盆不称，产力良好，有可能经阴道自然分娩。若出现继发性宫缩乏力，第二产程延长，可用产钳助娩，但会阴后-侧切要开足够大。若有头盆不称或出现胎儿窘迫征象，应行剖宫产术。持续性颏后位时，难以经阴道分娩，应行剖宫产分娩。颏横位若能转为颏前位，可以经阴道分娩，持续性颏横位常出现产程延长和停滞，应行剖宫产术。

三、臀先露

　　臀先露是最常见的异常胎位，占妊娠足月分娩总数的 3%～4%。多见于经产妇。因胎头比胎臀大，分娩时后出胎头无明显变形，往往娩出困难，加之脐带脱垂较多见，使围生儿病死率增高，是枕先露的 3～8 倍。臀先露以骶骨为指示点，有骶左前、骶左横、骶左后、骶右前、骶右横、骶右后 6 种胎位。

（一）原因

妊娠 30 周以前，臀先露较多见，妊娠 30 周以后多能自然转成头先露。临产后持续为臀先露的原因尚不十分明确，可能的因素有以下几点。

1. 胎儿在宫腔内活动范围过大

羊水过多、经产妇腹壁松弛以及早产儿羊水相对偏多，胎儿易在宫腔内自由活动形成臀先露。

2. 胎儿在宫腔内活动范围受限

子宫畸形（如单角子宫、双角子宫等）、胎儿畸形（如无脑儿、脑积水等）、双胎妊娠及羊水过少等，容易发生臀先露。胎盘附着在宫底及宫角部易发生臀先露，占 73%，而头先露仅占 5%。

3. 胎头衔接受阻

狭窄骨盆、前置胎盘、肿瘤阻塞骨盆腔及巨大胎儿等，也易发生臀先露。

（二）临床分类

根据胎儿双下肢所取的姿势分为以下 3 类。

1. 单臀先露或腿直臀先露

胎儿双髋关节屈曲，双膝关节直伸，以臀部为先露。最多见。

2. 完全臀先露或混合臀先露

胎儿双髋关节及双膝关节均屈曲，有如盘膝坐，以臀部和双足为先露。较多见。

3. 不完全臀先露

以一足或双足、一膝或双膝或一足一膝为先露。膝先露是暂时的，产程开始后转为足先露，较少见。

（三）诊断

1. 临床表现

孕妇常感肋下有圆而硬的胎头。由于胎臀不能紧贴子宫下段及宫颈内口，常导致宫缩乏力，宫口扩张缓慢，致使产程延长。

2. 腹部检查

子宫呈纵椭圆形，胎体纵轴与母体纵轴一致。在宫底部触到圆而硬、按压时有浮球感的胎头；若未衔接，在耻骨联合上方触到不规则、软而宽的胎臀。

3. 肛门检查及阴道检查

肛门检查时，触及软而不规则的胎臀或触到胎足、胎膝。若胎臀位置高，肛查不能确定时，需行阴道检查。若胎膜已破，能直接触到胎臀、外生殖器及肛门，此时应注意与颜面相鉴别。若为胎臀，可触及肛门与两坐骨结节连在一条直线上。手指放入肛门内有环状括约肌收缩感，取出手指可见有胎粪。若为颜面，口与两颧骨突出点呈三角形，手指放入口内可触及齿龈和弓状的下颌骨。若触及胎足时，应与胎手相鉴别。

4. B 型超声检查

能准确探清臀先露类型以及胎儿大小、胎头姿势等。

(四) 分娩机制

在胎体各部中，胎头最大，胎肩小于胎头，胎臀最小。头先露时，胎头一经娩出，身体其他部位随即娩出。而臀先露时则不同，较小且软的臀部先娩出，最大的胎头却最后娩出。胎臀、胎肩、胎头需按一定机制适应产道条件方能娩出，故需要掌握胎臀、胎肩及胎头三部分的分娩机制。以骶右前位为例加以阐述。

1. 胎臀娩出

临产后，胎臀以粗隆间径衔接于骨盆入口右斜径，骶骨位于右前方。胎臀逐渐下降，前髋下降稍快故位置较低，抵达骨盆底遇到阻力后，前髋向母体右侧行45°内旋转，使前髋位于耻骨联合后方，此时粗隆间径与母体骨盆出口前后径一致。胎臀继续下降，胎体稍侧屈以适应产道弯曲度，后髋先从会阴前缘娩出，随即胎体稍伸直，使前髋从耻骨弓下娩出。继之双腿双足娩出。当胎臀及两下肢娩出后，胎体行外旋转，使胎背转向前方或右前方。

2. 胎肩娩出

当胎体行外旋转的同时，胎儿双肩径衔接于骨盆入口右斜径或横径，并沿此径线逐渐下降，当双肩达骨盆底时，前肩向右旋转45°转至耻骨弓下，使双肩径与骨盆出口前后径一致，同时胎体侧屈使后肩及后上肢从会阴前缘娩出，继之前肩及前上肢从耻骨弓下娩出。

3. 胎头娩出

当胎肩通过会阴时，胎头矢状缝衔接于骨盆入口左斜径或横径，并沿此径线逐渐下降，同时胎头俯屈。当枕骨达骨盆底时，胎头向母体左前方旋转45°，使枕骨朝向耻骨联合。胎头继续下降，当枕骨下凹到达耻骨弓下时，以此处为支点，胎头继续俯屈，使颏、面及额部相继自会阴前缘娩出，随后枕部自耻骨弓下娩出。

(五) 对母儿的影响

1. 对产妇的影响

胎臀形状不规则，不能紧贴子宫下段及宫颈内口，容易发生胎膜早破或继发性宫缩乏力，使产后出血与产褥感染的机会增多，若宫口未开全而强行牵拉，容易造成宫颈撕裂甚至延及子宫下段。

2. 对胎儿及新生儿的影响

胎臀高低不平，对前羊膜囊压力不均匀，常致胎膜早破，发生脐带脱垂是头先露的 10 倍，脐带受压可致胎儿窘迫甚至死亡；胎膜早破，使早产儿及低体重儿增多。后出胎头牵出困难，常发生新生儿窒息、臂丛神经损伤及颅内出血，颅内出血的发病率是头先露的 10 倍。臀先露导致围生儿的发病率与病死率均增高。

（六）处理

1. 妊娠期

于妊娠 30 周前，臀先露多能自行转为头先露。若妊娠 30 周后仍为臀先露应予矫正。常用的矫正方法有以下几种。

（1）胸膝卧位　让孕妇排空膀胱，松解裤带，做胸膝卧位姿势，每日 2 次。每次 15min，连做 1 周后复查。这种姿势可使胎臀退出盆腔，借助胎儿重心改变，使胎头与胎背所形成的弧形顺着宫底弧面滑动而完成胎位矫正。

（2）激光照射或艾灸至阴穴　近年多用激光照射两侧至阴穴（足小趾外侧，距趾甲角 0.1 寸），也可用艾条灸，每日 1 次，每次 15～20min，5 次为 1 个疗程。

（3）外转胎位术　应用上述矫正方法无效者。于妊娠 32～34 周时，可行外转胎位术，因有发生胎盘早剥、脐带缠绕等严重并发症的可能，应用时要慎重，术前半小时口服沙丁胺醇片 4.8mg 或盐酸利托君 20mg。行外转胎位术时，最好在超声监测下进行。孕妇平卧，两下肢屈曲稍外展，露出腹壁。查清胎位，听胎心率。操作步骤包括松动胎先露部（两手插入胎先露部下方向上提拉，使之松动）、转胎（两手把握胎儿两端，一手将胎头沿胎儿腹侧，保持胎头俯屈，轻轻向骨盆入口推移，另一手将胎臀上推，与推胎头动作配合，直至转为头先露）。动作应轻柔，间断进行。若术中或术后发现胎动频繁而剧烈或胎心率异常，应停止转动并退回原胎位观察半小时。外转胎位成功后，用小毛巾 2 块叠成长条状置于胎头两侧，大毛巾包裹腹部，大扣针松紧适度固定胎头。防止胎儿恢复原位。嘱孕妇注意自我监测胎儿。

2. 分娩期

应根据产妇年龄、胎产次、骨盆类型、胎儿大小、胎儿是否存活、臀先露类型以及有无合并症，于临产初期做出正确判断，决定分娩方式。

（1）择期剖宫产的指征　狭窄骨盆、软产道异常、胎儿体重大于 3500g、胎儿窘迫、高龄初产、有难产史、不完全臀先露、胎头过度仰伸等，均应行剖宫产术结束分娩。

（2）决定经阴道分娩的处理

① 第一产程：产妇应侧卧，不宜站立走动。少做肛查，不灌肠，尽量避免胎膜破裂。一旦破膜，应立即听胎心。若胎心变慢或变快，应行阴道检查，了解有无脐带脱垂。若有脐带脱垂，胎心尚好，宫口未开全，为抢救胎儿，需立即行剖宫产术。若无脐带脱垂，可严密观察胎心及产程进展。若出现协调性宫缩乏力，应设法加强宫缩。当宫口开大 4~5cm 时，胎足即可经宫口脱出至阴道。为了使宫颈和阴道充分扩张，消毒外阴之后，使用"堵"外阴方法。当宫缩时用无菌巾以手掌堵住阴道口，让胎臀下降，避免胎足先下降，待宫口及阴道充分扩张后才让胎臀娩出。此法有利于后出胎头的顺利娩出。在"堵"的过程中，应每隔 10~15min 听胎心一次，并注意宫口是否开全。宫口已开全再堵易引起胎儿窘迫或子宫破裂。宫口近开全时，要做好接产和抢救新生儿窒息的准备。

② 第二产程：接产前，应导尿排空膀胱。初产妇应做会阴后-侧斜切术。有 3 种分娩方式。a. 自然分娩：胎儿自然娩出，不做任何牵拉。极少见，仅见于经产妇、胎儿小、宫缩强、骨盆腔宽大者。b. 臀助产术：当胎臀自然娩出至脐部后，胎肩及后出胎头由接产者协助娩出。脐部娩出后，一般应在 2~3min 娩出胎头，最长不能超过 8min。后出胎头娩出有主张用单叶产钳的，效果佳。c. 臀牵引术：胎儿全部由接产者牵拉娩出，此种手术对胎儿损伤大，一般情况下应禁止使用，常用于宫口近开全，脐带脱垂或双胎分娩第二胎臀位、胎儿窘迫。

③ 第三产程：产程延长易并发子宫收缩乏力性出血。胎盘娩出后，应肌内注射缩宫素或麦角新碱，防止产后出血。行手术操作及有软产道损伤者，应及时检查并缝合，给予抗生素预防感染。

四、横位

胎体纵轴与母体纵轴相垂直成为横位，先露部为肩，故又称肩先露。以肩胛骨为指示点，分为肩左前、肩左后、肩右前、肩右后。

（一）原因

肩先露的原因与臀先露相似，但也有不同，任何破坏子宫极性（长椭圆形）的原因都可导致横位及斜位。最常见的原因有：①产次过多，腹壁松弛。②早产胎儿尚未转至头先露。③骨盆狭窄、前置胎盘、子宫畸形或肿瘤，影响先露胎头的衔接。有报道称 30%~79% 的病例找不到明显的原因，但多数学者认为多数的病例能找到上述原因的一种。

（二）诊断

1. 腹部检查

子宫呈横椭圆形，子宫的高度比相应妊娠月份为低，耻骨联合上方较空虚，宫底部也触及不到胎头或胎臀，子宫横径较宽，母体腹部一侧可触及胎头，胎臀在另一侧。肩前位时胎背朝向母体腹壁，触及宽大而平坦的胎背，肩后位时，胎儿的肢体朝向母体腹壁，易触及不规则的小肢体。胎心在脐周两旁最清楚。

2. 阴道检查

胎膜未破时先露位于骨盆入口以上，阴道检查时只感盆腔空虚，先露部高而不易触及。如宫颈口已扩张，阴道检查可触及胎儿肩部、肋骨及腋窝，腋窝尖端指向胎头，可以判断胎头在母体的左侧或右侧；如胎儿手已脱落出于阴道口外，可采用握手法鉴别是左手或右手。根据胎头的部位及脱出的是左手或右手可以决定胎方位：胎头在母体腹部的左侧且右手脱出者为肩左前位，左手脱出者为肩左后位；胎头在母体腹部右侧且左手脱出者为肩右前位，右手脱出者为肩右后位，同时需检查是否有脐带的脱出。

3. 超声检查

通过超声检查胎头、脊柱、胎心，准确判断肩先露，并能确定具体的胎方位。

（三）对母胎的影响

1. 对产程的影响

横位是肩部先露，胎体嵌顿在骨盆上方，不能与宫颈口及子宫下段的贴合均匀，宫口不能开全，并常易发生胎膜早破及宫缩乏力，使产程停顿。

2. 对胎儿的影响

肩先露不能有效衔接，易发生胎膜早破，胎膜破后羊水迅速外流，胎儿上肢或脐带容易脱垂，导致胎儿窘迫，以致死亡。临产后随着宫缩增强，迫使胎肩下降，胎肩及胸廓的小部分挤入盆腔内，胎体折叠弯曲，颈部被拉长，上肢脱出于阴道口外，但胎头及臀部仍被阻于盆骨入口的上方，称忽略性横位。

3. 对母体的影响

临产后子宫收缩继续加强，而胎儿无法娩出，子宫上段逐渐变厚，下段变薄变长，在子宫上下段之间形成病理性缩复环。产程延长后，此环很快上升达脐平，此时由于子宫下段的肌肉被过度牵拉，肌肉开始断裂、出血，检查时可发现子宫下段有固定的压痛点；此外，因膀胱被耻骨联合与胎头挤压过久引起血管破裂，产妇可出现血尿，并可能出现胎心率监护异常。病理性缩复环、子宫下段固定压痛点及血尿是子宫先兆破裂的临床表现，如不及时处理，随时可发生子宫破裂。任由产程延续延长，可导致宫腔严重感染，危及母胎生命。

（四）治疗

横位要以预防为主，加强孕期保健及产前检查，早期发现胎位异常。

1. 妊娠期

妊娠后期，一旦发现横位时，应及时纠正，纠正方法与臀位相同，也可试行外倒转术并固定胎头。最理想的是转成头位，如有困难亦可转成臀位。若纠正未遂，应提前在妊娠35～38周时住院。住院后重点监护临产征兆及胎膜早破。无条件住院观察者，需与产妇和家属说明出现胎膜早破或临产现象时应立刻来院。

2. 分娩方式选择

可以根据胎产次、孕周、胎儿大小、胎儿状况、胎膜是否破裂、宫口扩张情况等选择分娩方式。

（1）初产妇，胎儿存活，已足月，无论宫口扩张多大或胎膜是否破裂，均应行剖宫产。

（2）经产妇，胎儿存活，已足月，一般情况下，首先剖宫产；若胎膜已破，羊水未流尽，宫口开大在5cm以上，胎儿估计不大，亦可以在全麻下，由有经验的产科医师行内倒转术，以臀位分娩。

（3）双胎妊娠足月活胎，双胎第一胎为头位，阴道分娩后未及时固定第二胎胎位，由于宫腔容积变化，使第二个胎儿变成肩先露，应立即行内倒转术，使第二个胎儿转成臀先露娩出。

（4）早产肩先露，胎儿存活，以选择剖宫产分娩。

（5）凡有子宫先兆破裂或部分破裂体征者，不论胎儿是否存活，子宫颈口开全与否，均不得经阴道进行任何操作，应立即行剖宫产，并做好输血准备。如发现宫腔感染严重，术时应将子宫一并切除。

（6）胎儿已死，无先兆子宫破裂者，可在硬膜外麻醉或阴部神经阻滞后做断头术或除脏术，亦可考虑内倒转术。断头或除脏手术遇到困难时也应改行剖宫产术。

（7）若肯定胎儿有畸形者，即不应作剖宫产术，可在宫口开大5cm后行内倒转术，转为臀位，等待其经阴道分娩或于宫口开全后行毁胎术。

（8）凡准备阴道分娩者，术前必须仔细检查有无子宫先兆破裂或部分破裂的症状和体征。一旦发现下腹一侧有明显压痛，阴道检查推动嵌顿的先露部时，有暗红色血液流出，很可能是子宫部分破裂征象，应立即行剖宫产术。

（9）凡经阴道手术分娩者，术时严格消毒，注意宫缩情况，预防出血及感染。术后应常规探查宫腔，若发现子宫破裂，需经腹修补或行子宫切除术。若有宫颈撕裂，应及时缝合。如发现有血尿或怀疑膀胱受压过久时，应放置导尿管并保留 2 周，预防尿瘘的发生。

五、肩难产

胎头娩出后，胎儿前肩嵌顿于耻骨联合后上方，用常规手法不能娩出胎儿双肩的少见急性难产称为肩难产。国外文献广泛采用的肩难产定义为胎头娩出后除向下牵引和会阴切开之外，还需借助其他手法娩出胎肩者。胎肩娩出困难，可能为前肩，但胎儿后肩被母体骶骨岬嵌顿时也可能发生肩难产。

有学者进行系列研究后发现：在正常分娩时，胎头、躯体分别娩出时间间隔为 24s，而肩难产孕妇该时间为 79s。有学者建议将肩难产定义为胎头至胎体娩出时间间隔≥60s 和（或）需要辅助手法协助胎肩娩出者。

（一）病因

肩难产发生包括产前和产时病因：产前因素包括肩难产病史、巨大儿、糖尿病、产妇体质指数＞30 和诱导分娩等。产时因素包括第一产程延长、第二产程停滞、使用缩宫素和阴道助产等。

1. 巨大儿

为发生肩难产的主要因素，肩难产发生率随胎儿体重而明显增加。新生儿体重为 4000～4250g 时肩难产发生率为 5.2%，新生儿体重为 4250～4500g 时肩难产发生率为 9.1%，新生儿体重为 4500～4750g 时肩难产发生率为 21.1%。

2. 妊娠合并糖代谢异常

孕妇因高血糖与高胰岛素共同作用，胎儿常过度生长，因胎肩部组织对胰岛素更敏感，胎肩异常发育使其成为胎儿全身最宽的部分，加之胎儿过重、胎体体型改变使妊娠糖代谢异常，孕妇有发生肩难产的双重危险。研究显示：糖代谢异常女性在无干预分娩中，新生儿体重为 4000～4250g 时肩难产发生率为 8.4%，新生儿体重为 4250～4500g 时肩难产发生率为 12.3%，新生儿体重为 4500～4750g 时肩难产发生率为 19.9%，新生儿体重＞4750g 时肩难产的发生率为 23.5%。因此，妊娠期糖代谢异常女性较一般健康女性肩难产发生率高。妊娠期重视对产前人群行血糖筛查，及时发现糖代谢异常，尽早对糖代谢异常孕妇实施饮食管理和适当运动，合理治疗，控制妊娠期体重异常增长，对减少巨大儿发生、预防肩难产意义重大。

3. 肩难产病史

孕妇有肩难产病史，再次发生肩难产概率为 11.9%～16.7%，这可能与再次分娩胎儿体重超过前次妊娠、母亲肥胖或合并糖代谢异常等因素有关。但这并不等于有肩难产病史的患者，再次分娩必须以剖宫产结束，此类患者再次分娩时仍应综合考虑患者产前、产时高危因素，与患者及家属充分沟通后，再决定分娩方式。

（二）临床表现

肩难产为产科急症，往往突然发生，其临床表现为胎头经阴道娩出后，不能顺利完成复位、外旋转，出现胎颈回缩、胎儿下颏紧贴产妇会阴部，即所谓胎头娩出后呈"乌龟征"。

孕妇分娩期异常，如产程延长、停滞、胎先露下降缓慢，尤其伴第二产程延长、胎头原地拨露等，提示可能发生肩难产。

（三）诊断

经阴道分娩胎头娩出后，胎儿前肩嵌顿于耻骨联合上方，用常规手法不能娩出胎儿双肩即可诊断。

肩难产属产科急症，产前难以预测，部分正常体重胎儿也可能发生肩难产。胎头娩出后出现胎颈回缩，呈"乌龟征"即可诊断。

（四）治疗

胎头娩出后、胎肩娩出前应给予短暂停顿，以利于胎头娩出复位和外旋转，此时双肩径从骨盆入口平面下降、转到中骨盆平面前后径（较大径线）位置，再继续下降便于胎肩娩出。

肩难产是骨性难产，会阴侧切有利于阴道操作，但无法解除胎肩嵌顿。是否必须会阴侧切目前尚有很大争议。部分学者认为对所有可能发生肩难产的孕妇均需要行会阴侧切，但也有学者研究表明，会阴侧切术并不降低臂丛神经损伤的风险，不影响肩难产患者分娩结局。产科急症管理小组（MOET）建议有选择性地行会阴侧切，在实施"旋肩法"或"牵后臂法"时使用。

（五）并发症及处理

肩难产发生于胎头娩出后，情况紧急，如处理不当会发生严重的母婴并发症，甚至导致新生儿重度窒息、新生儿死亡。

母体并发症包括重度会阴撕裂伤及血肿、产后出血感染、子宫破裂、泌尿道损伤和生殖道瘘等。

婴儿并发症包括新生儿窒息、臂丛神经损伤、锁骨骨折、颅内出血、吸入性肺炎，甚至膈神经麻痹、死亡。远期后遗症有神经、精神及心理发育障碍，语言功能障碍和口吃等。

1. 产后出血、会阴伤口感染

胎儿娩出后应仔细检查软产道。对产程较长者及时留置导尿管，及早发现软产道损伤；如有泌尿道、肠道损伤需请相关科室会诊，协同处理。会阴伤口严重撕伤、可能发生伤口感染者，宜采用甲硝唑注射液冲洗伤口，会阴皮肤切口宜采用丝线间断缝合，产后注意会阴部清洁、预防感染。

2. 子宫破裂

胎肩嵌顿于耻骨联合上将导致分娩梗阻，使子宫下段过度拉长、变薄，子宫上、下段之间形成病理性缩复环。此时在宫腔内旋转胎肩，牵拉后臂、上推胎肩，特别是 Zavanelli 法易导致子宫破裂。

子宫破裂表现为急腹痛，常伴有低血容量性休克症状。孕妇查体可发现腹部有压痛，尤其是在耻骨联合上区，子宫下段形状不规则或上、下段之间有病理性缩复环。随着病程进展，全腹将出现压痛、反跳痛、肌紧张、肠鸣音消失等腹膜刺激症状。孕妇出现贫血及休克体征，血压进行性下降、脉搏快。下段子宫破裂累及膀胱时，尿中会有血或胎粪。一旦发现子宫破裂应迅速准确地评估患者情况：严密监测生命体征变化，建立静脉通道，及时求救于产科高年资医护人员以及麻醉科、输血科、手术室等相关科室医护人员，迅速术前准备，包括输血前、术前必备检查，输血输液，维持患者有效生命体征，立即剖腹探查，迅速止血，取出胎盘及胎儿；注意探查邻近脏器有无损伤，建议术中放置腹腔引流管便于术后观察，术后需给予广谱抗生素预防或治疗感染。

3. 新生儿窒息

产时预测可能发生肩难产时应立即准备新生儿复苏人员和器械、药物，及时请新生儿重症监护病房（NICU）、麻醉科医师会诊，提高新生儿抢救水平，预防严重并发症发生。

4. 新生儿臂丛神经损伤

新生儿臂丛神经损伤又称产瘫，指在分娩过程中胎儿一侧或双侧臂丛神经因受到头肩分离牵引力作用而发生牵拉性损伤。肩难产时，过度向一侧牵拉胎头可致臂丛神经损伤。对疑有臂丛神经损伤的患儿应早认识、早诊断，予以适当处理。新生儿需进行详细查体，并请 NICU、骨科、康复科医师会诊，协助诊断，制订详细的婴儿康复锻炼计划，尽快恢复婴儿神经功能。

总之，肩难产是一种发生率低并难以预料的产科急症，目前尚无准确方法预测肩难产的发生，肩难产易引起母胎严重并发症，形成终身残疾，甚至发生新生儿、产妇死亡等；肩难产较难预测、预防，因此，应提高肩难产处理能力，对各级医护人员加强产科技术培训，提高接生技术，特别是对突发难产的紧急处理能力。平时在模型上练习肩难产操作手法、预防臂丛神经损伤；同时与相关科室合作、建立产科急救小组，并与孕妇及家属保持沟通，取得配合与理解，及时做好各种记录，尽量争取减少肩难产及各种相关并发症发生。

第七章 分娩期并发症

第一节 子宫破裂

子宫破裂的定义：由于难产或引产处理不当，引起子宫壁全层断裂，瞬时可引起腹腔大出血。常由胎位不正、头盆不称、使用药物或助产不当引起。国内学者报道子宫破裂发生率为 0.06‰～1.4‰，WHO 报道为 0.053‰，为妊娠期和分娩期严重的并发症，如延误治疗可造成母婴死亡，产妇病死率高达 50%，胎儿病死率达 50%～75%甚至更多。

一、病因及分类

随着围生医学的发展，因难产手术和滥用缩宫素而导致的子宫破裂已很少发生。子宫破裂比较常见的原因为急产、多产、外伤、臀位助产及前次剖宫产史和肌瘤切除所致的瘢痕子宫。诊断性刮宫或宫腔镜手术时子宫穿孔及不合理应用可卡因也可致子宫破裂。近年来，剖宫产率的增加、前列腺素使用不当及剖宫产的瘢痕子宫再次妊娠的阴道分娩也是导致子宫破裂的原因。另外，自发性子宫破裂也时有发生。分类如下。

（一）子宫壁的完整性分类

1. 完全性子宫破裂
指宫壁全层破裂，宫腔与腹腔相通。

2. 不完全性子宫破裂

指子宫肌层全部或部分破裂，浆膜层尚未穿破，宫腔与腹腔未相通，胎儿及其附属物仍在宫腔内。

（二）按是否有子宫瘢痕分类

1. 瘢痕子宫破裂

占 87.1%。主要与前次剖宫产术式有关。ACOG 研究表明，在剖宫产的瘢痕子宫再次妊娠的阴道分娩（VBAC）试产中，前次剖宫产术式为子宫经典切口或 T 形切口者，子宫破裂概率为 4%～9%，子宫下段纵切口者子宫破裂概率为 1%～7%，而子宫下段横切口者子宫破裂概率仅为 0.1%～1.5%。究其原因，是因为子宫体和子宫下段的组织构成不同（子宫体部含有 60%平滑肌和 20%结缔组织，而子宫下段则含有 80%的结缔组织）及肌纤维的走向特点，使得子宫的纵向强度弱而横向强度高，而下段横向强度最大。同时前次剖宫产的操作技巧以及本次妊娠胎盘的位置、宫腔压力、妊娠间距等均与子宫破裂的发生有一定关系，以不全破裂多见。

2. 非瘢痕子宫破裂

主要有以下原因：①阻塞性难产致子宫破裂，包括头盆不称、胎位异常。破裂以子宫下段为主。②损伤性子宫破裂。③不恰当应用催产素。④宫颈难产。⑤子宫发育异常。

二、临床表现

（一）子宫破裂发生的时间

9.5%～35%发生在妊娠期，常见为瘢痕子宫破裂、外伤和子宫发育异常；大部分发生在临产后和分娩过程中，常见为阻塞性难产、不恰当地应用催产素、手术助产损伤、瘢痕子宫破裂等，少数见于中期引产。

（二）主要临床表现

1. 先兆子宫破裂

病理性缩复环形成、下腹部压痛、胎心率改变及血尿，是先兆子宫破裂的四大主要表现。研究表明，在子宫破裂前，胎心率与宫缩有明显的异常改变，可作为早期诊断的指标之一。在第一产程中，全程胎心监护能发现严重的心动过缓（4%）、心动过速（8%）、变异减少（24%）、宫缩过强（10%）和宫缩消失（22%）；在第二产程中异常胎心率监护图形显著增多，变异减少发生率为 47.8%；严重的变异减少占 26.1%，宫缩过强占 22%，宫缩消失占 13%。异常的胎心率监护图形是子宫破裂的先兆，因而在瘢痕子宫再次妊娠的晚期和试产过程中，应加强对胎儿心率和子宫收缩的监护，有胎心率异常时需警惕子宫瘢痕破裂。

2. 子宫破裂

（1）完全性子宫破裂　破裂时剧痛，随后宫缩停止，转为安静，后持续性腹痛，阴道流鲜红血，出现休克特征。腹部检查：全腹压痛、反跳痛和腹肌紧张，压痛显著，破口处压痛更为明显，可叩及移动性浊音；腹部可清楚触及胎儿肢体，胎动、胎心音消失，但子宫缩小，位于胎儿一侧。阴道检查：宫颈口较前缩小，先露部上升，有时能触及裂口，能摸到缩小的子宫及排出子宫外的胎儿。但阴道检查常可加重病情，一般不必做。

（2）不完全性子宫破裂　浆膜层尚未穿破，先兆征象不明显，开始时腹部轻微疼痛，子宫瘢痕部位有压痛，此时瘢痕已有部分裂开，但胎膜未破，若不立即行剖宫产术，瘢痕裂口会逐渐扩大，出现典型的子宫破裂的症状和体征。而子宫下段剖宫产切口瘢痕裂开，特别是瘢痕不完全裂开时，出血很少，且因有腹膜覆盖，因而缺乏明显的症状与体征，即所谓"安静状态破裂"。常在二次剖宫产手术时才发现，亦可以在自然分娩产后常规探查宫腔时发现。若形成阔韧带内血肿，则在宫体一侧可触及有压痛的包块，胎心音不规则。子宫体部瘢痕破裂多为完全破裂。

三、辅助检查

（1）对于无明显症状的不完全性子宫破裂、子宫下段的瘢痕破裂及子宫后壁破裂，诊断较难，超声显示为在无宫缩及宫内压力增加的情况下，子宫下段变得菲薄，甚至切口处肌层部分或全部缺损，有液体积聚，在膀胱充盈时，可出现楼梯样的皱褶，有一处较薄，峡部两侧不对称；当子宫下段受羊水流动、胎动、宫缩等影响时，羊膜囊迅速向子宫下段缺损的部位膨出，该声像图表现为先兆子宫破裂的确诊特征；子宫下段厚薄不均匀，肌层失去连续性是先兆子宫破裂有意义的征兆；但若子宫下段均匀变薄，厚度＞3cm，且有明确的肌层，则表明无下段瘢痕缺损。若有内出血则表现为子宫壁混合性回声光团，内部回声杂乱，边界不清，回声分布不均，其外侧子宫浆膜层连续完整或表现为一外凸低回声光团，内回声欠均匀，胎心异常或消失；腹腔穿刺可抽出血性液体。

（2）子宫完全性破裂超声特点为子宫收缩成球形位于腹腔一侧，子宫肌壁较为疏松，可见子宫破裂口，浆膜层连续性中断。胎头变形，胎儿位于腹腔内，多数已死亡，胎儿周围环绕羊水及血液。胎膜囊可完整或不完整，胎盘多数亦随胎囊娩出腹腔，腹腔内可探及程度不等的不规则液性暗区，腹腔穿刺可抽出血性液体。

另外，如果计算机断层扫描（CT）或磁共振成像（MRI）清晰显示胎儿在子宫外、子宫肌层连续性中断可做出诊断，但价格昂贵，难以广泛临床使用。

四、鉴别诊断

根据临床症状及超声影像学特点，典型的妊娠子宫破裂并不难诊断，但尚需与以下疾病鉴别。

（一）妊娠合并子宫肌瘤

不完全性妊娠子宫破裂与妊娠合并子宫肌瘤区别在于，肌瘤有完整包膜，有立体感，且不会突然发生，检查细致并结合临床及随诊可鉴别。

（二）子宫占位病变

完全性妊娠子宫破裂，子宫收缩于后方成团块状，容易误诊为子宫内口实性占位。此时观察腹腔是否有积液，仔细观察团块状回声内见宫腔波回声及包膜有连续性中断，结合临床可鉴别；超声诊断失误是由于仅注意对胎儿的检查，而忽略了病史以及胎儿周围有无子宫壁的回声，加之已排入腹腔的胎儿羊膜囊完整，囊内有少量的羊水，造成类似于宫内妊娠的表现。而已收缩的子宫又误认为子宫内口的实性占位，因而导致误诊。

（三）腹腔妊娠

由于胎盘附着异常，血液供应不足，极少能存活至足月。仔细检查可发现子宫轻度增大或不增大，子宫壁完整，宫腔内无胎儿及胎盘。

五、治疗

（一）一般治疗

如果患者是静脉滴注缩宫素者，应立即停止使用，进行吸氧，保持静脉开放，备血。出现休克者，抢救休克，补充血容量、输血，同时积极术前准备，即刻手术治疗以抢救产妇生命。

（二）药物治疗

应立即采取措施抑制宫缩，肌内注射哌替啶100mg，25％硫酸镁20mL加入5％葡萄糖液20mL中缓慢静脉注射。

(三) 手术治疗

发现先兆子宫破裂时，应尽快行剖宫产术，防止子宫破裂。一旦确诊子宫破裂，则无论胎儿是否存活，均应在抢救休克同时立即手术治疗。根据产妇状态、子宫破裂程度、感染程度及产妇有无子女决定是否保留子宫。若为第一胎，破口小且整齐，感染轻微，可行裂口修补术。对破口大且不整齐或感染明显者，行子宫次全切除术。若破口延长至宫颈，应行子宫全切术。无论有无感染，术后均应给予抗生素预防感染。

第二节　羊水栓塞

羊水栓塞（AFE）指在分娩过程中羊水突然进入母体血液循环引起急性肺栓塞、过敏性休克、弥散性血管内凝血（DIC）、肾衰竭等一系列病理改变的严重综合征。羊水栓塞可发生于临产、分娩或产后以及妊娠 10～14 周钳刮术时。其病死率高达 60% 以上，是孕产妇死亡的主要原因之一。

一、病因

一般认为羊水栓塞是由于羊水及其中的有形物质进入母体血液循环所引起。病情的轻重和进入母体的羊水多少有关。妊娠早期羊水清澈透明，含有少量的蛋白质成分，所以发生羊水栓塞症状轻；而妊娠晚期及足月时，由于胎儿代谢物的排出，羊水中尿酸、肌酐、尿素等成分明显增高，加之胎脂、胎儿脱落细胞、毳毛、毛发、少量白细胞、白蛋白等使得羊水变得浑浊，同时羊水中含有大量激素和酶，加上有些羊水受胎粪污染，增加了羊水中的有形物质，所以，一旦发生羊水栓塞，病情急且重，甚至几分钟内导致患者死亡。

羊膜腔内压力增高（子宫收缩过强）、胎膜破裂和宫颈或宫体损伤处有开放的静脉或血窦是导致羊水栓塞发生的基本条件。高龄初产妇和多产妇（易发生子宫损伤）、自发或人为诱导的宫缩过强、急产、胎膜早破、前置胎盘、胎盘早剥、子宫不完全破裂、剖宫产术等均可诱发羊水栓塞发生。

二、病理生理

(一) 肺动脉高压

羊水中的物质如胎儿毳毛、胎脂、胎粪、角化上皮细胞等直接形成栓子，经肺动脉进入肺循环，阻塞小血管并刺激血小板和肺间质细胞释放白三烯、前列腺素和 5-羟色胺等血管活性物质使肺小血管痉挛；同时羊水中有形物质激活凝血过程，使肺毛细血管内形成弥散性血栓，进一步阻塞肺小血管。肺动脉高压直接使右心负荷加重，导致急性右心扩张，并出现充血性右心衰竭。当左心房回心血量减少，左心排出量则明显减少，导致周围血液循环衰竭，血压下降，出现休克，甚至死亡。

（二）过敏性休克

羊水中的有形物质成为致敏原作用于母体，引起Ⅰ型变态反应，导致过敏性休克。

（三）弥散性血管内凝血（DIC）

羊水中含多量促凝物质类似于组织凝血活酶，进入母血后易在血管内产生大量的微血栓，消耗大量凝血因子及纤维蛋白原而发生 DIC。DIC 时，由于大量凝血物质消耗和纤溶系统激活，产妇血液系统由高凝状态迅速转为纤溶亢进，血液不凝，极易发生严重产后出血及失血性休克。

（四）急性肾衰竭

由于休克和 DIC 使母体多脏器受累，常见为急性肾缺血导致肾功能障碍和衰竭。

三、临床表现

羊水栓塞起病急骤、临床表现复杂是其特点。多发生于分娩过程中，尤其是胎儿娩出前后的短时间内，但也有极少数病例发生于羊膜腔穿刺术中、外伤时或羊膜腔灌注等情况下。羊水栓塞常见的临床表现包括呼吸困难、神志改变、血压下降、凝血障碍甚至死亡。

以前认为呼吸困难是最先出现的症状，但后来发现分娩前神志改变也是最普遍的症状。在一项羊水栓塞的病例分析中，其中有 30％出现癫痫样发作，27％伴随呼吸困难，17％有胎心缓慢，13％出现低血压。

（一）典型临床表现

以骤然的血压下降（血压与失血量不符合）、组织缺氧和消耗性凝血病为特征。一般经过三个阶段。

1. 心肺功能衰竭和休克

在分娩过程中，尤其是刚破膜不久，产妇突感寒战，出现呛咳、气急、烦躁不安、恶心、呕吐等前驱症状，继而出现呼吸困难、发绀、抽搐、昏迷，脉搏细数、血压急剧下降，心率加快、肺底部湿啰音。病情严重者，产妇仅惊叫一声或打一个哈欠或抽搐一下后呼吸心搏骤停，于数分钟内死亡。

2. 出血

患者度过心肺功能衰竭和休克后，进入凝血功能障碍阶段，表现以子宫出血为主的全身出血倾向，如切口渗血、全身皮肤黏膜出血、针眼渗血、血尿、消化道大出血等。

3. 急性肾衰竭

本病全身脏器均受损害，除心脏外，肾脏是最常受损器官。存活的患者出现少尿（或无尿）和尿毒症表现。主要因为循环衰竭引起的肾缺血及 DIC 前期形成的血栓堵塞肾内小血管，引起缺血、缺氧，导致肾脏器质性损害。

羊水栓塞临床表现的三阶段通常按顺序出现，有时也可不完全出现。

（二）不典型羊水栓塞

有些病情发展缓慢，症状隐匿，缺乏急性呼吸循环系统症状或症状较轻；有些患者羊水破裂时突然一阵呛咳，之后缓解，未在意；也有些仅表现为分娩或剖宫产时的一次寒战，几小时后才出现大量阴道出血，无血凝块，伤口渗血，酱油色血尿等，并出现休克症状。

四、诊断

（一）临床表现及病史

羊水栓塞的诊断主要是根据诱发因素、临床症状和体征（表 7-1）。主要发生在子宫收缩、子宫颈扩张或分娩、剖宫产过程中或产后短时间内。

表 7-1　羊水栓塞的诊断标准

---

① 急性低血压或心搏骤停
② 急性缺氧，呼吸困难、发绀或呼吸骤停
③ 凝血障碍，实验室检查显示血管内凝血物质消耗，纤维蛋白溶解或者严重的临床出血，无法用其他原因解释
④ 阴道分娩、剖宫产、宫颈扩张和清宫术或产后 30min 内出现以上症状者
⑤ 对观察到的上述症状和体征不能用其他原因来解释

出现表 7-1 中的情况首先诊断为羊水栓塞，并立即按羊水栓塞抢救，同时进行下列检查。

（二）辅助检查

（1）血涂片查找羊水有形物质　采集下腔静脉血 5mL，放置沉淀为三层，取上层物涂片用 Wright-Giemsa 染色镜检。见到鳞状上皮细胞、毳毛、黏液或脂肪球等羊水有形物质，支持诊断。

（2）床旁胸部 X 线摄片　双肺出现弥散性点片状浸润影，沿肺门周围分布，伴有轻度肺不张和右心扩大。

（3）床旁心电图或心脏彩色多普勒超声检查　提示右心房、右心室扩大，心排出量减少，左心室缩小，ST 段下降。

（4）与 DIC 有关的实验室检查示凝血功能障碍。

（5）若尸检，可见肺水肿、肺泡出血，主要脏器如肺、胃、心、脑等血管及组织中或心内血液离心后镜检找到羊水有形物质。

五、鉴别诊断

羊水栓塞的临床症状较为复杂，必须予以鉴别。

（一）输血反应

主要为早期不良反应，与输入血液的质量有关，表现为发热、过敏、溶血、细菌污染等四种反应。输血反应主要发生在输血的过程中。

（二）空气栓塞

一般少见，发生在输液或换输液器或针头的过程中。其后果主要取决于空气进入血液循环的速度和量。少量气体入血，可溶解于血液内，不会发生气体栓塞。若大于 100mL 气体迅速进入静脉，随血液到右心后，因心脏搏动将空气与血液搅拌形成大量血气泡，泡沫状血液充满心腔，阻碍了静脉血回流和向肺动脉运输，造成严重的循环障碍。患者出现呼吸困难、发绀，甚至猝死。

（三）过敏反应

常见临床表现为皮疹、荨麻疹、血管神经性水肿、哮喘、过敏性休克等。一般有用药史。

（四）输液反应

绝大部分表现为寒战，体温骤升，一般出现于输液后 30min 至 1h 内，有些可在 15min 内发生。

（五）肺栓塞

临床表现多种多样，主要决定于血管堵塞程度、发生速度和心肺的基础状态，轻者 2～3 个肺段，可无任何症状，重者 15～16 个肺段，可发生休克或猝死。一般见于手术后 2～7 天，起床活动时突然出现呼吸困难、晕厥、猝死等。

（六）子痫

由于羊水栓塞有部分患者的前驱症状表现为抽搐，有时会误诊为子痫而贻误抢救时机。子痫患者有高血压、蛋白尿或水肿等病史，抽搐发生前有头痛、血压升高等表现。

六、治疗

一旦出现羊水栓塞的早期症状或高度怀疑本病时及早治疗，为成功抢救赢得时间。治疗关键：纠正呼吸循环衰竭和凝血功能障碍。成功的前提：及早诊断、早期处理。

（1）纠正缺氧　立即正压高浓度给氧，保持血氧饱和度达 95％以上。鼻导管和面罩给氧常难以奏效，需及早气管插管。

（2）颈内静脉插管建立静脉通道，抽下腔静脉血找羊水成分，相关实验室检查及交叉备血。还可测中心静脉压以避免盲目输液导致血流动力学的紊乱。

（3）纠正肺动脉高压

① 罂粟碱 30～90mg＋5％葡萄糖注射液（GS）静脉慢推，以后按病情重复静脉推注或肌内注射，每天不超过 300mg。

② 酚妥拉明 5～10mg＋5％GS 静脉滴注。

③ 氨茶碱 0.25g＋5％GS 静脉慢推，必要时重复应用。

④ 阿托品 1～2mg 或消旋山莨菪碱（654-2 针）10mg＋5％GS 静脉推注，15～30min 一次，直到面部潮红，症状好转为止。心率在 120 次/min 以上慎用。

（4）抗过敏　氢化可的松 500mg 静脉慢推，再 500mg 静脉滴注维持；或者地塞米松 40mg＋5％GS 静脉慢推，再根据病情重复。

（5）抗休克

① 尽快输新鲜血和血浆，扩容用低分子右旋糖酐和平衡液。应检测中心静脉压指导输液速度。

② 纠正酸中毒：根据血气分析，在化验报告未能及时出来时可按 5％碳酸氢钠注射液 5mL/kg 给予。

③ 调节血管紧张度：休克急骤而严重或血容量已补足血压仍不稳定时应用

多巴胺 10～20mg＋5％GS 静脉滴注。阿拉明与多巴胺合用效果更好。

④ 防止心力衰竭：毛花苷 C 0.4mg＋5％GS 静脉慢推，必要时 4～6h 重复。呋塞米 20～40mg 静脉推注。

（6）DIC 处理

① 肝素：在高凝时及早应用。当血小板及凝血因子呈进行性下降，并有微血管栓塞表现（如器官功能衰竭）以及虽然已达消耗性低凝期，但病因在短期内不能清除时也应使用肝素。当病情发展到 DIC 晚期，有多种凝血因子缺乏及明显纤溶亢进时慎用肝素。由于临床很难抓到高凝期，而滥用肝素将导致抢救失败，所以抢救时使用肝素要慎之又慎。用法：肝素钠 25～50mg＋5％GS 100mL 静脉滴注 1h。然后 50mg＋5％GS 500mL 静脉滴注。试管法凝血时间保持在 15min 左右。维持 24～48h 后撤药。肝素过量用鱼精蛋白中和，1mg 中和肝素 100U。

② 补充血小板及凝血因子：这是羊水栓塞后严重产后出血最安全的治疗措施。a. 在肝素基础上输注新鲜全血或输注新鲜全血＋肝素（800～1500mL 血＋肝素 5～10U）；b. 输血小板悬液 12U 能升母体血小板 $500 \times 10^9/L$；c. 输纤维蛋白原 4g 能升母体血纤维蛋白原 1g/L；d. 输新鲜冰冻血浆 10U 能升母体血纤维蛋白原 1g/L；e. 凝血酶原复合物。

③ 纤溶抑制剂：6-氨基己酸、凝血酸。

（7）防止肾衰竭　血容量补足后加用甘露醇、呋塞米，使尿量≥25mL/h。血容量补足前慎用缩血管药。防肾灌注减少可用多巴胺 18mg＋0.9％氯化钠注射液（NS）微泵推。如已发生肾衰竭按肾衰竭处理（控制进液量、纠正电解质紊乱，透析等）。

（8）预防感染，选用没有肾毒性的广谱抗生素。

（9）产科处理

① 羊水栓塞发生于胎儿娩出前，原则上应在产妇呼吸循环功能明显改善后迅速结束分娩。第一产程中发病者剖宫产，第二产程者及时阴道助产。并做好新生儿窒息的复苏准备。

② 难以控制的产后出血，立即子宫全切除。即使在休克状态下，亦应边抢救边手术。要特别严格止血，放置腹腔引流条。不能用宫缩剂以免将停留在子宫血管内的羊水成分挤入母体血液循环，但对此尚有不同意见。所以还得结合具体情况和用药反应决定宫缩剂的取舍。最近报道实施 B-Lynch 子宫缝线术可控制子宫出血，对剖宫产术中出血较合适。为确保成功，术前先用手挤压子宫体，如果出血明显减少或基本停止，估计成功的可能性大再行保守手术。经皮双侧髂内动脉栓塞术仅用于病情稳定者。

七、预防

羊水栓塞的根本原因是羊水有形成分进入母体血液循环。所以发生的必备条件是胎膜破裂或子宫有开放的血窦，同时有强烈宫缩。

针对上述分析可从下列方面进行预防。

（1）正确人工破膜　细针破膜使羊水缓慢流出；避免在宫缩时操作；不同时人工剥膜；不同时采取其他加强宫缩的措施。

（2）合理使用缩宫素　掌握好缩宫素引产指征，对死胎及胎膜早破者更应谨慎。要有专人看守，避免宫缩过强；晚期妊娠引产从 0.5％浓度 8 滴/min 开始，如果需要可间隔 20～40min 增加 4 滴/min；遇宫缩过强要减慢滴速甚至停药；羊水过多，引产要先破膜，观察等待 1～2h 宫缩不强再用缩宫素。米索前列醇片不能常规用于晚期妊娠引产，更不能在产程中作加强宫缩用。

（3）急产或宫缩过强者酌情用宫缩抑制剂　遇高张性宫缩时，在宫缩间歇时破膜，尽量放出羊水。

（4）严格剖宫产指征和安全手术操作。

（5）正确施用中期引产手术。

（6）产程中或分娩后有羊水栓塞可疑症状，及时使用肾上腺皮质激素、给氧、开放静脉通道，并同时考虑分娩方式，做好抢救准备。

注意：①正确人工破膜，不在宫缩时破膜。②合理使用宫缩剂，防止宫缩过强，对死胎及胎膜早破者更应谨慎。③严格掌握剖宫产指征及安全操作。④避免创伤性阴道手术，如高中位产钳术、困难的毁胎术。

第三节　产后出血

产后出血（PPH）是分娩期常见的并发症，是导致孕产妇死亡的主要原因之一。根据出血发生的时期分为早期产后出血和晚期产后出血。早期产后出血指胎儿经阴道娩出后 24h 内失血量≥500mL，剖宫产时失血超过 1000mL；而晚期产后出血指产后 24h 后至产后 12 周内发生的出血，属于继发性，主要由于子宫腔感染、胎盘残留、胎盘附着处复旧不良等引起。

一、病因

子宫收缩乏力、胎盘因素、软产道裂伤及凝血功能障碍是产后出血的四个主要原因。这些原因可共存、相互影响或互为因果。

（一）子宫收缩乏力

子宫收缩乏力是产后出血最常见原因。妊娠足月时，血液以平均 600mL/min 的速度通过胎盘，胎儿娩出后，子宫肌纤维收缩和缩复使胎盘剥离面迅速缩小；同时，其周围的螺旋动脉得到生理性结扎，血窦关闭，出血控制。所以，任何影响子宫肌收缩和缩复功能的因素，均可引起子宫收缩乏力性出血，常见因素有以下几点。

1. 全身因素

产妇精神过度紧张，对分娩恐惧；体质虚弱或合并慢性全身性疾病等。

2. 产科因素

产程延长使体力消耗过多；前置胎盘、胎盘早剥、妊娠期高血压疾病、宫腔感染等，可使子宫肌水肿或渗血，影响收缩。

3. 子宫因素

(1) 子宫肌纤维过分伸展（如多胎妊娠、羊水过多、巨大胎儿）。

(2) 子宫肌壁损伤（剖宫产史、肌瘤剔除术后、产次过多等）。

(3) 子宫病变（子宫肌瘤、子宫畸形、子宫肌纤维变性等）。

4. 药物因素

临产后过多使用镇静药、麻醉药或子宫收缩抑制剂。

（二）胎盘因素

1. 胎盘滞留

胎盘多在胎儿娩出后 15min 内娩出，若 30min 后胎盘仍不排出，将导致出血。常见原因：①膀胱充盈，使已剥离胎盘滞留宫腔。②胎盘嵌顿，子宫收缩药物应用不当，宫颈内口附近子宫肌出现环形收缩，使已剥离的胎盘嵌顿于宫腔。③胎盘剥离不全，第三产程过早牵拉脐带或按压子宫，影响胎盘正常剥离，胎盘已剥离部位血窦开放而出血。

2. 胎盘植入

胎盘植入指胎盘绒毛在其附着部位与子宫肌层紧密连接。

根据胎盘绒毛侵入子宫肌层深度分为胎盘粘连、胎盘植入、穿透性胎盘植入。胎盘绒毛黏附于子宫肌层表面为胎盘粘连；绒毛深入子宫肌壁间为胎盘植入；穿过子宫肌层到达或超过子宫浆膜面为穿透性胎盘植入。胎盘植入主要引起产时出血、产后出血、子宫破裂和感染等并发症，穿透性胎盘植入也可导致膀胱或直肠损伤。

根据胎盘植入的面积分为部分性或完全性。部分性胎盘粘连或植入表现为胎盘部分剥离，部分未剥离，导致子宫收缩不良，已剥离面血窦开放发生致命性出血。完全性胎盘粘连与植入因胎盘未剥离而出血不多。胎盘植入常见原因：①子宫内膜损伤，如多次人工流产、宫腔感染等。②胎盘附着部位异常，如附着于子宫下段、子宫颈部或子宫角部，因此处内膜菲薄，使得绒毛易侵入宫壁肌层。③子宫手术史，如剖宫产术、子宫肌瘤剔除术、子宫整形后，尤其是多次剖宫产者，发生前置胎盘并发胎盘植入的概率增加，是导致凶险性产后出血的主要原因。④经产妇子宫内膜损伤及发生炎症的机会较多，易引起蜕膜发育不良而发生植入。

3. 胎盘部分残留

指部分胎盘小叶、副胎盘或部分胎膜残留于宫腔，影响子宫收缩而出血。

（三）软产道裂伤

软产道裂伤后，尤其未及时发现，可导致产后出血。常见原因有阴道手术助产（如产钳助产、臀牵引术等）、巨大儿分娩、急产、软产道静脉曲张、外阴水肿、软产道组织弹性差而产力过强等。

（四）凝血功能障碍

任何原发或继发的凝血功能异常，均能造成产后出血。原发性血小板减少、再生障碍性贫血、肝脏疾病等，因凝血功能障碍可引起手术创伤处及子宫剥离面出血。胎盘早剥、死胎、羊水栓塞、重度子痫前期等产科并发症，可引起弥散性血管内凝血（DIC），从而导致子宫大量出血。

二、临床表现

胎儿娩出后阴道流血及出现失血性休克、严重贫血等相应症状，是产后出血的主要临床表现。

临床表现随病因不同而异。

（一）子宫收缩乏力

常为分娩过程中宫缩乏力的延续。由于宫缩乏力，常发生产程延长、胎盘剥离延缓、阴道流血过多等，出血多为间歇性阴道流血。按压宫底有大量血液或血块自阴道涌出。若出血量多，出血速度快，产妇可迅速出现休克表现，如面色苍白、头晕心慌、出冷汗、脉搏细弱、血压下降等。检查宫底较高，子宫松软如袋状，甚至子宫轮廓不清，摸不到宫底，按摩推压宫底将积血压出。剖宫产时可出现子宫软，如袋状，并有宫腔活动性出血，手按摩后子宫变硬有皱褶。

（二）胎盘因素

胎儿娩出后 10min 内胎盘未娩出，阴道大量流血，应考虑胎盘因素。胎盘部分剥离、嵌顿，胎盘部分粘连或植入、胎盘残留等是引起产后出血的常见原因。胎盘娩出后应常规检查胎盘及胎膜是否完整，确定有无残留。胎盘胎儿面如有断裂血管，应想到副胎盘残留的可能。徒手剥离胎盘时如发现胎盘与宫壁关系紧密，难以剥离，牵拉脐带时子宫壁与胎盘一起内陷，可能为胎盘植入，应立即停止剥离。另外，当巨大儿、双胎等引起的子宫收缩乏力且有胎盘粘连时，如用力按压子宫和牵拉脐带，可造成子宫内翻，表现为患者疼痛剧烈，阴道口有异物脱出，胎盘附着于异物上，如胎盘部分剥离，出血增多。

（三）软产道裂伤

出血发生在胎儿娩出后，持续不断，血色鲜红能自凝。裂伤较深或涉及血管时，出血较多。宫颈裂伤多发生在两侧，也可呈花瓣状，严重者延及子宫下段。阴道裂伤多发生在侧壁、后壁和会阴部，多形成不规则裂伤。剖宫产时常因为胎儿先露过低或取胎儿时手法不当导致下段撕裂而出血。如失血表现明显，伴阴道疼痛而阴道流血不多，应考虑隐匿性软产道损伤，如阴道血肿。

疑有软产道裂伤时，应立即仔细检查宫颈、阴道及会阴处是否有裂伤。①宫颈裂伤：巨大儿、手术助产、臀牵引等分娩后，常规检查宫颈。裂伤常发生在宫颈 3 点与 9 点处，有时可上延至子宫下段、阴道穹窿。如宫颈裂口不超过 1cm，通常无活动性出血。②阴道裂伤：检查者用中指、示指压迫会阴切口两侧，仔细查看会阴切口顶端及两侧有无损伤及损伤程度，有无活动性出血。如有严重的会阴疼痛及突然出现张力大、有波动感、可触及不同大小的肿物，表面皮肤颜色有改变为阴道壁血肿。③会阴裂伤按程度分 3 度：Ⅰ度系指会阴皮肤及阴道入口黏膜撕裂，未达肌层，一般出血不多。Ⅱ度系指裂伤已达会阴体肌层，累及阴道后壁黏膜，甚至阴道后壁两侧沟向上撕裂，裂伤多不规则，使原解剖结构不易辨认，出血较多。Ⅲ度系指肛门外括约肌已断裂，甚至阴道直肠隔及部分直肠前壁有裂伤，此种情况出血量不一定多，但组织损伤严重。

（四）凝血功能障碍

孕前或妊娠期合并凝血系统障碍性疾病，已有易于出血倾向或分娩期出现羊水栓塞或由于分娩时其他原因导致的失血过多等，使得胎盘剥离或软产道有裂伤时，由于凝血功能障碍，表现为持续阴道流血，血液不凝，全身多部位出血、身体瘀斑等。

三、诊断

主要根据临床表现，估计出血量，明确原因，及早处理。但需要注意的是估测的出血量往往低于实际失血量。

（一）估测失血量有以下几种方法

1. 称重法

失血量（mL）＝[胎儿娩出后接血敷料湿重（g）－接血前敷料干重（g）]/1.05（血液比重 g/mL）。

2. 容积法

用产后接血容器收集血液后，放入量杯测量失血量。

3. 面积法

可按接血纱布血湿面积粗略估计失血量。

4. 休克指数法（SI）

休克指数＝脉率/收缩压（mmHg）。SI＝0.5，血容量正常；SI＝1.0，失血量为 10%～30%（500～1500mL）；SI＝1.5，失血量为 30%～50%（1500～2500mL）；SI＝2.0，失血量为 50%～70%（2500～3500mL）。上述方法可因不同的检测人员而仍有一定的误差。

（二）失血原因的诊断

根据阴道流血发生时间、出血量与胎儿、胎盘娩出之间的关系，能初步判断引起产后出血原因。有时产后出血原因互为因果。

子宫收缩乏力时，宫底升高，子宫质软、轮廓不清，阴道流血多，按摩子宫及应用缩宫剂后有效。胎盘因素和软产道裂伤，通过检查胎盘及检查软产道即可发现；凝血功能障碍时除了有病因外表现为血液不凝。

四、治疗

治疗原则为针对原因迅速止血、补充血容量、纠正休克及防治感染。

（一）一般治疗

迅速建立静脉通道，排空膀胱，可留置导尿管，备血。

（二）药物治疗

应用宫缩药加强子宫收缩，纠正宫缩乏力引起的出血。

1. 缩宫素

按摩子宫同时，肌内注射缩宫素10U，或10～20U加入晶体液500mL中静脉滴注，以维持子宫处于良好收缩状态。

2. 麦角新碱

宫体或肌内直接注射麦角新碱0.2mg（心脏病、高血压患者慎用），麦角新碱可引起宫体肌肉及子宫下段甚至宫颈的强烈收缩，前置胎盘胎儿娩出后出血时应用效果较佳。

3. 前列腺素类药物

上述药物应用后效果不佳，可采用氨丁三醇米、索前列醇和卡前列甲酯，首选肌内注射。

（三）手术治疗

1. 人工剥离胎盘术

胎盘剥离不全或粘连伴阴道出血，应人工徒手剥离胎盘。残留胎盘胎膜组织徒手取出困难时，可用大号刮匙清除。胎盘嵌顿在子宫狭窄环以上者，可在静脉全身麻醉下，待子宫狭窄环松解后用手取出胎盘。

2. 阴道、宫颈裂伤修补术

软产道裂伤出血时，应及时准确地修补、缝合，可有效地止血。

（1）宫颈裂伤 宫颈裂伤时应在消毒下暴露宫颈，直视下观察宫颈情况，若裂伤浅且无明显出血，可不予缝合并不做宫颈裂伤诊断，若裂伤深且出血多则需用肠线或化学合成可吸收缝线缝合。缝时第1针应从裂口顶端稍上方开始，最后1针应距宫颈外侧端0.5cm处，以减少日后发生宫颈口狭窄的可能性。若裂伤累及子宫下段经阴道难以修补时，可开腹行裂伤修补术。

（2）阴道裂伤 缝合时应注意缝至裂伤底部，避免遗留无效腔，更要避免缝线穿过直肠，缝合要达到组织对合好及止血的效果。

（3）会阴裂伤 按解剖部位缝合肌层及黏膜下层，最后缝合阴道黏膜及会阴皮肤。

3. 盆腔血管结扎术

主要用于子宫收缩乏力、前置胎盘及DC等所致的严重产后出血而又迫切希望保留生育功能的产妇。

（1）结扎子宫动脉上行支 消毒后用两把长鼠齿钳钳夹宫颈前后唇，轻轻向下牵引，在宫颈阴道部两侧上端用2号可吸收缝线缝扎双侧壁，深入组织约0.5cm，如无效应迅速开腹，结扎子宫动脉上行支，即在宫颈内口平面距宫颈侧壁1cm处，触之无输尿管始进针，缝扎宫颈侧壁，进入宫颈组织约1cm，两侧同样处理，若见到子宫收缩则有效。

（2）结扎髂内动脉　经上述处理无效，可分离出髂内动脉起始点，以 7 号丝线结扎。结扎后一般可见子宫收缩良好。此法可保留子宫，在剖宫产时易于实行。

（3）介入髂内动脉栓塞术　在 X 显像辅助下，经股动脉穿刺，将介入导管直接导入髂内动脉或子宫动脉，有选择性地栓塞子宫的供血动脉。选用中效可溶解的物质做栓塞剂，常用明胶海绵颗粒，在栓塞后 2～3 周可被吸收，血管复通。若患者处于休克状态则应先积极抗休克，待一般情况改善后才行栓塞术，且应行双侧髂内动脉栓塞以确保疗效。

4. 子宫切除术

应用于难以控制并危及产妇生命的产后出血。在积极输血补充血容量的同时施行子宫次全切除术，若合并中央性或部分性前置胎盘应施行子宫全切术。

（四）其他治疗

1. 按摩子宫

助产者一手置于宫底部，拇指在前壁，其余 4 指在后壁，均匀有节律地按摩宫底；亦可一手握拳置于阴道前穹窿，顶住子宫前壁，另一手自腹壁按压子宫后壁使宫体前屈，双手相对紧压子宫并做按摩，按压至子宫恢复正常收缩并能保持收缩状态为止。按摩时应注意无菌操作。

2. 填塞宫腔

应用无菌纱布条填塞宫腔，有明显局部止血作用。一般多用于剖宫产时产后出血的处理。具体方法：术者一手在腹部固定宫底，另一手持卵圆钳将无菌不脱脂棉纱布条送入宫腔内，自宫底由内向外填塞。12～24h 后取出纱布条，取出前应先肌内注射宫缩药。宫腔填塞纱布条后应密切观察生命体征及宫底高度和大小，警惕因填塞不紧出现宫腔内继续出血而阴道不流血的止血假象。

3. 补充血制品

对于凝血功能障碍引起的产后出血，要及时补充足够的凝血因子、纤维蛋白原、血小板等血制品。

第八章　产褥期疾病

第一节　晚期产后出血

分娩 24h 后，在产褥期内发生的子宫大量出血，出血量超过 500mL，称为晚期产后出血，又称产褥期出血。多于产后 1～2 周发病最常见，也有迟至产后 6 周左右发病。晚期产后出血发病率的高低与产前保健及产科质量水平密切相关。近年来，随着剖宫产率的升高，晚期产后出血的发生率有上升趋势。

一、病因

（一）胎盘、胎膜残留

胎盘、胎膜残留是阴道分娩最常见的原因，多发生于产后 10 天左右，黏附在宫腔内的残留胎盘组织发生变性、坏死、机化，形成胎盘息肉，当坏死组织脱落时，暴露基底部血管，引起大量出血。

（二）蜕膜残留

蜕膜多在产后 1 周内脱落，并随恶露排出。若蜕膜剥离不全且长时间残留，影响子宫复旧，继发子宫内膜炎症，可引起晚期产后出血。

（三）子宫胎盘附着面复旧不全

若胎盘附着面复旧不全，可引起血栓脱落，血窦重新开放，导致子宫出血。

多发生在产后 2 周左右。

(四) 感染

子宫内膜感染可导致胎盘附着面处复旧不良、子宫收缩不良，从而引起子宫大量出血。

(五) 剖宫产切口裂开

多见于子宫下段横切口剖宫产，常发生于：①子宫切口感染。②切口选择不合理，过高、过低或偏向一侧累及子宫动脉。③缝合不合理，如组织对位不良、手术操作粗暴、活动性出血血管缝扎不紧、切口两侧角部回缩血管未缝扎、缝线过松或牵拉过紧、缝扎组织过多过密及肠线过粗等。④忽视了切口延长裂伤。

(六) 其他

胎盘部位滋养细胞肿瘤、子宫黏膜下肌瘤、子宫内膜息肉、宫腔内异物、宫颈糜烂及宫颈恶性肿瘤等，均可能引起晚期产后出血。

二、临床表现

(一) 症状

1. 胎盘残留

胎盘残留主要表现为红色恶露时间延长，反复出血，甚至突然大出血，失血性休克，多发生于产后 10 天左右。妇科检查发现子宫复旧不全，宫口松弛，有时可见残留组织堵塞宫口，患者可伴有发热。

2. 胎膜残留

胎膜残留主要表现为持续性红色恶露时间过长，大出血少见。

3. 蜕膜残留

好发于产后 2 周左右，临床表现与胎盘残留不易鉴别。宫腔刮出物病理检查可见坏死蜕膜，混以纤维素、玻璃样变的蜕膜细胞和红细胞，但不见绒毛。

4. 子宫复旧不全或子宫内膜修复不全

子宫胎盘附着部位血管在胎盘排出后即有血栓形成，其后血栓机化，透明样变，血管上皮增厚，管腔狭窄、堵塞。

5. 剖宫产术后子宫切口裂开

多见于子宫下段剖宫产横切口的两侧端。切口裂开患者常表现为术后 3 周左右突发无痛性大量阴道流血，并反复发作，短时间内患者陷于休克状态。

（二）体征

（1）出血多而急者，常呈贫血貌。

（2）血容量严重不足时可出现血压下降、出冷汗、脉搏细弱，甚至意识丧失等休克征。

（3）妇科检查见宫口松弛或有组织堵塞，双合诊时子宫增大、软或有触痛。

（4）行剖宫产术后，可以示指轻触子宫下段剖宫产切口部位，有时可触及子宫下段明显变软。

（5）有滋养细胞肿瘤者，有时可于产道内发现转移结节。

三、辅助检查

（一）实验室检查

查血常规，血红蛋白常有不同程度的降低，合并感染者，白细胞及中性粒细胞常升高；尿人绒毛促性腺激素或血绒促性素检测，有助于诊断胎盘残留及排除产后滋养细胞肿瘤；宫腔分泌物培养或涂片检查。

（二）B型超声检查

可了解子宫复旧情况、宫腔内是否有残留组织、子宫切口愈合情况。

（三）病理检查

将子宫内刮出物送病检，可有助于确诊胎盘、胎膜残留或胎盘附着部位复旧不良，可找到妊娠晚期的绒毛或可见到不同状态的血管。

排除胎盘部位滋养细胞肿瘤，该病镜下一般不见绒毛结构和间质，几乎完全由中间型滋养细胞构成，瘤细胞圆形、多角形或梭形，胞质丰富，有异质性，很少见到朗格汉斯细胞、合体细胞与中间型滋养细胞伴存的情况。

四、诊断

（1）根据病史、临床表现、体征和辅助检查即可做出诊断。

（2）诊断标准

① 分娩24h后产褥期内发生子宫出血表现为产后恶露不净，血色由暗转红，伴感染时有臭味出血，血量少或中等，一次大量出血时可伴凝血块，出血多时患者休克。

② 有下腹痛、低热或产后低热史。

③ 子宫稍大而软，伴感染时子宫或切口处有压痛，切口处血肿形成可触及包块，宫口松弛，有时可触及残留的胎盘组织。

④ 血常规显示有贫血及感染。

⑤ B型超声检查提示宫腔内有残留组织或剖宫产术后子宫下段切口血肿，愈合不良或子宫发现肿瘤病灶。

五、鉴别诊断

(一) 子宫黏膜下肌瘤合并感染

一般通过B型超声检查及实验室检查即可明确诊断。

(二) 胎盘部位滋养细胞肿瘤

通过尿、血人绒毛促性腺激素检测及病理检查可明确诊断。

(三) 产褥期外伤性出血

有外伤史或性交史，妇科检查阴道或宫颈有裂伤及活动性出血。

(四) 功能性子宫出血

多发生于产褥期后，可通过诊断性刮宫，将刮出物送病理检查可确诊。

六、治疗

(一) 病因和对症治疗

(1) 少量、中量阴道流血，在支持治疗的同时给予抗生素及宫缩剂。

(2) 疑有胎盘、胎膜、蜕膜残留或胎盘附着部位复旧不全者，建立静脉通路，备血及做好开腹手术准备后行刮宫术。刮出物送病理检查，以明确诊断。刮宫术后继续给予抗生素及子宫收缩剂。

(3) 疑有剖宫产术后子宫切口愈合不良者，仅少量阴道流血也应住院，给予广谱抗生素及支持疗法，密切观察病情变化；若阴道流血量多，酌情剖腹探查或动脉栓塞。若切口周围组织坏死范围小，炎症反应轻微，可做清创缝合及子宫动脉结扎止血或行动脉栓塞术；若组织坏死范围大，一般情况差，可酌情做子宫次全切除术或子宫全切术。

(4) 输血治疗　一般情况下，血红蛋白水平＞100g/L可不考虑输注红细胞，而血红蛋白水平＜60g/L几乎都需要输血，血红蛋白水平＜70g/L应考虑输血，尤其是还可能有继续出血的可能性，应尽量维持血红蛋白水平＞80g/L。在大量输注红细胞时，注意输注血浆及血小板以纠正凝血功能异常。按照国内外常用的推荐方案，建议红细胞悬液：新鲜冰冻血浆：血小板以 1：1：1 的比例（如 10U 红细胞悬液＋1000mL 新鲜冰冻血浆＋1U 机采血小板）输注。

（二）其他原因的处理

（1）肿瘤引起的阴道流血，应按肿瘤性质、部位做相应处理。

（2）凝血功能障碍造成的出血，应积极治疗原发病。

第二节　产褥感染

产褥感染是指分娩及产褥期生殖道受病原体侵袭，引起局部或全身感染，其发病率约 6%。产褥感染与产科出血、妊娠合并心脏病及严重的妊娠期高血压疾病，是导致孕产妇死亡的主要原因。产褥病率是指分娩 24h 后的 10 日内，每日间隔 4h 量体温 4 次，2 次体温≥38℃（口表体温计）。

一、病因

（一）诱因

正常女性阴道对外界致病因子侵入有一定防御能力。其对入侵病原体的反应与病原体的种类、数量、毒力和机体的免疫力有关。妇女的阴道有自净作用，羊水中含有抗菌物质。妊娠和正常分娩通常不会给产妇增加感染的机会。只有在机体免疫力、细菌毒力、细菌数量三者之间的平衡失调时，才会增加感染的机会，导致感染发生。如产妇体质虚弱、营养不良、孕期贫血、孕期卫生不良、胎膜早破、羊膜腔感染、慢性疾病、产科手术、产程延长、产前产后出血过多、多次宫颈检查等，均可成为产褥感染的诱因。

（二）病原体种类

正常女性阴道寄生大量微生物，包括需氧菌、厌氧菌、真菌、衣原体和支原体，可分为致病微生物和非致病微生物。有些非致病微生物在一定条件下可以致病称为条件病原体，但即使致病微生物也需要达到一定数量或机体免疫力下降时才会致病。

1. 需氧菌

（1）链球菌　以乙型溶血性链球菌致病性最强，能产生致热外毒素与溶组织酶，使病变迅速扩散导致严重感染。需氧链球菌可以寄生在妇女阴道中，也可通过医务人员或产妇其他部位感染而进入生殖道。其临床特点为发热早，寒战，体温＞38℃，心率快，腹胀，子宫复旧不良，子宫旁或附件区触痛，甚至并发败血症。

（2）杆菌 以大肠埃希菌、克雷伯菌属、变形杆菌属多见。这些菌常寄生于阴道、会阴、尿道口周围，能产生内毒素，是菌血症和感染性休克最常见的病原菌，在不同环境对抗生素敏感性有很大差异。

（3）葡萄球菌 主要致病菌是金黄色葡萄球菌和表皮葡萄球菌。前者多为外源性感染，容易引起伤口严重感染，因能产生青霉素酶，易对青霉素耐药；后者存在于阴道菌群中，引起的感染较轻。

2. 厌氧菌

（1）革兰氏阳性球菌 消化链球菌和消化球菌存在于正常阴道中。当产道损伤、胎盘残留、局部组织坏死缺氧时，细菌迅速繁殖，若与大肠埃希菌混合感染，放出异常恶臭气味。

（2）杆菌属 常见的厌氧性杆菌有脆弱拟杆菌。这类杆菌多与需氧菌和厌氧性球菌混合感染，形成局部脓肿，产生大量脓液，有恶臭味。感染还可引起化脓性血栓性静脉炎，形成感染血栓，脱落后随血液循环到达全身各器官形成脓肿。

（3）芽孢梭菌 主要是产气荚膜梭菌，产生外毒素，毒素可溶解蛋白质而能产气及溶血。产气荚膜梭菌引起感染，轻者为子宫内膜炎、腹膜炎、败血症，重者引起溶血、黄疸、血红蛋白尿、急性肾衰竭、循环衰竭、气性坏疽而死亡。

3. 支原体与衣原体

解脲支原体及人型支原体均可在女性生殖道内寄生，引起生殖道感染，其感染多无明显症状，临床表现轻微。

此外，沙眼衣原体、淋病奈瑟菌均可导致产褥感染。

（三）感染途径

1. 外源性感染

指外界病原体进入产道所致的感染。可通过医务人员消毒不严或被污染衣物、用具、各种手术器械及产妇临产前性生活等途径侵入机体。

2. 内源性感染

寄生于正常孕妇生殖道的病原体，多数并不致病，当抵抗力降低和（或）病原体数量、毒力增加等感染诱因出现时，由非致病微生物转化为致病微生物而引起感染。近年研究表明，内源性感染更重要，因孕妇生殖道病原体不仅可导致产褥感染，而且还能通过胎盘、胎膜、羊水间接感染胎儿，导致流产、早产、胎儿生长受限、胎膜早破、死胎等。

二、病理及临床表现

发热、疼痛、异常恶露为产褥感染三大主要症状。产褥早期发热的最常见原因是脱水，但在 2～3 日低热后突然出现高热，应考虑感染可能。由于感染部位、程度、扩散范围不同，其临床表现也不同。依感染发生部位，分为会阴、阴道、宫颈、腹部伤口、子宫切口局部感染，还有急性子宫内膜炎、急性盆腔结缔组织炎、腹膜炎、血栓静脉炎、脓毒血症及败血症等。

（一）急性外阴、阴道、宫颈炎

分娩时会阴部损伤或手术产导致感染，以葡萄球菌和大肠埃希菌感染为主。会阴裂伤或会阴后-侧切开伤口感染，表现为会阴部疼痛，坐位困难，可有低热。局部伤口红肿、发硬，伤口裂开，压痛明显，脓性分泌物流出，较重时可出现低热。阴道裂伤及挫伤感染表现为黏膜充血、水肿、溃疡、脓性分泌物增多。感染部位较深时，可引起阴道旁结缔组织炎。宫颈裂伤感染向深部蔓延，可达宫旁组织，引起盆腔结缔组织炎。

（二）子宫感染

子宫感染包括急性子宫内膜炎、子宫肌炎。病原体经胎盘剥离面侵入，扩散至子宫蜕膜层称为子宫内膜炎，侵入子宫肌层称为子宫肌炎，两者常伴发。若为子宫内膜炎，子宫内膜充血、坏死，阴道内有大量脓性分泌物且有臭味。若为子宫肌炎，腹痛，恶露增多呈脓性，子宫压痛明显，子宫复旧不良，可伴发高热、寒战、头痛，白细胞明显增高等全身感染症状。

（三）急性盆腔结缔组织炎和急性输卵管炎

病原体沿宫旁淋巴和血行达宫旁组织，出现急性炎性反应而形成炎性包块，同时波及输卵管，形成急性输卵管炎。临床表现为下腹痛伴肛门坠胀，可伴寒战、高热、脉速、头痛等全身症状，体征为下腹明显压痛、反跳痛、肌紧张，宫旁一侧或两侧结缔组织增厚、压痛和（或）触及炎性包块，严重者整个盆腔形成"冰冻骨盆"。淋病奈瑟球菌沿生殖道黏膜上行感染，达输卵管与盆腹腔，形成脓肿后，高热不退。患者白细胞持续增高，中性粒细胞明显增多，核左移。

（四）急性盆腔腹膜炎及弥散性腹膜炎

炎症继续发展，扩散至子宫浆膜，形成盆腔腹膜炎。继而发展成弥散性腹膜炎，全身中毒症状明显，高热、恶心、呕吐、腹胀，检查时下腹部明显压痛、反跳痛。腹膜面分泌大量渗出液，纤维蛋白覆盖引起肠粘连，也可在直肠子宫陷凹形成局限性脓肿，若脓肿波及肠管与膀胱可出现腹泻、里急后重与排尿困难。急性期治疗不彻底可发展成盆腔炎性疾病后遗症而导致不孕。

（五）血栓静脉炎

盆腔内血栓静脉炎常侵及子宫静脉、卵巢静脉、髂内静脉、髂总静脉及阴道静脉，厌氧菌为常见病原体。病变单侧居多，产后1～2周多见，表现为寒战、高热，症状可持续数周或反复发作。下肢血栓静脉炎，病变多在股静脉、腘静脉及大隐静脉，多继发于盆腔静脉炎，表现为弛张热，下肢持续性疼痛，局部静脉压痛或触及硬索状，使血液回流受阻，引起下肢水肿，皮肤发白，习称"股白肿"。病变轻时无明显阳性体征，彩色多普勒超声检查可协助诊断。

（六）脓毒血症及败血症

感染血栓脱落进入血液循环可引起脓毒血症，随后可并发感染性休克和迁徙性脓肿（肺脓肿、左肾脓肿）。若病原体大量进入血液循环并繁殖形成败血症，表现为持续高热、寒战、全身明显中毒症状，可危及生命。

三、诊断

（一）病史

详细询问病史及分娩全过程，对产后发热者，首先考虑为产褥感染，再排除可引起产褥病率的其他疾病。

（二）全身及局部检查

仔细检查腹部、盆腔及会阴伤口，确定感染部位和严重程度。

（三）辅助检查

B型超声、彩色多普勒超声、CT、磁共振成像等检测手段，能够对感染形成的炎性包块、脓肿，做出定位及定性诊断。检测血清C-反应蛋白＞8mg/L，有助于早期诊断感染。

（四）确定病原体

通过宫腔分泌物、脓肿穿刺物、后穹隆穿刺物做细菌培养和药物敏感试验，必要时需做血培养和厌氧菌培养。病原体抗原和特异抗体检测可以作为快速确定病原体的方法。

四、鉴别诊断

主要与上呼吸道感染、急性乳腺炎、泌尿系感染相鉴别。

五、治疗

（一）一般治疗

产妇取半卧位，使炎症局限于盆腔内，并有利于恶露的排出。保持外阴清洁，每天可给予1：5000高锰酸钾液擦洗外阴或坐浴2次。支持治疗方面应进高蛋白、易消化的食物，注意补充热量及水分，若不能进食应予静脉补液，注意纠正水、电解质紊乱及低蛋白血症。高热时应采取物理降温。重症病例可少量多次输血。

（二）抗菌药物治疗

1. 预防性使用抗生素

①凡胎膜早破超过12h；产程长及肛诊次数多或阴道检查2次以上；产后出血行人工剥离胎盘者，阴道手术产者；应于产前或产后用抗生素预防感染。②近年来剖宫产率急剧上升，随之剖宫产术后感染率亦不断增加，且较阴道分娩者明显增高，因而提出了剖宫产围术期预防性应用抗生素的必要性。即剖宫产术前，最晚术中开始应用抗生素，以预防术后发生感染。现已证明，对剖宫产手术患者预防性应用抗生素可降低产后子宫炎发生率50%～60%。

预防用药原则经研究得出以下3个结论：①预防效果与抗生素浓度紧密相关。②选用药物一定要在生殖系统内达到高药物浓度。③为达到预防用药的目的，必须在细菌到达组织前或到达组织的一个短时间内，抗生素要达到或超过并维持组织内的最小抑菌浓度。国外文献报道使用最多者为头孢类抗菌药。以头孢噻啶为例，在一定的血清浓度条件下，药物与血清蛋白结合越少，它在骨髓、前列腺、心肌和子宫内药物浓度越高。另外，头孢哌酮和头孢西丁2g于术前30min静脉推注，给药20～40min后将出现最高血浆和组织浓度（子宫内膜、子宫肌层、输卵管和卵巢），到120min时，药物浓度低于最低抑菌浓度，170～200min排泄尽。故首次用药时间根据药物半衰期和达高峰时间，宜于手术开始前0.5～1h用药为宜，最晚在术中用药。同时，延长预防用药时间并不优于短期应用，如预防性应用3天头孢菌素类与仅用3次者疗效相同，故多采用后者。

2. 针对不同的病原菌选用相应有效的抗菌药，是合理应用抗菌药最基本的原则

产褥感染者在使用抗菌药前，应考虑收集必要的标本送细菌培养，以明确致病菌种类，这对中、重度感染者尤为重要。如从子宫腔、伤口的脓液采集标本怀疑为菌血症、败血症时，应在高热、寒战时，从不同部位的静脉多次抽血培养，必要时还要同时做厌氧菌培养。涂片染色查菌往往比培养早获结果。由于产褥感染多为混合感染，在细菌培养结果出来前，根据经验选用抗生素，可选择广谱青霉素如哌拉西林，头孢菌素如头孢西丁、头孢曲松及β内酰胺酶抑制药如阿莫西林以及克拉维酸、替卡西林、克拉维酸、头孢哌酮-舒巴坦等药物治疗产褥感染。针对厌氧菌可选用甲硝唑、替硝唑及克林霉素。亚胺培南-西拉司丁对引起产褥感染常见的耐药细菌如肠球菌、金黄色葡萄球菌、脆弱拟杆菌及铜绿假单胞菌等均具有杀灭作用，用于盆腔脓肿及其他抗菌药物治疗无效的严重感染。如果选择上述抗菌药物治疗48h病情无改善，应对患者进行重新体检或根据标本培养结果及药敏试验结果，重新考虑加用抗生素或更换抗生素，同时进行B超检查。

3. 产褥期感染使用抗生素注意点

（1）严重感染时应使用杀菌剂，常用二联。

（2）用药剂量宜偏大且以静脉给药为主。

（3）注意对乳儿的影响，在乳汁中药物浓度高且对乳儿有影响的药物有磺胺药、氯霉素、四环素类、甲氧苄啶、氨基糖苷类等，故乳妇应用时应暂停哺乳。青霉素类与头孢菌素类在乳汁中的浓度低，对乳儿安全，故可继续哺乳。

（三）局部病灶处理

局部热敷可促进炎症吸收。外阴或腹部伤口局部中药热敷或红外线照射，可使早期炎症消散。若伤口已化脓，应尽早拆除缝线扩创引流。对抗菌药物治疗无效的患者，应考虑有腹腔、盆腔脓肿可能，需做仔细的妇科检查和B超检查明确诊断。常见的脓肿包括膈下脓肿、肠曲间脓肿及子宫直肠窝脓肿，以子宫直肠窝脓肿多见。根据脓肿部位高低可经腹壁或阴道后穹窿切开引流。盆腔脓肿经腹引流可取腹正中切口，术毕另切一小口留置2～3根双腔引流管，分别自腹腔及子宫直肠窝内向腹壁留置引流。术中若发现子宫严重感染且保守治疗无效，可行子宫切除术，为保证盆、腹腔引流，应开放阴道残端。

（四）血栓性静脉炎的处理

卧床休息，抬高患肢，局部可敷活血化瘀中药。选择对需氧菌和厌氧菌均有较强作用的抗生素。经大量抗菌药物治疗后仍无效的病例可加用肝素治疗。将肝素 150U/（kg·d）加入 5％葡萄糖液 500mL，静脉滴注，每 6h 1 次，体温下降后改为每天 2 次，连用 4～7 天；尿激酶 40 万 U 加入 0.9％氯化钠液或 5％葡萄糖液 500mL 中，静脉滴注 10 天，用药期间监测凝血功能。手术仅用于少数患者，其适应证：①药物治疗无效。②脓毒性血不断扩散。③禁忌使用抗凝治疗者。此种情况下，应果断采取手术治疗，其范围包括下腔静脉结扎和双侧卵巢静脉结扎，术后继续用抗生素，并辅以抗凝治疗。

第三节　产褥期抑郁症

产褥期抑郁症（PPD）指产妇在分娩后出现抑郁症状，是产褥期精神综合征中最常见的一种类型。主要表现为持续或严重的情绪低落以及一系列综合征，如易激惹、恐怖、焦虑、沮丧和对自身及婴儿健康过度担忧，常失去生活自理及照料婴儿的能力，有时还会陷入错乱或嗜睡状态。通常在产后 2 周内出现症状，于产后 4～6 周症状明显。既往无精神障碍史。有关其发生率，国内研究资料多为 10％～18％，国外资料高达 30％以上。

一、病因

病因不明，可能与下列因素有关：神经内分泌因素、遗传因素、心理因素、妊娠因素、分娩因素和社会因素。

（一）社会因素

家庭对婴儿性别的敏感以及妊娠期发生不良生活事件越多，越容易患产褥期抑郁症。妊娠期、分娩前后的工作压力、经济压力、不良应激，如失业、夫妻分离、亲人病丧等生活事件的发生，都是患病的重要诱因。产后遭到家庭和社会的冷漠，缺乏帮助与支持，也是致病的危险因素。

（二）遗传因素

遗传因素是精神障碍的潜在因素。有精神病家族史，特别是有家族抑郁症病史的产妇，产褥期抑郁症的发病率高。在过去有情感性障碍的病史、经前抑郁症史等均可引起该病。

（三）心理因素

妊娠会引起一系列的心理改变。妊娠期间，孕妇必须完成如下心理学任务：

对新角色的认知，准备好照顾孩子，相信自己有能力养育孩子，与孩子建立亲密联系等。这些复杂的心理学任务会引起焦虑、忧虑和矛盾心理。此外，由于分娩带来的疼痛与不适使产妇感到紧张恐惧，出现滞产、难产，产后身材改变等，产妇的心理准备不充分，紧张、恐惧的程度增加，导致躯体和心理的应激增强，从而诱发产褥期抑郁症的发生。

（四）内分泌因素

由于妇女性激素作用在大脑中的区域和调整情绪稳定的区域相似，所以激素对女性情绪有明显影响。有些人的大脑可以整合激素改变，所以不会出现抑郁症，而有抑郁和焦虑史的妇女容易再次出现抑郁症状，因为其情绪路径已经出现功能失调，所以当经历压力事件或激素水平改变时，抑郁更易复发。孕产妇体内雌性激素水平的变化使她们对应激激素皮质醇更加敏感，从而更容易产生焦虑、悲伤等负面情绪，而产后雌性激素水平的调节能力与产后抑郁症等有密切关系。

二、临床表现

产褥期抑郁症的主要表现是抑郁，多在产后 2 周内发病，产后 4～6 周症状明显。表现为以下几方面。

（一）情绪改变

心情压抑、沮丧、情绪低落、情感淡漠，不愿与人交流，甚至与丈夫也会产生隔阂；易激惹、恐怖、焦虑，对自身及婴儿健康过度担忧。

（二）自我评价降低

自暴自弃，自责感，与家人关系不协调。

（三）主动性减低

主动性下降，流露出对生活的厌倦，平时对事物反应迟钝、注意力不易集中，食欲、性欲均明显减退。

（四）对生活缺乏信心

失去生活自理及照料婴儿的能力，有时还会出现嗜睡、思维障碍、迫害妄想，甚至伤婴或自杀行为。

产褥期抑郁症患者亦可伴有头晕、头痛、胃部不适、心率加快、呼吸增加、便秘等症状。

三、诊断

产褥期抑郁症至今尚无统一的诊断标准。美国精神病学会在《精神疾病的诊断与统计手册》一书中，制定了产褥期抑郁症的诊断标准。

（1）在产后 2 周内出现下列 5 条或 5 条以上的症状，必须具备①、②两条。

① 情绪抑郁。

② 对全部或多数活动明显缺乏兴趣或愉悦。

③ 体重显著下降或增加。

④ 失眠或睡眠过度。

⑤ 精神运动性兴奋或阻滞。

⑥ 疲劳或乏力。

⑦ 遇事皆感毫无意义或自责感。

⑧ 思维力减退或注意力溃散。

⑨ 反复出现死亡想法。

（2）在产后 4 周内发病。

四、鉴别诊断

产褥期抑郁症需与器质性精神障碍、精神活性物质和非成瘾物质所致抑郁症相鉴别。

五、治疗

（一）治疗原则

在保障孕产妇和婴儿安全的前提下，在综合治疗的基础上按程度分级治疗，并注重全病程治疗。

（二）心理治疗

根据患者的个性特征、心理状态、发病原因给予个体化的心理辅导，解除致病的心理因素；增强患者的自信心，提高患者的自我价值意识。

（三）药物治疗

需要药物治疗时，建议请专科医师会诊指导用药。

1. 抗抑郁药物

（1）选择性 5-羟色胺再摄取抑制剂（SSRls） 选择性 5-羟色胺再摄取抑制剂是 PPD 的一线治疗药物。对于哺乳妇女应慎用药物。研究发现舍曲林对哺乳安全性较高，但尚缺乏远期资料的研究结果。

（2）其他抗抑郁药 除三环类抗抑郁药（TCAs）及选择性 5-羟色胺及去甲肾上腺素再摄取抑制剂（SNRIs）文拉法辛属慎用外，其他药物不建议服用。

2. 其他药物

如抗焦虑药和镇静催眠药物、抗精神病药、情感稳定剂、雌激素等。PPD 患者若需要抗精神病药或情感稳定剂治疗，往往提示病情较重，很难维持对婴儿的正常哺乳，因而不推荐此类产妇进行母乳喂养。

（四）物理疗法及其他疗法

1. 物理疗法

包括改良电痉挛治疗及重复经颅磁刺激。如具有强烈自杀及伤害婴儿倾向时可作为首选治疗。

2. 其他疗法

运动疗法、光疗、音乐治疗、饮食疗法等也被用来辅助 PPD 的治疗。与药物及心理治疗相比，这些治疗的可行性及可及性更好。

（五）产后访视

产后访视一般安排在产后 1～10 日内进行，包括心理咨询、营养指导、卫生指导、健康宣教、母乳喂养技术等。

第九章　妇产科麻醉

第一节　妇产科手术麻醉

一、妇科手术麻醉

妇科手术为便于盆腔深部和阴道操作，常取头低仰卧位，要求麻醉有充分的镇痛和肌肉松弛。要预防特殊手术体位对呼吸、循环的影响，及周围神经和肌肉长时间受压损伤。

（一）麻醉前准备

1. 治疗合并发症

如贫血、低蛋白血症和电解质紊乱的治疗，高血压、糖尿病、心脏病、支气管炎等治疗稳定后再进行手术等。至少不能使术前合并症加重或恶化。

2. 禁食禁饮

麻醉前禁食 6h。

3. 手术体位

多需头低仰卧位，使腹内其他脏器因重力关系而压向膈肌，以求获得良好的暴露，但过度的仰卧头低位不必要。当肠管及方纱垫压迫膈肌时，注意对呼吸的影响。保证有效的呼吸交换量和适当的手术体位。

4. 麻醉前用药

用镇静药以减轻紧张、恐惧。颠茄类药不可缺少。

（二）麻醉选择及管理

1. 局部麻醉（局麻）

小手术可在局麻下完成。

2. 连续硬膜外麻醉或腰硬联合麻醉（CSEA）

连续硬膜外麻醉或 CSEA 是多数妇科手术的主要麻醉方法。穿刺点取 T_{12} ～ L_1 或 $L_{2\sim3}$ 椎间隙，向头侧置管，这是一管法。也可取两管法，即取 T_{12} ～ L_1 及 L_5 ～ S_1 两椎间隙分别穿刺，向头侧和向足侧各置一管。用 2％利多卡因，麻醉后肌松满意，便于手术操作，麻醉效果可靠。对一般情况较好者可用脊椎麻醉（腰麻）。近年多选用腰硬外联合麻醉，阻滞完全，应激反应小，是妇科手术的优良麻醉方法。

3. 全身麻醉（全麻）

个别不适宜用硬膜外麻醉或联合腰麻的患者，选全麻。选快速诱导或表面麻醉下插管，控制呼吸下维持一定深度的麻醉，静脉复合麻醉或静吸复合麻醉等。

4. 保持循环稳定

（1）防止血压下降　静注巴曲酶（立止血）可减少术中出血和渗血；输血补液，补充血容量；防止体位骤然改变时的血压剧降，如悬挂下肢被快速放下之后。

（2）高腹压患者手术的麻醉管理　取盆腔内巨大肿瘤时的麻醉管理措施如下。①麻醉深度：应减浅麻醉。②补充血容量：加快静脉输血、输液。③维持呼吸的功能：高浓度吸氧，避免二氧化碳蓄积。④应用升压药：血压下降时，必要时给麻黄碱等升压药。提升血压至正常生理线以上。

（三）常见手术的麻醉

1. 经腹行子宫与附件手术麻醉

（1）手术要求　手术操作在盆腔内进行，需要良好的肌肉松弛，采用头低仰卧位。要注意呼吸的管理。麻醉前治疗和纠正继发性贫血等并存疾病。经腹（腹式）或经阴道（阴式）及腹腔镜经腹切除术，为最常见术式。

（2）选硬膜外麻醉　T_{12} ～ L_1 椎间隙穿刺，向头侧置管。2％利多卡因或 0.33％丁卡因或 0.75％～1％盐酸罗哌卡因，以保证良好的肌肉松弛。也选用腰麻、联合腰麻，但要注意体位对麻醉平面的影响。腹腔镜手术、巨大子宫肿瘤及衰竭者选全麻。麻醉中监测心电图及呼吸功能，维持循环和呼吸稳定，维持肾功能和血容量动态平衡。

2.子宫颈癌根治术麻醉

（1）麻醉前准备　认真了解术前病情，积极做好准备。

① 治疗并发症：中老年人居多数，并发症要予以彻底治疗。如继发贫血纠正，Hb 达到 90g/L 以上可麻醉。

② 输血：做好输血准备。

③ 麻醉前用药：地西泮 10mg 或咪达唑仑 2.5～5mg，术前 30min 肌内注射。阿托品 0.5mg 或长托宁 0.5mg 肌内注射。

（2）麻醉选择　以硬膜外麻醉或腰硬联合麻醉为主，也选全麻。

① 连续硬膜外麻醉：采用两管法，即 T_{12}～L_1 和 $L_{4～5}$ 椎间隙做硬膜外穿刺，分别向头和向足置管。药液浓度要低，可用 1.5％利多卡因 15～20mL 或 0.5％～0.75％罗哌卡因 10～13mL。药量不能超过一次极量。麻醉效果满意，保证良好肌松。因手术先做下腹部切口，故先向头侧管注药。待入腹腔后，再向足侧管注药。两者可以相隔一段时间，不至于因同时注药而造成超过一次极量而发生局麻药中毒反应，也可选用腰硬联合麻醉，比较安全。

② 全麻：硬膜外禁忌者选气管内插管全麻，必要时采用低温麻醉。可配合降压药物的应用控制性降压，以减少失血，便于手术的进行，提高手术的安全性。

③ 腰麻：单纯腰麻要慎用。注意平面的控制。

（3）麻醉管理

① 加强监测：合并心肺疾病时或创伤刺激性大的手术，应常规进行心电、呼吸功能的监测。

② 维护循环稳定：手术时间长，术中失血多，要维护循环的稳定。保证术中血压和脉搏的平稳。等量输血或成分输血，维持血容量动态平衡，预防心负荷过重。

③ 注重呼吸管理：注意呼吸的管理，保证呼吸通气量的满意。预防头低仰卧位对呼吸的影响。

④ 保肾：注意保护肾脏。多因瘤体压迫输尿管所致。

⑤ 预防硬膜外血肿：硬膜外穿刺及置管时要预防血管损伤。

⑥ 预防副损伤：手术时间长，防止四肢软组织或周围神经的损伤。

3.巨大卵巢肿瘤手术麻醉

（1）麻醉前准备　巨大卵巢肿瘤手术前要认真准备，保证手术时的安全。

① 治疗肺部感染：巨大肿瘤可使患者腹压过高，膈肌上移、活动受限，肺通气量下降。因长期低氧和 CO_2 蓄积及肺舒缩受限等，易发生气道和两肺底部感染，要予以抗生素治疗。麻醉前要查肺功能和血气分析等。

② 了解心脏功能情况：巨大瘤体压迫腹腔静脉、腹主动脉，使回心血量减

少。出现下肢水肿、心率较快、硬膜外隙血管扩张瘀血。术前常规检查心电图、超声心动图，了解心功能代偿程度。

③ 纠正病理改变：巨大肿瘤压迫胃肠道，致患者营养不良。继发贫血、低蛋白血症、电解质紊乱等病理改变。麻醉前应尽可能纠正。

（2）麻醉选择

① 硬膜外麻醉：为主要的麻醉方法，对呼吸循环影响小，但阻滞范围相应增宽，用量宜减少 1/3～1/2。也可选用腰硬联合麻醉。椎管内麻醉穿刺、置管应小心血管损伤。

② 全麻：巨大肿瘤合并呼吸、循环功能不全或肿瘤促使难以平卧者选用。有利于保持呼吸循环的稳定。氟芬静脉注射后配合咽喉气管内表面麻醉，气管内清醒插管。麻醉维持以咪达唑仑、氟芬合剂和肌肉松弛药（肌松药）静脉复合麻醉，浅全麻，辅助呼吸，充分吸氧，较为安全。

③ 腰麻：平面难以控制，故禁忌。

④ 对抗迷走神经兴奋：当麻醉中出现血压下降、呼吸减慢、恶心呕吐等症状时，立即用麻黄碱或阿托品静脉注射，对抗迷走神经兴奋作用。

（3）麻醉管理

① 呼吸管理：有呼吸困难的患者先取平卧位，面罩吸氧，麻醉中吸入高浓度氧，少用呼吸抑制的药物。

② 手术引流减压：良性囊肿必要时下腹囊肿穿刺做一引流，先缓慢放出部分囊内液体，同时经静脉补充血浆或代血浆使呼吸逐渐好转后，再进行硬膜外麻醉或全麻。

③ 控制局麻药用量：硬膜外麻醉需注意局麻药用量及麻醉平面的控制，保持血压的稳定。

④ 缓慢降低腹内压：取巨大瘤体时，应严密监测血压，放液速度宜慢，腹内巨大压力不能骤然下降。否则可出现严重休克和诱发急性肺水肿而发生意外。

⑤ 选上肢静脉输液：因腹内压增加，压迫下隙静脉，使回心血量受阻者，不能选下肢静脉输液，以选上肢静脉为妥。瘤体切除以前，应限制液体输入。

4. 宫外孕手术麻醉

（1）麻醉前准备　宫外孕破裂发病急，出血快，多伴有休克，争取尽早手术，做好以下准备。

① 评估病情和失血量：麻醉前要对患者的失血量及全身状态做出迅速而正确的判断。

② 做好大量输血的准备：以抢救出血性休克。所备血量一般参考数为休克前期 400～600mL，轻度休克 800～1200mL；中度休克 1200～1600mL；重度休

克在 2000mL 以上。同时备好自体血回输器；入腹后先将腹腔内积血吸至器皿内，200mL 血液加入 2.5％枸橼酸钠 10mL，即可回输。

③ 抗休克综合治疗：麻醉前常规扩容、纠正酸中毒、补充血容量、给氧等抗休克综合治疗。

（2）麻醉选择　因手术往往急迫，术前难免有准备不足，特别是重度休克患者，麻醉的危险及意外发生率高，对麻醉的要求亦高，肌松及止痛完善齐全。

① 硬膜外麻醉：休克前期或轻度休克应在输血补液的基础上，选用硬膜外麻醉，采用小量分次注药的方法。

② 局麻：中度休克或重度休克经综合抗休克治疗无好转时，一面抗休克，一面在局麻下经腹手术止血。经手术止血后或经抗休克后血压可以代偿时，辅助麻醉效能较弱的全麻药，如羟丁酸钠、普鲁卡因、丙泊酚注射液及氯胺酮复合麻醉等。

③ 全麻：选用对心血管抑制轻的全麻药。诱导选用清醒气管内插管，麻醉维持用氟芬合剂、咪达唑仑、氯胺酮等。

（3）麻醉管理　此手术麻醉因其发病急、出血快，患者处于不同程度的休克状态，又需要紧急手术，麻醉的管理如下。

① 以呼吸和循环的管理为重点：诱导防止呕吐误吸。全麻药及肌松药不干扰循环和加重休克。麻醉方法尽量减少对呼吸循环功能的抑制。

② 扩容和纠酸等抗休克措施：麻醉中要根据失血量补充血容量，纠正酸中毒，保持肾功能等。继续采取综合性抗休克措施，改善休克状态。

③ 加强监测：除监测血压、脉搏、尿量外，SPO_2、ECG 及静脉充盈度的监测也很有必要。麻醉后继续观察，预防心、肺、肝、肾的继发性损害及感染。

二、产科手术麻醉

（一）妊娠期母体的生理改变

1. 循环系统的改变

（1）心脏的变化　妊娠期间，抬高的膈肌使心脏在胸腔的位置发生改变，心脏向上、向左并向前方移位，沿纵轴逆时针方向轻度扭转，加之心肌肥厚、心脏容量增加，导致胸部平片显示心脏扩大以及在心电图上表现为电轴左偏和 T 波改变，可能出现房性或室性期前收缩等心律失常。听诊可闻及收缩期喷射样杂音（1～2 级）以及明显的第一心音分裂（S_1）；也可闻及第三心音（S_3）。少数患者会出现无症状的心包积液。

（2）血容量的变化　妊娠期母体的血容量增加用以满足母体及胎儿生长的代

谢需要，至足月时，妊娠妇女血容量可增加 35%～40%，但血红蛋白可减少 20%左右，这是因为血浆容量的增长速度明显高于红细胞的生长，可导致稀释性贫血及血黏度的下降，然而母体的平均血红蛋白数值一般都大于 110g/L。孕期由于血红蛋白的减少而引起的组织氧供的减少可通过心排血量的增加和血红蛋白氧离曲线右移得以补偿。

孕足月时，大多数妊娠妇女血容量会增加 1000～1500mL，总血容量可达到 90mL/kg，这使得妊娠妇女更易耐受分娩过程中的失血。平均阴道分娩丢失的血液为 100～500mL，而剖宫产丧失为 200～800mL，直到分娩结束后 1～2 周血容量将恢复至孕前。

孕中晚期，母体下腔静脉受压易导致下半身远端静脉瘀血、静脉炎、水肿。而且，膈以下的下腔静脉受压扩张并且通过侧支循环血管增加血液回流，例如通过椎旁静脉丛（包括硬膜外静脉），另有小部分通过腹壁静脉回流。椎旁静脉丛血流增加使硬膜外间隙和蛛网膜下腔静脉丛扩张而椎管容积相对缩小，使得妊娠妇女椎管内用药剂量比非妊娠妇女减少 1/3，同时，硬膜外穿刺出血或血肿形成的发生率亦相应增加。

血容量增加的具体机制尚未完全阐明，妊娠期升高的醛固酮、雌激素、黄体酮均与此有关。妊娠子宫需额外血流、胎儿额外的代谢需求及其他器官（尤其是肾）灌注增加，使血容量必须增加。皮肤亦需额外的血流，以散发因代谢率升高产生的热量。

（3）血流动力学的改变　妊娠期间心率和每搏输出量都有所增加，心率增快 15%～30%，每搏量增加 30%左右，可使心排血量相应增加，至孕足月心排血量增加可达到 40%。孕期超声心动图检测常可显示心腔扩大和心肌肥大；肺动脉压、中心静脉压、肺动脉楔压保持不变。在孕 7～9 个月时，心排血量不再明显升高，心排血量最大的增长是在产程中并且在产后会突然增加，直到分娩结束两周后心排血量才会恢复正常。

自然分娩时，第一产程中子宫强烈收缩可使回心血量明显增加，心排血量可暂时增加 20%，第二产程中产妇的屏气动作可使腹内压显著升高，增加回心血量，心排血量可暂时增加 40%，每次子宫收缩可额外增加 15%～25%，第三产程增加 25%，心排血量的增加最多达 50%～80%，因而加重心脏负担。同样，剖宫产的产妇循环系统也会发生明显的波动。胎儿取出后子宫收缩使大量的血液被挤回心脏，使心脏负荷加重。心血管功能良好的产妇一般可耐受这种循环负荷增加的剧烈波动，但对于原本就有心脏病的妊娠妇女，各种并发症发生的概率明显增加，如心力衰竭，肺水肿等。因此，不管无痛分娩或是剖宫产时，麻醉医师应严密监测血流动力学的改变，积极处理。

（4）血压的变化　妊娠第 4～6 个月时母体全身血管阻力的下降使收缩压和舒张压均降低，收缩压降低幅度要小一些，对肾上腺素能及血管收缩药物的反应是迟钝的。孕晚期血压轻度升高，脉压稍增大。

（5）静脉压的变化　妊娠晚期增大的子宫压迫下腔静脉和腹主动脉导致回心血量减少，有超过 20% 的足月妊娠妇女会发生仰卧位低血压综合征，出现低血压、面色苍白、出汗、恶心、呕吐、神志改变等临床表现，同时子宫静脉压力增加、子宫动脉严重的低灌注等因素共同作用会累及子宫和胎盘血流，对胎儿不利。产妇左侧卧位或半卧位后可解除压迫，缓解仰卧位低血压综合征。

需强调的是，硬膜外麻醉和腰硬联合麻醉，可以扩张下肢血管，降低血管阻力，同时因盆腔肌肉松弛使增大的妊娠子宫失去支撑作用更倾向于向后压迫下腔静脉，成为产妇仰卧位低血压综合征的重要促发因素。

2. 呼吸系统的改变

（1）解剖学的改变　妊娠 3 个月后，胸腔前后径的增加代偿了膈肌抬高导致的胸腔容积改变，膈肌运动并未受限，胸式呼吸大于腹式呼吸，肺活量和肺闭合容量均很少受影响。但功能残气量的减少使妊娠妇女的氧储备能力明显降低。近足月时生理无效腔下降，肺血容量增加和膈肌抬高使胸片中肺血管纹理更加明显。

在妊娠期间，妊娠妇女呼吸道黏膜的毛细血管都处于充血状态，气管插管时易引起损伤。同时声带水肿，鼻腔黏膜水肿、鼻塞，可导致声音变化。

（2）肺功能的改变　妊娠期氧耗量和每分钟通气量渐进性增加。到足月时，氧耗量增加 20%～50%，每分钟通气量增加 50%。$PaCO_2$ 降低至 28～32mmHg；血浆碳酸氢盐的代偿性降低避免了明显的呼吸性碱中毒。高通气所致的 2,3-二磷酸甘油升高提高了血红蛋白与氧的结合力；加上后期心排血量的增加，提高了向组织的输氧能力。

孕足月时功能残气量（FRC）下降 20%，潮气量（TV）增加 40%，每分钟通气量增加 50%。通气量增多使妊娠妇女动脉血氧分压（PaO_2）减少 15% 左右，HCO_3^- 减少 15% 左右，PaO_2 轻度增高，氧合血红蛋白离解曲线右移，这有利于氧在组织的释放。

储氧能力的减少和氧耗的增加使妊娠妇女更容易发生缺氧，因此，麻醉时应保证产妇充足的氧供。在分娩期间，特别是第一和第二产程，由于疼痛难忍，产妇的每分通气量和氧耗剧增，导致产妇低碳酸血症，pH 升高，引起呼吸性碱中毒，可使血管收缩，影响胎儿血供。另外，在宫缩的间歇期，由于疼痛缓解，血中低 $PaCO_2$ 可使产妇呼吸减弱，导致缺氧。硬膜外镇痛可有效地消除分娩疼痛，消除过度通气，降低氧耗，有利于妊娠妇女和胎儿。

3. 消化系统的改变

（1）口腔的变化　妊娠期妇女牙龈肥大、充血、松脆，因而易出血，且易出现牙齿松动及龋齿，这与全身雌激素水平增加有关。

（2）胃肠道平滑肌张力降低　妊娠期母体黄体酮分泌增加，抑制胃肠道对乙酰胆碱和促胃液素的收缩反应，胃肠道平滑肌张力降低，贲门括约肌松弛。

孕期由于胎盘分泌的促胃液素的水平升高，妊娠妇女胃酸的分泌增加，加上胃肠运动减弱，食物在胃肠道停留的时间延长，胃排空时间延长，且胃内压增高、贲门括约肌松弛，所有这些改变都增加呕吐、反流、误吸的危险性，全麻时易出现吸入性肺炎。因此，对于择期剖宫产手术，应严格要求禁食，而对于急症手术，麻醉前都应按饱胃进行准备。

4. 血液系统变化

（1）红细胞的变化　妊娠期血浆及红细胞两者均增加使血容量的增加，并可一直持续到足月。孕早期血浆容量增加，继之红细胞量在孕期可增加约33%。无论是否补铁，红细胞体积均增大，补铁时增大更明显。血浆容量的增加超过红细胞的增加，出现贫血现象。

（2）白细胞的变化　正常妊娠期白细胞总数上升，由孕前的$(4.3～4.5)×10^9/L$上升至孕晚期的$(5～12)×10^9/L$，主要是多形核细胞，可持续到产后2周以后。妊娠期淋巴细胞和单核细胞数无变化。

（3）血小板的变化　妊娠期血小板产生明显增加，与之相伴的是血小板消耗进行性增加；血小板凝集抑制因子前列环素（PGI_2）和血小板凝集刺激因子、血管收缩因子TXA_2均升高。

（4）凝血功能的变化　妊娠期几种主要的凝血因子水平都升高，纤维蛋白原、因子Ⅷ显著增加，因子Ⅱ、Ⅴ、Ⅶ、Ⅸ及Ⅹ轻度升高。血浆纤维蛋白原浓度自孕三个月开始，从正常非孕水平的$2～4g/L$逐步上升到孕晚期的$4～6g/L$，由此使红细胞沉降率加快。纤维蛋白原合成增加与子宫胎盘循环的利用及激素变化（如高雌激素水平）有关。接近妊娠末期，因子Ⅺ略下降，因子Ⅻ明显下降。妊娠期及产时纤溶活性受到抑制，其确切机制不清，可能与胎盘有关，与纤维蛋白原水平对应，纤溶酶原升高，使凝血和纤溶活性平衡。

5. 泌尿系统变化

肾小球滤过率可上升30%～50%，并于孕16～24周达到峰值，持续至足月时。有时增大的妊娠子宫压迫下腔静脉，使肾小球滤过率有所下降。孕期肾血流量也相应增加。因此，孕期血中的尿素氮含量是下降的，通常<10mg/dL（<3.6mmol/L），肌酐的含量可下降至<0.7mg/dL（<62μmol/L），输尿管在

孕激素的作用下明显扩张，而孕晚期，由于增大的子宫压迫输尿管，可使之狭窄。

（二）胎儿生理

1. 胎儿的血液循环

（1）解剖学特点　脐静脉一条，来自胎盘的血流经脐静脉进入肝及下腔静脉，出生后胎盘循环停止，脐静脉闭锁为肝圆韧带，脐静脉的末支静脉导管闭锁为静脉韧带；脐动脉两条，来自胎儿的血液经脐动脉注入胎盘与母体进行物质交换，出生后闭锁为腹下韧带。动脉导管：位于肺动脉与主动脉之间，出生后肺循环建立，肺动脉的血液不再流入，闭合成动脉韧带（出生后 10～14 天）。卵圆孔：出生后，建立了正常的肺循环，由于左心房内压力的增加，迫使原发房间隔的薄片压在卵圆孔的表面，而使卵圆孔开始关闭，6～8 周完全闭锁。

（2）血液循环特点

① 来自胎盘的血液进入胎儿体内分为 3 支：一支直接入肝；一支与门静脉汇合入肝；一支经静脉导管入下腔静脉。

② 卵圆孔：位于左右心房之间的一个开放区，出生前，由于血流是从右到左，使卵圆孔持续开放。

③ 肺循环阻力大，肺动脉内血流大部分经动脉导管分流入主动脉，首先供应心脏、头部和上肢，仅三分之一经肺静脉流入左心房。

2. 胎儿的气体交换

胎儿的气体交换在胎盘进行，气体交换的效率仅为肺的 1/50，故分娩时母体发生仰卧位综合征、胎盘血流受阻或母体患肺炎、哮喘、充血性心力衰竭、抽搐、麻醉性呼吸抑制、低血压等情况下都可引起母体低氧血症，继而导致胎儿供氧不足，引起胎儿窘迫。

（三）麻醉对母体和胎儿的影响

1. 妊娠生理对麻醉的影响

孕妇对全麻药和局麻药的敏感性都增高，对麻药的需求比非妊娠妇女要低。对于腰麻或硬膜外麻醉，局麻药的用量可减少 30%～50%，就可以达到理想的平面。一般认为，由于孕妇腹腔压力增大，硬膜外静脉怒张，从而使硬膜外和蛛网膜下腔的间隙减小，导致局麻药的用量减少，但也有认为，局麻药用量的减少是由于妊娠妇女的神经纤维对局麻药的敏感性增加所致。

孕妇对吸入麻醉药的需要量也减低到正常量的 40% 左右，但其机制尚不清楚。研究证明，孕妇吸入全麻药的最低肺泡有效浓度（MAC）明显减低，最低只相当于正常妊娠妇女 60%。通常认为此因妊娠期间孕妇体内激素水平的改变所导致，但也有认为可能是由于孕妇内啡肽和强啡肽的浓度增高导致机体对疼痛的忍受力增加，而使其吸入全麻药的 MAC 明显降低。

总之，无论是硬膜外麻醉或全麻，妊娠妇女对各种麻醉药的敏感性增加，应适当减少药量，预防各种并发症的发生。

2. 麻醉药的子宫胎盘血流效应

（1）静脉用麻醉药　静脉用麻醉药对子宫胎盘血流影响的差别很大。

① 巴比妥类和丙泊酚一般对子宫胎盘血流影响较小，因为其对母体血压下降的影响是缓和并呈剂量依赖性的。较小的诱导剂量，不会导致明显的子宫血流减少。

② 氯胺酮：当剂量小于 1.5mg/kg 时不产生明显的子宫胎盘血流改变；其高血压效应一般会抵消任何的血管舒张作用。氯胺酮剂量大于 2mg/kg 时则可能发生子宫压力过高。

③ 与硫喷妥钠和丙泊酚相比，咪达唑仑作为诱导药物更容易产生全身性低血压。

④ 依托咪酯对血压影响较小，但对子宫胎盘血流的影响并无定论。

（2）吸入麻醉药　吸入麻醉药降低血压的同时潜在地减少子宫胎盘的血流。当吸入性麻醉药浓度低于最低肺泡有效浓度时，这一作用较小，形成轻度的子宫松弛和轻微的子宫血流减少。氧化亚氮对子宫胎盘血流影响小，在动物研究中显示，单用氧化亚氮亦可使子宫动脉收缩。

（3）局麻药　如果能避免低血压，脊髓麻醉和硬膜外阻滞一般不降低子宫血流，而且，子痫前期的患者在硬膜外阻滞后实际上子宫血流是改善的。在局麻药中加入稀释后低浓度的肾上腺素不会改变胎盘血流，从硬膜外间隙吸收入血管中的肾上腺素可能仅产生轻微的 β-肾上腺素能作用。

3. 胎盘对麻醉药的转运

胎儿脐静脉与母体静脉的血药浓度比值（UV/MV）反映了药物子宫胎盘转运情况，反之，脐动脉与脐静脉血药浓度的比值反映了药物被胎儿吸收的情况。母体给药产生的胎儿作用与多因素相关，包括给药途径、剂量、给药时机（与分娩及宫缩均有关）以及胎儿器官的成熟度（脑和肝脏）。

药物对胎儿作用可以用产时胎心率变化或酸-碱状态评估，也可以用产后 Apgar 评分或神经行为检查来评估。幸运的是，尽管麻醉药和添加剂能通过胎盘，运用于整个产程和分娩时的现代麻醉技术对胎儿产生的效应却很小。

（1）吸入麻醉药和静脉麻醉药　所有吸入麻醉药和大部分静脉麻醉药均能自由通过胎盘。吸入性麻醉药在给予限定的剂量时（小于 1MAC）和诱导后 10min

内即娩出一般不导致胎儿抑制。硫喷妥钠、氯胺酮、丙泊酚、苯二氮䓬类药均容易通过胎盘并在胎儿血液循环中检测到上述药物。除了苯二氮䓬类药以外，其他药物用常规诱导剂量时对胎儿的影响很小。

（2）肌肉松弛药　肌松药物由于其不易通过胎盘，可安全用于剖宫产麻醉。美国食品药品监督管理局（FDA）公布的妊娠用药安全性分级中，琥珀胆碱、阿曲库铵、泮库溴铵和维库溴铵被列为 C 级。使用顺阿曲库铵影响很小，若反复使用琥珀胆碱或者胎儿假胆碱酯酶先天不足，则有可能导致新生儿神经肌肉阻滞。

（3）阿片类药　大部分阿片类药易通过胎盘，但在分娩时对胎儿的影响有很大差别。新生儿表现为对吗啡的呼吸抑制作用最为敏感，哌替啶给药后1～3h呼吸抑制也很明显，但仍不如吗啡作用强。布托啡诺和纳布啡产生的呼吸抑制效应更小，但仍可能产生明显的神经行为抑制作用。

尽管芬太尼易通过胎盘，但除非娩出前即刻静脉给予较大剂量（＞1μg/kg），否则不会对新生儿产生明显影响。硬膜外或鞘内给予芬太尼、舒芬太尼，甚至较小剂量的吗啡，对新生儿产生的作用很小。瑞芬太尼也容易通过胎盘，并且有可能导致新生儿的呼吸抑制。

（4）局麻药　局麻药的胎盘转运受三种因素影响：酸度系数（pKa）、母体和胎儿 pH 以及蛋白结合率。胎儿酸中毒可导致较高的胎儿-母体药物比，这是因为局麻药与氢离子结合导致非离子化而滞留于胎儿血液循环中。高蛋白结合率的药物很少能经弥散通过胎盘，因此，大量的与蛋白结合的布比卡因和罗哌卡因一般表现为较低的胎儿血药水平。氯普鲁卡因的胎盘通过是最低的，因为能迅速地被母体血液循环中的胆碱酯酶所分解。

第二节　剖宫产手术的麻醉

一、剖宫产的准备

许多产妇基本情况良好，通常只需要表 9-1 中的常规准备。仅考虑健康产妇人群，必要的床旁程序包括常规的病史及体格检查、风险讨论、麻醉方案的优点及可替代方案，并获得知情同意书。在送产妇进入手术区域之前，最后的检查包括再次核查所有必需的实验室检查，保证产妇有一个确实可靠的大口径静脉导管，确认没有误吸的风险，确认输注抗生素的种类和时间。对于那些病史复杂的产妇，更多的准备是必要的，但都遵循相同的基本步骤。

表 9-1　剖宫产的准备

完整病史

体格检查

　　气道

　　心脏

　　肺

　　病史或麻醉方案相关的检查

知情同意

　　告知麻醉方案

　　对获益的讨论

　　对风险的讨论

　　告知替代方案

　　提问及回答

检查必要的实验室检查及血库样本

预防误吸

　　术前 30min 使用 H_2 受体拮抗药

　　术前即刻使用非颗粒的抗酸药

抗生素

　　确定种类

　　切皮前即刻完成输注

（一）产妇评估与知情同意

因为产科常突然出现意外情况，实施任何操作之前，都最好有基础评估。因此一个完整的麻醉前评估不仅包括了解完整的病史，还应该进行至少包含气道、肺和心脏评估的体格检查。其他方面的检查取决于产妇的病史和麻醉方案。

产妇的知情同意包括 4 个方面：介绍麻醉方案、讨论麻醉风险和益处、介绍备选方案、给产妇机会让她提问题并解答她的问题，直至满意。对正经历产痛或面临急诊或紧急状况需要快速反应的产科患者能否做出知情决定，这个问题已凸显出来。没有证据显示产妇在此时不能做出判断。因此，除非出现立即威胁到母亲或胎儿的生命的局面，每一个产妇在麻醉前都应该经历知情同意的过程。

（二）术前实验室检查和血液制品

目前没有证据表明对健康的产妇进行常规剖宫产时，任何特定的实验室检查，如血小板计数或血细胞比容是必要的。应该根据产妇的病史或临床情况来确定选择哪些实验室检查。虽然在过去硬膜外麻醉开始前要求常规查血小板计数，目前证据表明，对一名病史及检查无特殊的患者，不强制需要这项检查。常规的剖宫产前，进行全套的配型和交叉配血，同样是不必要的。然而，完成血型和筛查或在血库留取血液样本被认为是合理的。

（三）静脉通道和液体负荷

静脉通道一定要充足，以保证出血时有效地复苏。在需要时，大口径静脉导管（16G 或 18G）能进行快速液体复苏和输血。没有必要在椎管内麻醉之前使用液体扩容，不应该妨碍阻滞开始。研究显示，在椎管内麻醉的同时给予 20mL/kg 的晶体液快速扩容与提前进行容量预充一样有效。虽然显著的低血压是腰麻后常见并发症，但并不是所有合并低血压并发症的产妇都具有显著性，而且无法预知谁会出现低血压并发症。无论如何，这种并发症很容易通过液体治疗和使用血管升压药来纠正，在美国优选麻黄碱、去氧肾上腺素或两者联用。

（四）监护仪和设备

ASA 产科麻醉实践指南指出设备、监护仪、设施和技术支持人员应该与主要手术室配置类似。接受剖宫产或任何手术操作的患者应该按照 ASA 的标准进行监护，胎儿监护仪和新生儿复苏设备应放置在手术室或附近。必要的产妇急救设备也应符合设施标准，其他物品如空气加热器、液体加热器、快速输液装置和复苏设备应在手术室或附近，并保证完好可用。由于产科气道中发生困难气道的可能性较大，应配备一个设备完善的"困难气道车"，定期检查，并在手术操作区附近随时可用。

（五）预防误吸

主要考虑剖宫产相关误吸的具体预防方法。随着对产妇胃肠道生理的进一步认识，现代产科麻醉实践与指南发生了改变。目前的建议是对非临产、无并发症的择期剖宫产患者，术前 2h 仍允许摄入适量的清液。显然，那些已知的合并胃功能障碍或误吸危险因素的患者，仍需要更长时间的禁食或按"饱胃"（误吸的风险）处理。至于固体食物的摄入，目前的建议是应禁食 6～8h，具体取决于无并发症的择期剖宫产前患者摄入食物中脂肪的含量。由于分娩中的患者可能需要限期或急诊剖宫产，而已经证实分娩过程中即使摄入轻固体食物也会增加胃的容量和呕吐物的量，在许多医疗中心，限制分娩时固体食物的摄入是常见做法。当面临非择期剖宫产时，患者可能无法等到推荐的 6～8h，在保证安全的情况下，应尽可能地延长禁食时间，同时使用中和胃酸的药物，并尽可能地促进胃排空。

早期的研究支持非颗粒抗酸药如柠檬酸钠，提高胃 pH 的作用，但会增加胃的容积。药效与给药时间有关。有学者对剖宫产前使用柠檬酸钠来提高胃液 pH 的最佳时机和疗效进行评估。他们对 32 例接受全身麻醉的患者随机分别在术前 60min 内，术前超过 60min 和婴儿娩出即刻给予 30mL 0.3mol/L 柠檬酸钠进行观察。其结果表明，柠檬酸钠必须在手术开始前 60min 内给予，才能有效地提高胃液 pH，三组胃容积是相似的。随着有 H_2 受体拮抗药可供使用，研究确定它们能有效地增加胃 pH 但不增加胃容量。有学者研究了两种药合用好，还是单一使用好。他们评估了雷尼替丁和柠檬酸钠合用与单独使用柠檬酸钠的疗效。计划全身麻醉下接受非择期剖宫产的患者，在确定手术时给予雷尼替丁或安慰剂，在患者入手术室时给予柠檬酸钠。学者发现，如果从给予雷尼替丁到麻醉诱导的时间超过 30min，患者误吸的风险显著降低，当然定义的标准很宽松（pH>3.5，容积>25mL），并且只比较了拔管之前，未比较拔管之后。有学者对腰麻下行择期剖宫产患者进行研究，比较了 H_2 受体拮抗药和质子泵抑制药中和胃酸的疗效。他们随机选择了 160 例患者，在术前至少 3h，给予口服安慰剂，法莫替丁 40mg、雷尼替丁 300mg 或奥美拉唑 40mg。他们确定奥美拉唑对中和胃酸无效，且胃容量增加最多。但 H_2 拮抗药法莫替丁和雷尼替丁疗效相似。

二、剖宫产的椎管内麻醉技术

在过去的几十年里，椎管内麻醉技术在产科麻醉中占统治地位，无论是应用于正常分娩，还是手术操作。不是所有的局部麻醉药都适合用于椎管内麻醉，只有少数被用于产科临床。选择局部麻醉药时，不仅要考虑它的起效时间、作用时长等特性，还要考虑胎儿暴露的问题。此外，哪种药物是"最好的选择"取决于当时的情形与机构内药物的可获得性。阿片类药物被加入到局部麻醉药普遍应用于椎管内，因为它们已被证明可以改善和延长手术麻醉，并提供术后镇痛。芬太尼和舒芬太尼是被研究得最充分的短效阿片类药物，因为术中效果好常被使用。吗啡术中效果不佳，但作为可选择的阿片类药物，常用于术后镇痛。其他辅助药物常与局部麻醉药合并使用，但不是所有的药物都能改善局部麻醉药，因此药物的选择和组合方式很多。

（一）技术

1. 腰麻

腰麻麻醉药物集中，起效快，并具有明确的可视指征，即脑脊液（CSF）流出。它通常作为"单次注射"技术，即穿刺针被置入，CSF 流出作为到达鞘内间隙的标识，注入药物，然后拔除穿刺针。虽然腰麻操作快、起效快，缺点是无法延长作用时间，作用时间由注入药物的药理学特性所决定。腰麻操作通常选择 $L_3 \sim L_4$ 间隙或更低的间隙，以减少脊髓损伤的风险，因为脊髓通常终止于 L_1 或 L_2。然而，有一小部分人群，脊髓终止于更低的位置。此外，有证据显示用来确定不同间隙的方法，有很大的不确定性，因此，通常选择最低可接受的间隙进行操作。

腰麻的再次流行，一部分原因是技术的改进，新型的腰麻穿刺针使硬脑膜穿刺后头痛的发生率降至1%以下。在很多机构，腰麻已成为首选的麻醉方式，因为与硬麻外麻醉相比，其外科麻醉质量更好，起效迅速，患者感觉舒适且并发症少。腰麻同时具有局部麻醉剂吸收入母体循环最少的特点，从而使胎儿暴露概率降至最低。应当指出所有注入鞘内的制剂应该不含防腐剂，从而降低发生神经毒性的可能性。

2. 硬膜外麻醉

最常见的使用是，当产妇使用硬膜外留置导管来进行分娩镇痛，中转剖宫产时，直接用留置的硬膜外导管实施剖宫产麻醉。硬膜外麻醉在择期剖宫产的应用有所下降，是因为腰麻用于剖宫产，技术操作上更容易，并提供更快和更完善的阻滞效果。然而，如果麻醉方案需要起效慢，并避免低血压，硬膜外麻醉是最好的选择。与鞘内技术相比，硬膜外麻醉技术最大的优点在于，如果外科手术延长，它可以持续维持麻醉效果。

为使患者剖宫产时感觉舒适，麻醉平面需要从分娩镇痛的平面（约 T_{10}）扩展到 T_4。硬膜外麻醉引起的运动阻滞通常没有腰麻的完全，但通常足够满足手术暴露。但应告知患者，他们在术中可能会感受到手术操作（"拉和拖拽"）。

3. 腰硬（膜外）联合麻醉（CSE）

CSE 既具有腰麻起效迅速的优点，又可通过硬膜外导管来维持麻醉效果。如果预计手术时间可能会比腰麻作用时间长，可以选择腰硬联合麻醉。该技术可以在两个独立的间隙操作，一个用于鞘内注射，通常比放置硬膜外导管的间隙要低。由于已存在 CSE 相容和 CSE 特异性穿刺针，大多数医师通过针内针技术在同一间隙进行操作。

4. 硬膜外容积扩散（EVE）

硬膜外容积扩散是指鞘内注射后，立即向硬膜外腔注入一定容积的任何液体，将会影响腰麻特性。有学者纳入计划实施择期剖宫产的患者给予 SSS 或 CSE 麻醉。所有患者接受相同剂量的鞘内注射，但 CSE 组在 5min 后通过硬膜外导管给予 6mL 生理盐水。CSE 组运动阻滞恢复得更快，但运动阻滞本身并不完善。最高感觉阻滞平面，手术镇痛，感觉减退时间或首剂镇痛药物需求时间，两组间没有差异。有学者比较了 3 种神经阻滞技术：SSS，CSE 但不从硬膜外腔给药，CSE 合并 EVE。所有患者均接受择期剖宫产，并接受同样的鞘内剂量。CSE 合并 EVE 组是放置硬膜外导管后立即通过导管给予 5mL 生理盐水，注射时间超过 15s。SSS 组起效更快，最快达到感觉和运动阻滞的最大程度。其他研究的参数，如感觉和运动阻滞的范围和持续时间，不良反应的发生率，3 组相似。有学者对该技术的临床应用提出了质疑，他们对择期剖宫产患者随机给予鞘内注射重比重或等比重的布比卡因，EVE 或硬膜外腔不给予盐水。他们发现无论鞘内注射何种比重药物，EVE 组感觉或运动阻滞平面没有区别。

5. 序贯 CSE

不同于传统方法的一种变革，即有意地降低鞘内注射药物剂量，使得麻醉所需阻滞平面必须通过硬膜外导管注射药物来扩展。据报道其优点在于，诱导期血流动力学更稳定。它已成功地用于有显著心脏疾病的患者，对他们来说血流动力学稳定是至关重要的。

（二）药物和剂量

1. 局部麻醉药

可用于鞘内注射的局部麻醉药与适合硬膜外注射的药物并不一定相同。任何将被注入到蛛网膜下腔的药物都应该不含防腐剂，以避免神经毒性或粘连性蛛网膜炎发生。许多硬膜外制剂含有防腐剂以延长保质期。不同麻醉技术使用的局部麻醉药浓度也不相同。典型的例子是布比卡因，其中 0.75％ 的剂型常规用于鞘内注射，但不用于硬膜外注射。不同麻醉技术所需药物剂量也不相同，因为解剖学、药动学和药效学的不同，硬膜外给药需要更大的用药量。

表 9-2 记录了剖宫产麻醉时鞘内注射最常用的局部麻醉药剂量。

表 9-2 鞘内注射药物剂量

名称	浓度	剂量
布比卡因	0.5％～0.75％	7.5～15mg
左旋布比卡因	0.5％	7.5～15mg
利多卡因	2％～5％	25mg
芬太尼	N/A	10～20mg
舒芬太尼	N/A	1.25～2.5μg
吗啡	N/A	100～200μg

注：N/A，数据不详。

表 9-3 记录了剖宫产硬膜外麻醉最常用的局部麻醉药剂量。这些药物起效速度及其持续时间不同，当单独使用硬膜外麻醉方式时，起效速度往往决定哪种局

部麻醉药被首选。氯普鲁卡因比利多卡因起效更快，但可以通过添加碳酸氢盐来提高利多卡因的起效速度（和阻滞深度）。但由于代谢快，作用时间短，氯普鲁卡因需要重复给药来维持剖宫产麻醉。另外，使用氯普鲁卡因会降低酰胺类局部麻醉药和类阿片药物的反应性，它可能对椎管内使用类阿片药物的效果产生负面影响，并潜在地可能影响至术后。甲哌卡因特性与利多卡因类似，已有研究对比硬膜外使用甲哌卡因与2-氯普鲁卡因，两者的起效时间或麻醉维持时间、低血压、Apgar评分及神经行为学评分等参数没有显著差异。然而，接受氯普鲁卡因麻醉的产妇从诱导至分娩的时程明显缩短。

表 9-3　硬膜外麻醉注射药物的剂量[1]

名称	浓度	剂量[2]
布比卡因	0.25%～0.5%	50～100mg
左旋布比卡因	0.5%	75～150mg
罗哌卡因	0.5%～0.75%	100～150mg
普鲁卡因	2%～3%	600～800mg
利多卡因	1.5%～2%	300～400mg
甲哌卡因	1%～2%	100～400mg
芬太尼	N/A	50～100μg
舒芬太尼	N/A	5μg
吗啡	N/A	3～5mg

①此剂量的前提是患者之前镇痛时没有接受硬膜外镇痛或没有接过鞘内注射。
②上限为最大剂量。
注：N/A，数据不详。

与利多卡因相比，布比卡因和左旋布比卡因起效速度明显减慢，但持续时间较长。但外消旋布比卡因相比其他药物潜在心脏毒性更强，有误入血管导致心脏毒性的风险，使得部分麻醉医师不愿选择这种药物。布比卡因和左旋布比卡因的麻醉特性是相似的。罗哌卡因是一种相对较新的局部麻醉药，起效时间及持续时间类似于布比卡因和左旋布比卡因，据报道心脏毒性小于其他药物。对比罗哌卡因和布比卡因应用于剖宫产麻醉，在阻滞质量、低血压、恶心或新生儿状况等方面，未发现罗哌卡因优于布比卡因。

2. 椎管内给予阿片类药物

芬太尼和舒芬太尼是起效迅速，作用时间短的阿片类药物，已被证明是局部麻醉药术中的有益补充。研究表明，它们可以降低局部麻醉药的需要量，改善术中麻醉效果，延长作用时间。这两种类阿片药物的最佳鞘内剂量很难确定，因为研究表明较低剂量时很多患者感到不适，而较高剂量时不良反应发生率明显增高。因为作用时间短，这两种阿片类药物都不能减轻术后疼痛，因此，除了这两种药物外，常常合并使用吗啡。吗啡因起效时间长，对术中麻醉影响小，但能提供显著的术后镇痛作用，是镇痛的药物选择。当剂量为 $100\sim200\mu g$ 时，它可以提供约 18h 的有效镇痛作用。

椎管内使用阿片类药物具有众所周知的不良反应，其中大部分只是令人烦恼并不是危及生命的不良反应。这些不良反应包括皮肤瘙痒、恶心、呕吐、胃排空延迟、尿潴留、镇静和呼吸抑制。上述这 3 种阿片类药物都可产生显著的瘙痒。恶心和呕吐较少见，但一旦发生患者非常痛苦。尿潴留对剖宫产患者临床意义不大，因为患者通常在最初的 24h 都留置导尿管。虽然由短效类阿片药物引起的镇静应该受到关注，在剖宫产标准的监护下，这些作用容易被发现和处理。许多研究关注的重点一直是吗啡潜在威胁生命的延迟呼吸抑制作用。然而，使用推荐剂量 $100\sim200\mu g$ 时，呼吸抑制是很罕见的。

3. 其他辅助药物

辅助药物是那些附加到局部麻醉药中来影响其特性的药剂，最典型作用是使其起效加快，作用时间延长。除阿片类制剂以外，最常用辅助药物是肾上腺素和碳酸氢钠。肾上腺素经常被添加用于鞘内注射，使阻滞更完善，并延长阻滞持续时间。通过以下两种方式来实施。

(1) 将一定量的肾上腺素抽入注射器（$5\sim15\mu g$）或"表面冲洗"方式完成，即用注射器抽一安瓿的肾上腺素，然后推掉，这个动作被认为是在注射器内表面涂上一层肾上腺素，然后用该注射器抽吸所选择的局部麻醉药。这种方法添加的肾上腺素量是不确定的，但认为这个量足以延长局部麻醉药的持续时间。肾上腺素也用于判定硬膜外注射药物是否注入血管内。肾上腺素以 1：200000 稀释度添加到局部麻醉药中，即每 3mL 注射液中含 $15\mu g$ 肾上腺素。如果这 3mL 试验量误入血管，将显著提高心率，尽管分娩疼痛引起心率增快可能使这一试验变得不可靠。据报道，类似浓度的肾上腺素用于腰麻，可完善阻滞，并显著延长作用时间。添加肾上腺素的另一个原因是减少局部麻醉药的吸收。然而，一项研究表明，不同的浓度的肾上腺素（1：200000～1：400000）用于硬膜外麻醉，减少了剖宫产利多卡因的用量，但与未使用肾上腺素的相比，母体血浆利多卡因浓度并未降低。

(2) 碳酸氢钠被添加到局部麻醉药用于硬膜外注射，以加快其起效速度。它不用于鞘内注射。8.4%的碳酸氢钠添加到局部麻醉药中，使其更接近生理 pH，从而加快起效速度。把碳酸氢钠添加到布比卡因是有问题的，因为布比卡因迅速与小剂量的碳酸氢盐生成沉淀，从而对阻滞效果产生负面影响。但是，碳酸氢盐加入到利多卡因，可使起效时间从 10min 缩短至 5min。碱化氯普鲁卡因也可加速其起效时间，但氯普鲁卡因本身起效迅速，添加碳酸氢盐加速起效可能不具有临床意义。碳酸氢钠也有可能通过除碱化局部麻醉药以外的其他作用机制，来增强局部麻醉药的效能。

三、急诊剖宫产的麻醉

急诊剖宫产的指征包括大出血（前置胎盘、侵入性胎盘、胎盘早剥和子宫破裂）、脐带脱垂和严重的胎儿窘迫。麻醉的选择取决于手术的紧迫程度及孕妇胎儿情况。与产科医师讨论后，若时间和情况允许，首选椎管内阻滞。对于真正需要即刻分娩的急诊剖宫产，即使孕妇已经置入硬膜外导管，恐怕没有足够的时间取得完善的麻醉平面，况且，严重的低血容量和低血压也是硬膜外阻滞的禁忌证。此时必须选择全身麻醉。实施步骤如下。

（1）静脉给予 H_2 受体阻断剂或甲氧氯普胺 10mg。

（2）采用左侧倾斜 30°、头高体位。用较大型号套管针（G16 或 G18）建立静脉通路。常规监测血压、ECG、SPO_2、$ETCO_2$，确保吸引器和预防气管插管失败的器械准备就绪。

（3）高流量（6L/min）给氧去氮（深吸气 5～6 次）。

（4）在准备手术（消毒、铺巾）同时给予丙泊酚 2～2.5mg/kg（血压较低时单独给予氯胺酮 1mg/kg 或联合使用氯胺酮），琥珀胆碱 1～1.5mg/kg，快速诱导插管。按压环状软骨直到确定气管内导管在正确位置以及气囊充气为止。

（5）麻醉维持使用 50％氧气和 50％氧化亚氮以及 0.75MAC 挥发性麻醉气体。

（6）避免过度通气，以免减少子宫血流。

（7）胎儿取出后，立即加深麻醉，将氧化亚氮浓度上升至 70％，不连续给予或减少挥发性麻醉气体，以免影响宫缩。给予阿片类镇痛药，追加肌松药。静脉给予缩宫素。

（8）饱胃患者手术结束前可置入胃管排空胃腔。

（9）手术结束后常规拮抗肌肉松弛药，患者清醒后，拔出气管导管。

四、不良反应、并发症和管理

因为对交感神经的深度抑制产生的低血压是腰麻最常见的不良反应。正常分娩硬膜外镇痛扩展至用于剖宫产麻醉时也可发生低血压，但通常其严重程度不及已经存在交感神经部分抑制时。这种低血压具有临床显著性，对母体产生如恶心、呕吐等不良反应。如果不及时治疗，因子宫胎盘血流减少，将导致胎儿酸中毒。有学者试图研究判定严重低血压的高危患者，但没有成功。

预防和治疗低血压，需要联合运用适当的患者体位、液体和血管升压素支持。妊娠 20 周及以上的患者都应该保持左侧卧位，因为即使在妊娠早期，腔静脉受压也可导致胎盘血流减少。输液治疗已经被认为是经典的一线预防和治疗低血压的方法。传统的做法是预充 500～1000mL 晶体液。然而，大量的研究对这种常规技术质疑。有学者首先对预充液体质疑，并发现给予 20mL/kg 的晶体液预充与不预充相比，无显著优势，新生儿预后无差异。对 75 项研究，超过 4600 例患者进行的荟萃分析发现，使用晶体液预充轻度降低低血压的发生率（RR 0.78，95％ CI 0.6～1.0）。胶体液在一定程度上更有效。发现不同剂量，给药时机及给药速率都没有影响。预充液体在某些女性中效果可能比其他人好，例如，那些存在容量缺乏的患者或静息时交感神经张力特别高的患者或腰麻后血压下降幅度大的患者。技术方面，最近的一项变化是同步扩容，即腰麻起效的同时给予液体扩容。早期的研究提示同步扩容效果优于预充。然而，对纳入 500 例观察对象的 5 项随机对照临床研究的荟萃分析结果并未发现同步扩容的优势。

多年来，麻黄碱一直被认为是治疗母体低血压唯一适用的升压药。这一临床实践基于绵羊的研究结果：可用的升压药中只有麻黄碱能改善母体低血压，而不降低子宫胎盘血流。然而，动物研究并不总是能很好地转化应用于人类，使用麻黄碱会导致产妇心动过速及反跳性高血压。新的研究对此质疑，治疗产妇低血压究竟哪种血管加压药更好。有学者对随机对照试验进行了荟萃分析，这些试验比较了剖宫产时，麻黄碱和去氧肾上腺素用于预防和治疗腰麻引起的低血压的疗效及安全性。麻黄碱用于预防和治疗低血压的作用类似于去氧肾上腺素。他们还发现，使用去氧肾上腺素的产妇更容易出现心动过缓，使用麻黄碱的患者脐动脉 pH 低 0.03。然而，两种药物都不导致胎儿酸中毒，两组新生儿 Apgar 评分也没有差异。有学者分析不同晶体液输注速度对腰麻患者的影响，给予 $100\mu g/min$ 去氧肾上腺素作为背景输注量，并滴定以维持收缩压接近正常值直到子宫被切开。患者随机接受快速输注 2L 晶体液直到子宫被切开或者接受基础的维持量输注。接受快速晶体输注的患者需要更少的去氧肾上腺素，收缩压较高，心率正常。

循证医学数据库综述对现有验证预防性干预措施防止腰麻剖宫产低血压的随机研究进行评估。除了上述提到的扩容治疗，使用麻黄碱或去氧肾上腺素比不使用血管加压剂或单独使用晶体液更有效，此外机械性装置，如下肢加压设备的使用在一定程度上比不采用任何干预要好。麻黄碱和去氧肾上腺素预防低血压的疗效不确定。最值得注意的是，没有任何干预措施能防止腰麻剖宫产过程中的低血压。两个最近的综述得出结论，去氧肾上腺素特别是预防性输注时，是防止低血压的首选方法。

（一）椎管内麻醉改全身麻醉用于剖宫产

有时，椎管内麻醉扩散效果不好或不能提供手术所需的麻醉深度。有时这种情况在手术开始前就显而易见，有时术中才发现。有学者研究了在一所研究型医院中，硬膜外分娩镇痛中转手术麻醉用于非择期剖宫产，总体中转全身麻醉的比率为4.1%。最常见的中转原因有术中麻醉效果不佳（71%），没有足够的时间通过硬膜外导管来给予局部麻醉药（14%）以及产妇的请求（10%）。1/3硬膜外麻醉的患者因麻醉深度不够需要进行再次椎管内操作来满足手术需求，其中66%接受了单次腰麻，22%接受了CSE，12%接受重复硬膜外麻醉。有学者指出，分娩过程中追加药物的次数与硬膜外镇痛中转手术麻醉失败率存在相关性。

硬膜外麻醉中转全身麻醉的概率<3%，但一些机构发现这是一个不切实际的数字，报道的硬膜外麻醉中转全麻（全身麻醉）的比例差异很大。Rafi等回顾性统计了某学术机构中转全身麻醉的概率，他们报道，择期剖宫产几乎没有中转全身麻醉的病例，但限期—急诊剖宫产的中转率为5.4%，这主要发生在1类剖宫产，此时母亲或胎儿生命受到威胁。这是在回顾性统计的4年内中转全麻率没有降低的唯一一类剖宫产手术，更别提指南要求的3%。另一项回顾性研究统计，椎管内麻醉失败需要中转全身麻醉来完成剖宫产的发生率为16%，这些占椎管内阻滞总量的4%。急诊状况下，试图将硬膜外分娩镇痛中转为手术麻醉时，失败率是最高的。有学者研究发现，硬膜外分娩镇痛中转手术麻醉的失败率为12.4%，剩余患者超过80%可通过调整硬膜外导管位置补救，只有1.2%～5.6%的患者需要中转全身麻醉，这取决于麻醉医师的经验。

（二）硬膜外镇痛后高位腰麻

硬膜麻醉失败中转腰麻也可能会有危险。已经有很多病例报道，在这种情况下中转可能出现腰麻平面很高。问题是在部分硬膜外阻滞时，鞘内注射剂量应该给多少。有学者对硬膜外麻醉不全中转腰麻出现高位腰麻的发生率进行了回顾性统计，他们分析了2年时间内的1400例分娩病例，那些硬膜外麻醉失败的患者，84%接受了该机构常规剂量的单次腰麻，余下的患者接受了全身麻醉；约有11%的单次腰麻患者出现了高位腰麻。另一份报道在硬膜外分娩镇痛中转硬膜外麻醉失败后接受单次腰麻患者，没有发现高位腰麻的发生。然而，有学者通常的做法是当需要剖宫产麻醉且时间允许，直接采用单次腰麻替换硬膜外麻醉，而不是尝试在硬膜外镇痛的基础上扩展至硬膜外麻醉。因此在这种情况下，腰麻之前并没有向硬膜外腔单次注入大剂量局部麻醉药。

分娩镇痛中转为手术麻醉不完善的发生率，在不同的机构不同的从业人员之间不同。不管中转失败是导致高位腰麻还是阻滞不完全，在急诊情况下更有可能中转为全身麻醉。应该随时准备好全套的设备和药品，以便能安全迅速地提供全身麻醉。

五、全身麻醉剖宫产

全身麻醉曾经是剖宫产的首要技术，直到文献显示用于分娩镇痛的硬膜外技术可以快速扩展用于剖宫产手术麻醉，椎管内阿片类药物可提供出色的术后镇痛，而且非常安全。同时，对非公开的索赔案例分析提示，硬膜外技术降低了产妇气道风险。然而有些时候，全身麻醉可能是唯一的选择，例如，当椎管内麻醉禁忌或失败；产妇要求全身麻醉或者急诊需要全身麻醉的快速反应，而使用椎管内技术可能延长分娩开始的时间。因此，了解各种麻醉药对母亲或新生儿的影响以及会存在什么风险是非常重要的。

（一）镇静/催眠药

理想的诱导药物应该提供快速平稳的静脉诱导，维持血流动力学稳定，对子宫张力或胎儿的不利影响最小。这种药物并不存在。研究集中在确定和比较可用药物的正面和负面特性。目前用于诱导的药物是硫喷妥钠、丙泊酚、氯胺酮和依托咪酯。咪达唑仑在过去曾被用于诱导。

直到最近，硫喷妥钠一直是传统的静脉诱导用药。它的优势在于其起效迅速，血流动力学稳定，虽然已经明确它能通过胎盘，但常规诱导剂量 4mg/kg 不产生新生儿抑制作用。与氯胺酮相比，使用它时新生儿 Apgar 评分和酸碱平衡状态较好。与依托咪酯相比，母体血流动力学更稳定，依托咪酯能通过胎盘抑制新生儿皮质醇的生成。近来，硫喷妥钠已越来越稀缺，因为美国已经停止生产该产品，目前还没有迹象表明在不久的将来会重新生产，这可能会导致对硫喷妥钠的兴趣成为历史。

当产妇合并哮喘或因血容量不足导致心血管功能不稳定时，氯胺酮是一种广泛使用的诱导用药。它的血管加压效应可提升出血患者的血压，但它不应该被用于高血压患者。虽然它具有升压效应，但动物模型显示它并没有减少子宫血流量。然而，妊娠早期给予氯胺酮已被证明将增加子宫张力。这种效应在妊娠晚期消失。氯胺酮能透过胎盘，但 1mg/kg 的诱导剂量，不会产生新生儿抑制作用。然而，已确定它会使母体产生不愉快的梦境。

当产妇条件不需要使用心脏抑制程度更小的药物时，丙泊酚是最常用的诱导药。即使在这种情况下，也通常使用较小剂量丙泊酚并复合另一种药物，例如阿片类。丙泊酚具有与硫喷妥钠相似的特性，当硫喷妥钠完全消失后，丙泊酚是其合适的替代产品。在常规 2～3mg/kg 诱导剂量，丙泊酚的胎盘转移与硫喷妥钠类似，对新生儿的影响很小，因为药物在母体的快速再分布和胎儿肝对药物的代谢。

（二）阿片类药物

全身麻醉期间使用阿片类药物的顾虑，主要围绕着这些药物可能透过胎盘，对胎儿产生潜在影响。在一般人群中使用阿片类药物诱导来抑制神经内分泌应激反应和稳定血流动力学。短效阿片类药物根据母体血流动力学进行滴定，从而使对新生儿的影响更短暂。毫无疑问，芬太尼能透过胎盘，但其通过胎盘的速度和是否因此不能将其用于剖宫产尚不清楚。有学者在全身麻醉诱导时或椎管内麻醉下择期剖宫产时静脉给予 $1\mu g/kg$ 的芬太尼，然后测量了分娩时脐静脉以及非给药母体静脉中芬太尼的含量。所有分娩都在给予芬太尼后 10min 内完成，尽管芬太尼具有高亲脂性，但脐静脉血芬太尼浓度从未达到镇痛水平。新生儿 Apgar 评分和神经行为学评分均正常。结果提示芬太尼的高蛋白结合的特性减少了透过胎盘的药物量，如果在分娩前短时间内给予芬太尼可能减少了胎儿暴露。

瑞芬太尼是一种超短效的阿片类药物，已经在非产科麻醉中得到广泛使用。因为它可以根据患者的血流动力学需求和应激反应被滴定，因此似乎是临产妇理想的全身麻醉诱导用药，因为作用时间短因此可能对胎儿影响极小。当产妇血流动力学稳定最优先考虑时，瑞芬太尼是一种可被选择的类阿片药物，但必须保证新生儿复苏设备和人员随时可用以进行短暂的新生儿支持。

（三）神经肌肉阻断药

因为对产科患者误吸的关注，通常采用快速起效的药物来实现全身麻醉气管插管条件，缩短诱导到插管的时间，通常使用琥珀胆碱。虽然妊娠期血浆胆碱酯酶水平下降，但临床上单次注射琥珀胆碱的作用时间并不显著延长。

非除极神经肌肉阻断药常用于插管后维持肌肉松弛。已经对比了这些药物的作用时间和胎盘转移。与泮库溴铵相比，维库溴铵的特性更佳，它作用时间相对较短，半衰期为 36min，胎盘转移量很少。罗库溴铵是另一种非除极肌松药，号称能提供像琥珀胆碱一样快的插管条件。有学者在 50 例患者中，对比了罗库溴铵、维库溴铵和琥珀胆碱达到充分插管条件的时间，他们发现，使用剂量为 $0.9mg/kg$ 和 $1.2mg/kg$ 的罗库溴铵时，能提供类似于琥珀胆碱的插管条件。然而，罗库溴铵的持续时间较长，特别是剂量为 $1.2mg/kg$ 时。这表明罗库溴铵是琥珀胆碱合适的替代品，特别是当后者的使用存在禁忌时。然而由于罗库溴铵作用时间较长，必须确保气道安全。

（四）吸入麻醉药

1. 最低肺泡有效浓度

孕妇吸入麻醉药的最低肺泡有效浓度（MAC）降低，其原因可能是多方面的。早期的动物研究表明，所需的 MAC 降低，但没有阐明原因。因为妊娠期孕激素水平增加，有学者验证了这是否与孕激素水平上升有关。他们通过给去势兔注射孕激素建模模拟孕激素增加，对比非去势兔与未注射孕激素的去势兔 MAC 的需求。他们发现孕激素水平增加与对氟烷的需求降低之间存在关联，提升孕激素水平和 MAC 需求之间可能存在负性线性相关。在人类，Gin 等对比了妊娠早期接受终止妊娠手术女性和年龄相似但非孕妇异氟烷的 MAC 需求。所有患者接受了异氟烷吸入诱导和维持，他们发现妊娠 8～12 周的患者异氟烷的 MAC 值降低了 28%。基于当时已发表的多项研究结果他们认为，可能存在某个孕激素阈值与 MAC 降低有关。这些学者的研究也显示孕妇氟烷和安氟烷 MAC 值分别下降 27% 和 30%。因此，在妊娠早期母体对多种吸入麻醉药的需求降低。

分娩后 MAC 值迅速恢复至正常。有学者评估了实施产后输卵管结扎的产妇对异氟烷 MAC 的需求。他们发现产后 24～36h 异氟烷 MAC 值依然降低，在产后 72h 恢复至正常水平。

2. 对子宫张力的影响

吸入麻醉药抑制子宫肌肉收缩。人类子宫纤维暴露于仅 0.5MAC 的安氟烷、异氟烷或氟烷中，子宫收缩力基线就会降低，并以剂量依赖性方式进一步降低。早期的研究还表明，这种效应不能被缩宫素逆转，导致产后出血风险增加。有学者研究了较新型的吸入麻醉药地氟烷和七氟烷对大鼠缩宫素引起的子宫肌层收缩的影响。尽管已经使用了缩宫素，在 2MAC 的地氟烷和七氟烷浓度下，子宫收缩的持续时间、幅度和频率几乎被完全抑制。使用离体人类子宫纤维重复该研究，在缩宫素刺激的同时将这些纤维暴露于不同浓度的地氟烷和七氟烷中。暴露浓度为 0.5MAC、1MAC 和 2MAC 地氟烷和七氟烷时，收缩频率和幅度减小。但是，在 1MAC 浓度下，地氟烷对缩宫素诱导的子宫纤维收缩的抑制作用小于七氟烷。因此，即使产妇对吸入麻醉的 MAC 需求降低，即使已经使用了缩宫素，当仅暴露于 0.5MAC 吸入麻醉药时子宫收缩依然受到抑制。

（五）术中知晓和产科人群

全身麻醉时术中知晓的发生率被认为在剖宫产手术比普通外科手术高。可能存在很多原因，包括产妇心排血量高，致静脉诱导药物快速再分布和终末器官效应延迟，为了尽可能地减少对子宫的松弛作用而降低 MAC 或者顾虑全身麻醉药对胎儿的影响而减少用药量。产科患者人群的全身麻醉诱导方案的设计，以避免影响胎儿为原则。通常等患者准备好并消毒铺巾后再使用快速顺序诱导。在准备和消毒铺巾时，给予患者预先吸氧，等手术小组完全准备好之后，再开始麻醉诱导。通常气管插管后立即切皮，即给予诱导药物后约 1min。有学者研究了这种诱导方式对术中知晓的影响。他们设计了一个复杂的研究，将被诱导患者的前臂通过止血带隔离出来，通过耳机发出录音指令，患者可以通过弯曲隔离的手指来做出反应，诱导后每分钟经耳机发出指令至10min。之后对患者进行访视确定是否有术中知晓的指征。在整个操作过程中，96％的患者切皮时知晓，76％的患者1min后知晓，20％的患者2min后知晓，6.7％的患者3min时知晓。没有迹象表明患者3min后知晓，并且在术后访视时，没有患者能回忆起存在知晓。遗憾的是，这项研究的样本量不足以确定临床条件下知晓和回忆的发生率。

六、产妇吸氧治疗和胎儿预后

在许多机构中传统的做法是给接受剖宫产的患者吸氧，即使文献从未确认过这是一个安全的做法或能改善预后。最早的一些文献表明，全身麻醉下给予患者高浓度氧既不能增加胎儿PO_2也不能使PO_2达到平台期。而另外关于产妇硬膜外麻醉同时接受氧气治疗的研究表明吸氧改善了胎儿酸碱平衡。研究结果的不一致源于技术的不同。较新的研究已重新验证了这个问题，目前认为剖宫产期间给予产妇高浓度氧可能对胎儿造成不利影响。

已明确给予早产儿吸入高浓度氧会导致一系列严重的医疗问题。足月新生儿复苏时使用高吸入氧浓度也是有害的，新生儿复苏计划（NRP）的第6版目前主张采用室内空气或低浓度氧开始复苏。但如果分娩前即刻给予母体补充氧气，是否会对胎儿造成危害？

在最早的一项研究中，他们比较了给予母体空气和补充氧气对母体和胎儿氧合和自由基产生的影响。所有接受择期剖宫产的产妇采用椎管内麻醉技术，随机入补充氧气组的患者通过面罩给予60％的吸入氧浓度。虽然吸氧组胎儿血氧水平中度升高，但产妇和胎儿的自由基活性均增加。择期剖宫产的情况下，吸氧治疗是否有利于胎儿，他们随机给予产妇面罩吸40％的氧气，面罩吸室内空气或通过鼻导管吸2L/min的氧气，测定脐动脉和脐静脉血pH和氧浓度，发现吸氧治疗并没有改变脐动脉血pH或提高胎儿氧合。有学者评估了母体吸氧对新生儿预后的影响，他们对60名接受择期剖宫产的产妇通过面罩随机给予浓度21％～25％或40％～60％的氧气。他们对两组新生儿神经适应能力评分进行测量，没有发现显著差异。有学者研究了择期剖宫产中，当出现子宫切开至胎儿娩出这一时间段延长时，给予产妇吸氧治疗是否会改善胎儿氧合。他们定义的时间延长指从子宫切开至胎儿娩出的时间超过180s。他们确认即使在这种状况下，胎儿氧合没有增加。

接下来最显著的问题是紧急剖宫产时，母体吸氧是否有益。来自中国香港的团队再一次发表了关于这个问题的一项研究。有学者将不需要全身麻醉的紧急剖宫产患者随机给予面罩吸入60％氧气或吸入室内空气，记录吸氧治疗至分娩的时间，脐动脉和脐静脉血液中气体和氧气含量，检测自由基副产物活性。他们还关注是否存在胎儿抑制。他们发现，母亲接受吸氧治疗的胎儿脐动脉和脐静脉 PO_2 值和氧含量较高，两组 pH 相似，自由基活性不可测。但是他们将结果归因为与择期剖宫产相比急诊剖宫产切皮至分娩时间更短。不论是否存在胎儿抑制，不需要高级复苏，如胸部按压或气管插管。各组 Apgar 评分相似。因此得出结论，急诊时使用椎管内麻醉技术，不管是否存在胎儿抑制给予母亲吸氧治疗对胎儿有益。

因此，给予产妇吸氧治疗可能会增加胎儿氧合，但当吸氧时间超过某个尚未确定的时间点时可能给胎儿带来吸氧伴发的不良反应。择期状况下，吸氧对胎儿无益，但急诊时吸氧能改善胎氧含量却并未发现其他可检测的影响。此外，没有证据显示出生后早期吸氧对新生儿有益。

七、缩宫素治疗

缩宫素是由垂体后叶分泌的结构上与加压素类似的一个九肽。它是第一个被人工合成的多肽激素，因其在体内对子宫平滑肌的收缩作用和分泌乳汁作用而被人所熟知。缩宫素受体大多数集中于子宫，妊娠期间成倍增加，分娩时达峰值。然而这些受体也存在于其他器官，如心脏，心脏上的缩宫素受体被活化导致心房促钠排泄肽（ANP）和脑促钠排泄肽（BNP）的释放。这些促钠排泄肽具有相似的活性，产生利钠、利尿和血管扩张的作用，结果可能出现低血容量和低血压。矛盾的是，因为缩宫素结构类似于血管升压素，使用较高浓度的缩宫素可以激活加压素受体从而导致抗利尿和升压作用，这便可以解释输注或单次给予缩宫素所产生的各种不良反应（表 9-4）。

表 9-4　缩宫素的不良反应

低血压
胸痛
EKG 改变
潮红
呼吸急促
心肌缺血
恶心/呕吐
心律失常
肺动脉压升高
头痛
肺水肿
母体死亡

近期对缩宫素显著的不良反应和结局的关注促使对药物和如何给药进行回顾。有学者指出，关于滥用缩宫素的费用问题目前已超过产科诉讼的 50%，而该药物已被列入安全用药实践机构（ISMIP）12 种"伤害高风险"药物名单。

在剖宫产过程中，缩宫素几乎普遍用于胎儿娩出时，以增强子宫收缩减少出血的危险。但是，以何种方式给予和给药剂量全世界差异很大。在某些国家如英国，建议将 5U 的缩宫素单次剂量经静脉缓慢注射，但也有时单次剂量高达 10U。在美国，通常采用 40～60U/L 的缩宫素以不确定的速度开始输注，这可能包含或不包含同时给予 2～5U 推注剂量。

什么是用于剖宫产的缩宫素治疗剂量？两项研究定义为对 90% 择期剖宫产或尝试顺产后剖宫产女性有效的剂量（ED_{90}）。有学者进行了一项随机单盲研究纳入未尝试顺产的 40 名择期剖宫产患者，给予单次推注剂量的缩宫素后按照剂量-效应方案给药，确定缩宫素的 ED_{90} 为 0.35U，这比通常用于临床实践的剂量少得多。有学者进行了一项类似设计的研究来确定使用缩宫素后依然产程停滞而需要剖宫产的妇女的 ED_{90}，他们确定在这种临床情况下缩宫素的 ED_{90} 为 2.99U。有学者认为，缩宫素需求的差异的原因在于缩宫素输注后缩宫素受体的脱敏。有趣的是定义的 ED_{90} 剂量仍远远低于大多数剖宫产时的使用剂量。提示在对 3U 缩宫素缺乏反应时，不应该使用更多的缩宫素而是应选择二线药物。

最有力的证据表明，必须谨慎使用缩宫素，在实现其优点的同时尽量减少药物的不良影响。如果子宫张力仍然很差，应该尽早考虑使用其他子宫收缩药。在一篇述评中，有学者提出剖宫产中合理使用缩宫素的方案。其中他们提出的"三分法则"（表 9-5）是更循证地使用缩宫素的方法。此外，证据支持持续输注比单次剂量推注更能避免发生潜在的不良反应。

表 9-5　剖宫产的缩宫素方案"三分法则"

静脉给予 3U 的缩宫素负荷量*（推注时间不小于 15s）
3min 的评估周期。如果子宫张力不足，静脉给予 3U 缩宫素补救剂量
3 次缩宫素剂总剂量（最初负荷量＋2 次补救量）
3U 的缩宫素静脉维持量（3U/L，100mL/h）
如果不能维持足够的子宫张力，有 3 种药物可以选择（如麦角新碱、卡波前列素、米索前列醇）

* 初始的 3U 的缩宫素对非产程和产程中的妇女均能产生有效的子宫收缩作用。更好的做法是，此剂量的缩宫素给药方式采用快速输注比单次推注给药好。缩宫素维持输注可持续至产后 8h。

八、剖宫产术后镇痛

剖宫产术后疼痛是产妇最担心的问题之一。剖宫产术后的疼痛程度可达到中到重度与开腹子宫切除术的疼痛程度相当。镇痛不全不但影响产后恢复，干扰母乳喂养，还与产后抑郁及发展成慢性疼痛密切相关。所以剖宫产术后的疼痛治疗涉及母婴双方的安全，要求我们合理使用镇痛药减轻疼痛，同时减少镇痛药进入乳汁，最大限度地降低对新生儿的影响。

（一）镇痛方法

目前大多数产妇会在椎管内阻滞下行剖宫产手术。与静脉相比，椎管内给予阿片类药物更有利于缓解术后疼痛。吗啡是单次经椎管给予阿片类药物剖宫产术后镇痛的金标准，可提供长效的镇痛作用。椎管给药途径不会影响剖宫产术后的镇痛效果，鞘内和硬膜外的作用效果及持续时间相似，但鞘内镇痛起效更快、剂量更低对新生儿的潜在不良作用更小。最佳椎管内吗啡的给药剂量鞘内 $50\sim200\mu g$，硬膜外 $2\sim4mg$，$45\sim60min$ 达到镇痛峰值。椎管内给予吗啡镇痛具有封顶效应，剂量增大可能会增加其不良反应，而不会增强其镇痛效果。

亲脂性阿片类药物（芬太尼、舒芬太尼）起效快，鞘内使用可改善术中的镇痛效果，同时降低术中恶心、呕吐的发生，降低局麻药的用量（同时减少低血压的发生），还有利于术后从椎管内麻醉转为其他药物镇痛治疗。例如鞘内给予 $10\sim50\mu g$ 芬太尼，作用时间较短，平均 $2\sim4h$。如果鞘内联合使用起效迅速的亲脂性阿片类药物（如芬太尼 $10\sim20\mu g$）和作用时间长的亲水性阿片类药物（如吗啡 $100\sim200\mu g$），便可同时优化术中和术后的镇痛效果。

阿片类药物（芬太尼、舒芬太尼、哌替啶、氢吗啡酮、吗啡）±局麻药持续性或者患者自控硬膜外镇痛（PCEA）是比较成功的剖宫产术后镇痛方法。持续给药与单次椎管内吗啡相比，前者减少了孕妇的活动，增加了护士的工作量，产生额外的费用，同时也可增加置管相关并发症的风险（血肿、感染等）。

（二）对母亲和新生儿的不良反应

所有阿片类药物都可能经过胎盘而作用于新生儿。最好在夹闭脐带之后再经鞘内或硬膜外给小剂量，同时预防应用甲氧氯普胺和 5-HT$_3$ 受体拮抗剂降低术后恶心呕吐的发生。止吐药联合应用效果好于单一药物。治疗瘙痒，首选阿片受体拮抗剂（例如纳布啡 $2.5\sim5mg$，纳洛酮 $0.1\sim0.2mg$）。另外，剖宫产后应用 5-HT$_3$ 受体拮抗剂可能对预防椎管内阿片类药物引起的瘙痒有效。

（三）多模式镇痛

多模式镇痛增强椎管内阿片类药物的镇痛作用，其中非甾体消炎药（NSAIDs）可减少阿片类药物 $30\%\sim50\%$ 的用量，同时降低阿片相关的不良反应（恶心、瘙痒、镇静）。单独使用对于剖宫产术后疼痛也有效，尤其对于内脏绞痛效果更佳。另外，对乙酰氨基酚是一类有效的镇痛药，也可减少阿片类药物10％～20％的用量。建议在剖宫产术后 2～3 天（阿片类镇痛作用消失）常规应用对乙酰氨基酚联合 NSAIDs。局麻药或其他药物（双氯芬酸、酮咯酸等）伤口浸润，与静脉给药相比阿片类药物使用更少，镇痛效果更好。腹横肌平面（TAP）阻滞常用于剖宫产术后椎管内麻醉失效后的补救镇痛，控制爆发性疼痛。

（四）术后镇痛与母乳喂养

母乳喂养被认为是新生儿营养供给的最理想方式。大部分产妇在产后早期就会尝试母乳喂养。新生儿由于血浆蛋白结合率低，肝氧化结合功能差，肾功能及药物清除能力差，故对药物非常敏感。另外，新生儿药物清除能力的个体差异性也很大，早产儿更是显著降低。

通过使用最低有效剂量；经最有效的途径给药（椎管内 $vs.$ 静脉/口服）；掌握母乳喂养的生理和药物转运规律（在药物浓度峰值期间避免喂奶，在给药之前进行哺乳或者短期内不哺乳）；选择乳汁转运比较低的药物；使用该条件下有长期安全记录的药物等措施，降低母乳喂养新生儿药物暴露。

新生儿的药物暴露可以用新生儿绝对剂量（AID）或者新生儿相对剂量（RID）表示：AID＝乳汁中药物浓度（为母亲血浆药物浓度×乳汁与血浆比值）×每天摄入的乳汁体积［约 150mg/(kg・d)］。RID＝AID/母亲药物剂量［mg/(kg・d)］，是计算新生儿和母体药物剂量关系的标准方法。RID＞10％是临界剂量水平，大多数术后镇痛药的新生儿暴露浓度都在这水平之下。

所有的阿片类药物都可进入乳汁，转移进入新生儿体内，可能会导致新生儿被镇静或者出现阿片类药物相关的不良反应。吗啡乳汁/血浆比值高（1％～4％），但生物利用度低（约为 25％），故新生儿暴露风险较低。哌替啶活性代谢物去甲哌替啶，半衰期很长（$t_{1/2} \pm 70h$），且与新生儿神经效应有关，建议低剂量使用，例如，为防止寒战使用（12.5～25mg）或者尽量避免使用。芬太尼进入乳汁的比例低（RID 为 0.9％～1.7％）、半衰期短、再分布快，是哺乳期首选的静脉用阿片类药物。

与阿片类药物相比，NSAIDs 分子量大、蛋白结合率高，因而进入母乳的量更少，因此大多数 NSAIDs 类药物可用于哺乳期妇女。酮咯酸 RID 0.2～0.4，最适合用于哺乳期妇女镇痛；布洛芬 RID 0.6，半衰期短，亦可安全使用；对乙酰氨基酚不良反应少，但早产儿或者有肝功能不全的新生儿慎用。

局麻药物的乳汁透过很少。罗哌卡因蛋白结合率高，乳汁透过率低，可能是最适合哺乳期使用的长效局麻药。

总之，剖宫产术后镇痛应采取多模式镇痛方法即椎管内使用局麻药及阿片类药物（吗啡、芬太尼），随后给予 NSAIDs（布洛芬 600mg/6h）和对乙酰氨基酚（650mg/6h）。对于持续或者严重术后疼痛可加用静脉阿片类药物或采取其他方式。

第三节　高危妊娠患者手术麻醉

一、前置胎盘与胎盘早剥的麻醉

妊娠过程中前置胎盘的发生率为 0.5%，多发生于既往剖宫产或子宫肌瘤切除术等；麻醉医师应于术前了解前置胎盘植入深度，以便积极准备应对植入达肌层近浆膜的前置胎盘手术时引起的大量出血。

胎盘早剥发生率为 1%～2%，其高危因素有高血压和脐带过短等；子宫破裂多见于瘢痕子宫。产前产妇失血过多可致胎儿宫内缺氧，甚至死亡。若大量出血或保守疗法效果不佳，必须紧急手术治疗。

（一）麻醉前准备

产前出血发生出血性休克；妊娠 37 周后反复出血或一次性出血量大于 200mL；临产后出血较多，均需立即终止妊娠，一旦出现胎儿窘迫的征象需立即行剖宫产。该类患者麻醉前应注意评估循环功能状态和贫血程度。除检查血、尿常规以及生物化学检查外，还应重视血小板计数、纤维蛋白原定量、凝血酶原时间和凝血酶原激活时间检查，DIC 过筛试验，并进行交叉配血试验。警惕 DIC 的发生和多脏器受累。

胎盘早剥是妊娠期发生凝血障碍最常见的原因，尤其是胎死宫内后。凝血功能异常的机制是循环内纤溶酶原的激活，也可由胎盘凝血活酶触发外源性凝血途径激活，发生弥散性血管内凝血与凝血功能障碍。其进展迅速时需立即行剖宫产术，同时需要立即大量输血，补充凝血因子和血小板。

（二）麻醉选择

产前出血多属急诊麻醉，准备时间有限，病情轻重不一，禁食禁饮时间不定。麻醉选择应按病情轻重，胎心情况等综合考虑。凡母体有活动性出血，低血容量休克，有明确的凝血功能异常或 DIC，全身麻醉是唯一安全的选择，如母体和胎儿的安全要求在 5～10min 内进行剖宫产，全麻亦是最佳选择。母体情况尚好而胎儿宫内窘迫时，应将产妇迅速送入手术室，经吸纯氧行胎儿监护，如胎心恢复稳定，可选用椎管内麻醉；如胎心更加恶化应选立即扩容及在全身麻醉下行剖宫产手术。如行分娩镇痛的产妇，术前已放置硬膜外导管，如病情允许，可在硬膜外加药，也可很快实施麻醉，继而尽快手术。

（三）麻醉操作和管理

1. 全麻诱导

充分评估产妇气管插管困难程度，产妇气道解剖改变如短颈、下颌短等，诱导插管体位难以调整等。临床上应采取必要的措施，如有效的器械准备，包括口咽通气道，各种类型的喉镜片，纤维支气管镜以及用枕垫高产妇头和肩部，使不易插管的气道变为易插管气道，避免头部过度后仰位，保持气道通畅。遇有困难应请有经验的医师帮助。盲探插管可做一次尝试，但不可多次试用，$P_{ET}CO_2$ 是判断插管成功的最好指标，避免导管误入食管。预防反流误吸，急诊剖宫产均应按饱胃患者处理，调整好压迫环状软骨的力度和方向使导管易于通过，气囊充气后方可放松压迫，以防胃液反流误吸。

2. 做好快速扩容的准备

大量失血被定义为 3h 内失去超过 1/2 血容量或进行性失血超过 150mL/min。输入 1∶1∶1 红细胞、新鲜冰冻血浆和血小板可以改善预后。如果晶体液替代，术前血细胞比容正常情况下，丢失 30%～40% 的血容量，则需要输注红细胞。产前出血剖宫产应开放两路静脉或行中心静脉穿刺置入单腔或双腔导管，监测中心静脉压，准备血液回收机和血液加温器。

3. 维持循环稳定，预防急性肾衰竭

维持灌注血压。记录尿量，如每小时少于 30mL，应补充血容量，如少于 17mL/h 应考虑有肾衰竭的可能。除给予呋塞米外，应及时检查尿素氮和肌酐，以便于相应处理。

4. 及早防治 DIC

胎盘早剥时剥离处的坏死组织、胎盘绒毛和蜕膜组织可大量释放组织凝血活酶进入母体循环，激活凝血系统导致 DIC。麻醉前、中、后应严密监测。怀疑有 DIC 倾向的产妇，在完成相关检查的同时，可预防性地给予小剂量肝素，必要时输入红细胞、血小板、新鲜冰冻血浆和冷沉淀等。同时注意加温输液，保持体温正常，纠正低钙血症，维持内环境稳定。

二、妊娠期高血压疾病的麻醉

妊娠高血压综合征（简称妊高征）是指妊娠 20 周后至分娩 24h 以内发生不明原因的血压升高。发病率在孕妇中占 5%～15%。妊高征为产妇死亡的最主

要原因之一，须急症剖宫产术终止妊娠，因对母亲和胎儿生命构成危险而施行紧急手术，其麻醉处理过程往往较为困难复杂，风险性很大，故应当注意和警惕。

（一）麻醉前评估

1. 病因

妊高征病因不清楚，主要学说如下。

（1）子宫受压　子宫血流减少、张力过大。如羊水过多、多胎妊娠等。

（2）免疫学说　母体对胎儿、胎盘抗原产生的阻断抗体不足时，易发生高血压。因免疫抑制药损害了正常的免疫功能时，发生妊娠高血压的机会增多。

（3）前列腺素学说　前列腺素产生不足或破坏过多时，对血管紧张素Ⅱ的敏感性增加，发生高血压。

2. 临床表现

患者全身小动脉痉挛，引起周围血管阻力增高，有高血压、蛋白尿和水肿3大病理特点，严重时出现抽搐、昏迷、心肾功能衰竭，使孕妇处于高危临产状态。

（1）高血压　血压≥140/90mmHg 或 SBP 较基础血压上升≥30mmHg，DBP 上升≥15mmHg，重测两次，间隔 6h 以上，若重测仍高时，为高血压。患者术前 1～2 天，血压一般在 160～200/95～120mmHg。甚至 SBP 达 240～140mmHg。

（2）蛋白尿　尿蛋白定性在"＋"以上或 24h 尿蛋白定量≥1g 者为蛋白尿。

（3）水肿及体重剧增　体重急剧增加，每周可增加 0.5kg，或在踝部、小腿、大腿、腹、背、面部有压凹性肿胀时为水肿。

（4）先兆子痫　病情严重者伴有头痛、头晕、眼花、视物不清、恶心、呕吐、上腹痛等自觉症状等，称为先兆子痫。

（5）子痫　先兆子痫加惊厥或抽搐甚至昏迷，为子痫。可并发心力衰竭、肾衰竭、胎盘早剥及 DIC。

3. 麻醉前治疗

对妊高征要进行积极对症治疗。

（1）冬眠药物　用于子痫者，达到镇静、解痉、预防抽搐惊厥的目的。用冬眠Ⅰ号和硫酸镁等。保持气道通畅及吸氧；减少对患者的刺激。

（2）抗高血压　常用肼屈嗪 5～10mg 静脉注射或 25％硫酸镁 4～8mL 缓慢静脉注射等。必要时再按 1g/min 速率输注维持。高血压危象时用硝普钠或硝酸甘油控制。

（3）利尿　水肿明显时用呋塞米 20～40mg 静脉注射，改善肾功能，预防左心衰竭和肺水肿发生，或用甘露醇降低颅内压；用碳酸氢钠纠正酸中毒。

（4）剖宫产术　终止妊娠，施行剖宫产术，迅速娩出胎儿。胎儿宫内窘迫患者以尼可刹米或洛贝林加 50％葡萄糖液输注，当病情稳定和子痫抽搐停止、神志清醒后尽早手术；胎盘早剥、重度胎儿宫内窘迫者应及早手术。

（二）麻醉前准备

术前访视患者，进行综合治疗，认真做好术前各项准备。

1. 纠正水、电解质紊乱和低血容量

纠正因限制钠盐摄入（2～4g/d）和液体入量（2500mL/d）、脱水利尿剂的应用而引起的脱水、低钠血症和低血容量。

2. 拮抗镁中毒

麻醉前检查血镁、膝反射及呼吸频率。如呼吸≤16 次/min 或血镁＞5mmol/L 者，静脉注射 10％葡萄糖酸钙或 5％ CaCl$_2$ 1～2g 以拮抗镁中毒。

（1）升压药不敏感　利血平使体内儿茶酚胺消耗或释放受阻，使低血压时对升压药不敏感。

（2）肼屈嗪作用　肼屈嗪直接松弛平滑肌，直接或间接降低加压胺敏感性。

（3）麻醉前是否用优降宁　优降宁为单胺氧化酶抑制药，可增强拟交感胺类升压药的升压效应，故用优降宁后再用升压药，会出现血压骤升或危象；抑制多种药物的代谢酶，增强巴比妥类及镇痛药的毒性，产生低血压、昏迷、严重呼吸抑制等不良反应。麻醉前须详细了解帕吉林的使用情况。

（4）防止体位性低血压　麻醉前了解吩噻嗪类用药时间和剂量，搬运患者时须防止体位性低血压。

（5）麻醉前用药　用阿普唑仑片，加大镇静药剂量。颠茄类用阿托品或长托宁。

（三）麻醉选择

1. 硬膜外麻醉或硬膜外-腰麻联合技术

剖宫产术特别是高危妊高征患者，仍以硬膜外麻醉或硬膜外-腰麻联合技术为最佳选择，尤其是 CSEA，局麻药用药量小，仅 0.75％布比卡因 1.5mL，即可满足大部分手术的需要。麻醉效果满意，产妇保持清醒，避免全麻威胁产妇安全，对宫缩影响较小，对患者生理干扰较小，并有降低血压的作用，使血压维持平稳。避免术中发生高血压危象。麻醉方法对气道无刺激，可按需要延长麻醉时间，术后硬膜外镇痛，误吸发生率低。

2. 全麻

当凝血功能异常、出血、并发脑症状、胎儿窘迫、胎盘早剥或遇到事先未估

计到的技术困难时，以选用气管内插管全麻为妥。

（四）麻醉管理

1. 维持心血管功能稳定

麻醉中要密切观察血压变化，预防血压骤升、骤降。全麻时，可输注硝酸甘油，以减轻血压升高反应。血压突然升高时用硝普钠控制。硬膜外麻醉时用药要小量分次，严格控防平面过广。

2. 预防硬膜外血肿

妊高征有血小板减少或凝血障碍，遇有用肝素治疗的患者，禁忌硬膜外麻醉，避免发生硬膜外血肿。

3. 预防缺氧和二氧化碳蓄积

麻醉中保持患者安静，气道通畅；避免各种刺激，保证镇痛完善，充分供氧，避免缺氧和二氧化碳蓄积。

4. 加强监测

术中严格监测心电图、血压、脉搏、SpO_2、CVP、尿量等。

5. 维持内环境稳定

麻醉中注意出血情况，及时补充血容量，纠正酸碱失衡及电解质紊乱。胎儿娩出后应积极进行新生儿复苏。

6. 肌松药应减量

当镁中毒时，全麻时肌松药要减量。

7. 防治并发症

麻醉中或后要预防妊娠高血压心脏病、左心衰竭、肺水肿、肾功能不全及产后血液循环衰竭等严重并发症。术后继续解痉、降压、镇痛等治疗；严密观察，及时发现变化，尽早进行处理。

8. 预防出血

麻醉中或麻醉后，预防发生脑出血、胎盘早剥大出血、凝血功能障碍，如DIC等。

9. 控制输液量

急症剖宫产时或手术室内不宜超量输液。以中心静脉压指导下输液，当中心静脉压和血压平稳时，母体仅需少量晶体液，75mL/h 或更少，预防肺水肿的发生。

10. 脱水利尿

此类患者术前准备与综合治疗时，若伴有脑水肿，给予甘露醇、呋塞米等药物脱水利尿，待病情稳定，实施剖宫产术。

三、妊娠合并心血管疾病的麻醉

（一）妊娠、分娩期对心脏病的影响

由于胎儿代谢的需求，妊娠期循环血量从 6 周起逐渐增加至 30%～50%，至 32～34 周时达高峰。心输出量亦相应增加，心率增快较非孕期平均 10 次/min，多数妊娠妇女可出现轻度的收缩中期杂音。体循环阻力随孕期呈进行性下降，可达 30%。妊娠期水钠潴留，胎盘循环建立，体重增加，随子宫增大膈肌上升心脏呈横位，因而妊娠期心脏负荷加重。因上述变化，心脏病的产妇可能发生心力衰竭。此外，妊娠期血液处于高凝状态，增加了血栓的危险，可能需要抗凝治疗，尤其是瓣膜置换术后的患者。

分娩期由于疼痛、焦虑和强而规律的宫缩，增加了氧和能量的消耗；每次宫缩可使 300～500mL 血容量注入全身循环，每搏量估计增加约 50%，同时外周循环阻力增加，使心脏前、后负荷进一步加重；产程时间长进一步增加心脏病产妇的风险。

胎儿娩出后由于下腔静脉压迫解除和子宫内血液转移，心输出量在产后即刻增加 60%～80%。产褥期体内蓄积的液体经体循环排出，加重心脏负担，是发生心力衰竭和肺水肿最危险的时期。因此，心脏病产妇在产后的风险更大，并发症发生率也更高。

（二）妊娠合并心脏病种类

风湿性心脏病仍然是妊娠期间最常见的心脏病。主要是瓣膜性心脏病，大部分先天性心脏病在妊娠前都已实施了心脏手术，只有少部分患者未进行手术。先天性心脏病主要分为左向右分流（房间隔缺损、室间隔缺损、动脉导管未闭）、右向左分流（法洛四联症、艾森曼格综合征）、先天性瓣膜或血管损伤（主动脉瓣狭窄、肺动脉狭窄）等。妊娠期或产后 6 个月内出现不明原因的左心室功能衰竭被称为妊娠期心肌病。其他包括：冠状动脉性心脏病、原发性肺动脉高压和不明原因性心律失常。

（三）麻醉前评估

对妊娠合并心脏病的妊娠妇女实施麻醉前进行充分的评估，包括心脏病的类型、心脏病的解剖和病理生理改变特点，重点评估心功能状态以及对手术、麻醉的耐受程度。必要时联合心血管专家和产科专家会诊，以便做出正确的判断和充分准备。

（四）先天性心脏病产妇的麻醉

1. 左向右分流型

轻度房间隔缺损、室间隔缺损和肺动脉导管未闭等先天性心脏病，心功能Ⅰ～Ⅱ级，一般完全能耐受妊娠期心血管系统的变化，剖宫产麻醉处理同正常人。

2. 双向分流或右向左分流型

（1）法洛四联症　畸形包括室间隔缺损、右心室肥厚、肺动脉狭窄和主动脉骑跨。多数患有法洛四联症的孕产妇已经做过纠治手术，包括室缺修补和右心室流出道增宽手术。妊娠后血容量和心输出量的增加，外周循环阻力的降低可能导致纠正术后的患者再次出现纠正术前的症状。症状的严重程度取决于室缺的大小、右心室流出道梗阻的程度及右心室收缩力。因此，增强右心室收缩力在维持肺动脉血流和外周血氧饱和度方面起非常重要的作用。但对于存在有动脉圆锥高压者，增加心肌收缩力可加重梗阻。另外，体循环血压下降可加重右向左分流及发绀。

① 麻醉选择：剖宫产麻醉应优先选择全身麻醉，小剂量低浓度的硬膜外麻醉也可谨慎使用。慎用单次腰麻，因为外周血管阻力的骤然降低可导致分流逆转和低氧血症。

② 麻醉管理：法洛四联症的麻醉应注重以下几点。a. 实施有创动脉压和CVP监测，保持血流动力学稳定；避免任何可能导致体循环阻力下降的因素，PVR/SVR比率失调，加重右向左分流。b. 右心功能不全时，应提高充盈量增强右心射血，以保证肺动脉血流，因此需维持足够的血容量，避免回心血量减少。应用右心漂浮导管测定右心室舒张期末容量可以准确反映前负荷，且不受心脏顺应性的影响，作为容量监测指标优于CVP和PCWP。c. 避免使用能引起心肌抑制的药物。一旦出现体循环压下降，给予及时处理。

（2）艾森曼格综合征　原发疾病可以是室间隔缺损、房间隔缺损或肺动脉导管未闭，如果原发疾病持续存在，肺动脉高压持续加重发展至器质性肺动脉阻塞性病变，由左向右分流转化为右向左分流，从非发绀型发展为发绀型心脏病，称为艾森曼格综合征。

该疾病的病理生理变化主要为肺动脉压升高致右心室、右心房压力增加，肺动脉逐渐出现器质性狭窄或闭塞性病变，出现右向左分流和发绀。患者可同时出现继发性肺动脉瓣和三尖瓣关闭不全。妊娠后外周血管阻力降低可导致右向左分流增加，同时妊娠后功能残气量减少导致母体氧供减少出现低氧血症，致胎儿宫内发育迟缓和死亡的发生率明显增高。艾森曼格综合征产妇的病死率可高达30%～50%，且多数发生在产后。

① 麻醉选择：首选全身麻醉，椎管内麻醉尤其是腰麻可引起交感神经阻断致血管扩张，加重右向左分流，不宜选用。

② 麻醉处理：麻醉处理原则包括：a. 维持足够的外周循环阻力。b. 维持相对稳定的血容量和回心血量。c. 充分镇痛，避免低氧血症、高碳酸血症和酸中毒，以防肺循环阻力进一步增加。d. 避免使用抑制心肌的药物。麻醉期间要保证充分氧供，建立有创动脉血压和中心静脉压监测。全麻正压通气期间应避免气道压过高，以免影响静脉回流，使心输出量减少。产妇在术后仍处于高危状态，应继续监护治疗。

（五）心脏瓣膜疾病产妇的麻醉

瓣膜性心脏病可分为先天性和后天性，风湿热是后天性瓣膜病的主要原因。由于妊娠期血容量增加、外周循环阻力降低使心输出量增加，因此，反流性心脏瓣膜病的孕产妇在孕期耐受性较好。相反，狭窄性心脏瓣膜病由于妊娠期血容量增加而导致耐受性较差。

1. 二尖瓣狭窄

最主要的病理生理改变是二尖瓣口面积减小致左心室血流充盈受阻。早期左心室尚能代偿，但随病程进展，左心室充盈不足，同时左心房容量和压力增加，导致肺静脉压和肺小动脉楔压升高，最终可发展至肺动脉高压、右心室肥厚扩张、右心衰竭。妊娠能加重二尖瓣狭窄，解剖上的中度狭窄可能成为功能性重度狭窄。

（1）麻醉选择　剖宫产的麻醉选择要综合考虑麻醉技术、术中失血和产后液体转移所引起的血流动力学变化带来的潜在风险，绝大多数患者可选择硬膜外阻滞，少数病情危重的产妇施行剖宫产应用全身麻醉。

（2）麻醉管理　麻醉技术应个体化，处理原则包括以下几点。①避免心动过速，导致心室充盈减少。②保持体循环压力稳定，避免心率过快，以利于组织器官的灌注。③保持适当的循环血容量；血容量的突然增加可能导致产妇并发心房颤动、肺水肿和右心衰竭等。④避免加重肺动脉高压，尤其是前列腺素类子宫收缩剂的应用。⑤硬膜外给药应分次、小量。⑥在血流动力学监测的指导下，谨慎管理麻醉并进行合理输液。⑦由于术前禁食和 β-受体阻滞剂以及利尿剂的使用，硬膜外麻醉易导致低血压的发生，麻黄碱可能导致心动过速，此时应避免使用。小剂量的去氧肾上腺素提升产妇血压同时，对胎盘血流无明显影响。⑧对需要行全身麻醉的产妇，麻醉诱导期避免使用引起心动过速和心肌抑制的药物。

2. 主动脉瓣狭窄

主动脉瓣狭窄是罕见的妊娠合并心脏病，妊娠合并主动脉狭窄多为先天性。继发于风湿性心脏病的主动脉瓣膜狭窄往往在 30～40 年后才会出现严重症状，对妊娠的影响较小。重度主动脉瓣狭窄（瓣口面积小于 $1.0cm^2$）时，跨瓣膜压差可达 50mmHg，导致左心室排血受阻，使左心室压力负荷增加、室壁张力增加，最终左心室壁肥厚，每搏心输出量受限，妊娠期由于血容量增加及外周阻力下降可增加跨瓣膜压差。

（1）麻醉选择　硬膜外阻滞或全身麻醉均可谨慎选用。全身麻醉可避免不良反应，提供完善的镇痛，而且在临床突发心脏意外时，保证气道通畅、充足氧供，为紧急心脏手术创造了条件。相对而言，全身麻醉更可取。

（2）麻醉管理　处理原则包括以下几点。①避免心动过速和心动过缓。②维持足够的前负荷以保证左心室有充足的每搏输出量。③避免血压波动过大。重度主动脉瓣狭窄的患者应建立有创血压监测，跨瓣压＞50mmHg 时需行肺动脉压监测。硬膜外麻醉给药时要逐步增加剂量，避免低血压。全身麻醉时应避免使用有心肌抑制的吸入麻醉药，同时尽量避免使用缩宫素，术中低血压可用间羟胺或去氧肾上腺素。

3. 二尖瓣关闭不全

二尖瓣关闭不全患者大多能耐受妊娠。二尖瓣关闭不全的并发症包括心房颤动、细菌性心内膜炎、全身栓塞和妊娠期肺充血。其主要的病理生理改变是慢性容量超负荷和左心室扩大，随着妊娠期血容量的进行性增加可能导致肺瘀血。

（1）麻醉选择　首选连续硬膜外或腰硬联合阻滞麻醉，因为该种麻醉阻滞交感神经，降低阻滞区域的外周血管阻力，增加前向性血流，有助于预防肺充血。有椎管内麻醉禁忌证的可选用全身麻醉。

（2）麻醉管理　处理原则包括以下几点。①保持轻度的心动过缓，因为较快的心率可使二尖瓣反流口相对缩小。②维持较低的外周体循环阻力，降低后负荷可有效降低反流量。③避免应用能心肌抑制的药物。其他术中监测和注意事项同二尖瓣狭窄。

4. 主动脉瓣关闭不全

主动脉瓣关闭不全主要病理生理改变是左心室容量超负荷产生的扩张和心肌肥厚，导致左心室舒张末期容量降低以及射血分数降低等，随着疾病的进展可发生左心衰竭、肺充血及肺水肿等。妊娠期心率轻度增加，可相对缓解主动脉关闭不全的症状。

（1）麻醉选择　首选硬膜外阻滞，此种麻醉可降低外周循环阻力，降低后负荷，并预防急性左心室容量超负荷。

（2）麻醉管理　麻醉处理原则：①避免心动过缓，应维持心率在 80～100 次/min。②维持适当前负荷。③避免增加外周循环阻力。④避免使用加重心肌抑制的药物。合并有充血性心力衰竭的产妇需进行有创监测。其他注意事项和术中监测同二尖瓣狭窄。

5. 瓣膜置换术后的患者

随着医学科学的发展，有许多妊娠合并瓣膜性心脏病患者在产前施行了瓣膜置换术。对于此类患者应了解以下情况。

(1) 心功能改善程度　换瓣术后心功能如为Ⅰ～Ⅱ级，其心脏储备能力可耐受分娩麻醉。术后心功能仍为Ⅲ～Ⅳ级者，随时都可发生心力衰竭或血栓栓塞的危险。

(2) 是否有血栓形成、瓣膜流出口大小、有无心内膜炎及溶血等情况。

(3) 抗凝剂的使用情况　为了避免华法林的致畸作用，妊娠早期可停用华法林，在中后期仍然可服用。原则上在临产前1周停用华法林，用低分子肝素替代。如遇提早启动临产，可停用华法林，用新鲜冰冻血浆或基因重组Ⅶ因子。抗凝治疗期间患者禁用椎管内麻醉，以免硬膜外血肿、蛛网膜下腔出血等并发症的发生。近年来也有人应用低分子肝素来抗凝，术前需停药12～24h，并排除出血倾向，否则不可使用硬膜外或蛛网膜下腔阻滞。术后12h方可恢复使用肝素。

(4) 如瓣膜病变严重，术后心肺功能不全，应继续呼吸和循环支持，有利于产妇恢复。

四、妊娠糖尿病的麻醉

(一) 妊娠、糖尿病的相互影响

1. 妊娠对糖代谢的影响

妊娠期胎盘催乳素、雌激素、孕激素和皮质醇分泌增加，且胰岛素抵抗增加，如果产妇不能分泌足够的胰岛素来补偿胰岛素抵抗，就会导致妊娠期血糖增高。

2. 糖尿病对孕产妇的影响

妊娠糖尿病使产妇的并发症发生率增高，包括高血压、子痫前期、羊水过多、尿道感染和肾盂肾炎等。在妊娠期糖尿病酮症酸中毒（DKA）发生率增加，且更容易在血糖水平较低时发生。

3. 糖尿病对胎儿的影响

糖尿病孕产妇胎儿的先天缺陷风险增加，其中心血管系统和中枢神经系统畸形最为常见。巨大儿在糖尿病产妇中很常见，会使肩难产和剖宫产率增加。另一方面，有血管病变或合并子痫前期的糖尿病产妇患胎儿宫内生长迟缓的危险性也增加，此类新生儿即使足月出生也应按照早产儿予以监护和喂养。

(二) 麻醉前准备

(1) 详细了解妊娠糖尿病的类型、持续时间、治疗方案和效果，控制患者空腹血糖≤5.6mmol/L，餐后 2h 血糖≤6.7mmol/L。择期剖宫产术者应尽量选择早晨手术，以利于控制围术期血糖，手术前一晚使用常量胰岛素，术晨禁食、停用胰岛素。

（2）充分术前评估　有无伴发子痫前期、肾功能不全及病态肥胖、心功能受损等。严格的体格检查还包括气道评估及神经系统检查以排除自主神经及外周神经病变。

（3）实验室检查　包括血糖、糖化血红蛋白、血清电解质、尿素氮、肌酐水平。子痫前期的患者必须检查凝血功能，伴有心功能不全的患者须有近期心电图检查、心脏超声检查及 BNP 数值。

（三）麻醉处理

1. 麻醉选择

首选椎管内阻滞，其次全身麻醉。

2. 麻醉管理

（1）麻醉诱导前用无葡萄糖液体进行输液。含糖液体使产妇出现高血糖危险的同时，新生儿低血糖的危险也增加。

（2）糖尿病产妇的胎儿比非糖尿病产妇的胎儿更易患低氧血症和低血压。积极处理的办法是快速输注液体、给予升压药和将子宫向左侧移位。

（3）对于合并有关节强硬综合征的患者，应注意可能出现的插管困难。

主要参考书目

[1] 郎景和. 妇产科学新进展[M]. 北京：中华医学电子音像出版社，2020.

[2] 徐大宝，冯力民. 宫腔镜手术技巧及并发症防治[M]. 北京：人民卫生出版社，2019.

[3] 姜梅. 妇产科疾病护理常规[M]. 北京：科学出版社，2019.

[4] 徐丽. 妇产科疾病诊断与临床治疗[M]. 西安：西安交通大学出版社，2017.

[5] 徐丛剑，华克勤. 实用妇产科学[M]. 北京：人民卫生出版社，2017.

[6] 李光仪. 实用妇科腹腔镜手术学[M]. 北京：人民卫生出版社，2015.

[7] 连方，谈勇. 中西医结合妇产科学临床研究[M]. 北京：人民卫生出版社，2018.

[8] 郁琦，罗颂平. 异常子宫出血的诊治[M]. 北京：人民卫生出版社，2017.

[9] 李耀军. 高级助产学[M]. 北京：科学出版社，2015.

[10] 向阳，郎景和. 协和妇产科查房手册[M]. 北京：人民卫生出版社，2016.

[11] 向阳，郎景和. 宫腔镜的临床应用[M]. 北京：人民卫生出版社，2016.

[12] 贾晓玲，宋立峰，林森森. 妇产科疾病临床诊疗技术[M]. 北京：中国医药科技出版社，2017.

[13] 王丽芹，刘怀霞，王晓茹. 妇产科护理细节管理[M]. 北京：科学出版社，2017.

[14] 付金荣. 中西医结合妇科临床手册[M]. 北京：科学出版社，2016.

[15] 兰丽坤，王雪莉. 妇产科学[M]. 北京：科学出版社，2016.

[16] 张凤. 妇产科学[M]. 吉林：吉林科学技术出版社，2017.

[17] 吴晓琴，翟向红. 产科学基础学习指导[M]. 北京：人民卫生出版社，2016.

[18] 郑勤田，刘慧姝. 妇产科手册[M]. 北京：人民卫生出版社，2015.

[19] 薛敏. 实用妇科内分泌诊疗手册[M]. 北京：人民卫生出版社，2015.

[20] 黎梅，周惠珍. 妇产科疾病防治[M]. 北京：人民卫生出版社，2015.